AF509416

BIBLIOTHÈQUE SCIENTIFIQUE CONTEMPORAINE

LES

EXERCICES DU CORPS

Le développement de la force et de l'adresse

— ÉTUDE SCIENTIFIQUE —

LES

EXERCICES DU CORPS

Le développement de la force et de l'adresse

ÉTUDE SCIENTIFIQUE —

PAR

E. COUVREUR

CHEF DES TRAVAUX DE PHYSIOLOGIE A LA FACULTÉ DES SCIENCES
DE LYON

Avec 59 figures intercalées dans le texte

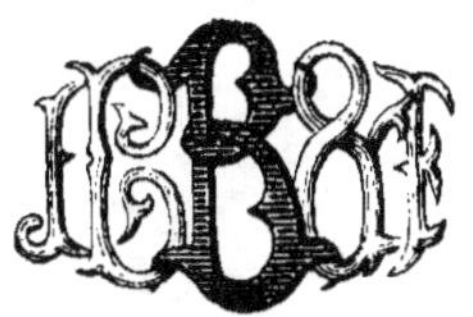

PARIS

LIBRAIRIE J.-B. BAILLIÈRE ET FILS
RUE HAUTEFEUILLE, 19, PRÈS DU BOULEVARD SAINT-GERMAIN

1890

LES
EXERCICES DU CORPS

Le développement de la force et de l'adresse

INTRODUCTION

Les exercices du corps, si longtemps négligés dans notre pays, commencent avec raison à être estimés à leur juste valeur ; on s'aperçoit enfin que ce n'est pas tout que de cultiver l'esprit, et qu'en le cultivant exclusivement, non seulement on n'arrive pas au résultat qu'on s'était proposé, mais encore qu'on affaiblit et dégénère la race. Le but poursuivi jadis par les anciens : *mens sana in corpore sano,* doit être encore aujourd'hui le nôtre. Non seulement le corps y gagnera ; mais l'esprit lui-même servi par un corps robuste ne s'en trouvera pas plus mal. Des relations nombreuses unissent le physique au moral, et dans la machine humaine où tous les organes sont reliés entre eux par des liens puissants. nulle partie ne saurait bien fonctionner, si les autres sont en mauvais état. Quelles que soient les conclusions philosophiques que l'on en tire, tout le monde est d'accord aujourd'hui pour voir dans le cerveau l'organe de la pen sée: or ce cerveau n'est pas isolé, sa vie dépend de celle de tous les autres organes, et on ne saurait concevoir son bon fonctionnement dans un corps malade. Quand ce ne serait donc qu'au point de vue du développement de l'intelligence, on ferait une œuvre utile en recommandant les exercices qui peuvent fortifier notre corps: mais cette intelligence n'est pas l'homme tout entier, et le corps en lui-même mérite bien que nous nous en occupions. On s'en est aperçu, nous l'avons dit, mais pour que les tendances que l'on a aujourd'hui à réhabiliter l'exercice, soient suivies d'heureux effets, il importe avant tout que cet exercice soit régi par des lois vraiment scientifiques. Si le manque d'exercice est un mal, l'excès d'exercice ou même l'exercice à contre-sens, n'en est pas un moins grand. Nous espérons donc que ce livre, où sont surtout exposées les données scientifiques sur lesquelles devrait se baser un exercice rationnel, et les principes théoriques que ne devrait ignorer aucun de ceux auxquels on confie les jeunes gens pour assurer leur développement corporel, ne sera pas tout à fait inutile.

La Bourboule, 20 août 1880.

LIVRE PREMIER

NOTIONS THÉORIQUES

Au début de ces études sur les exercices du corps, il importe tout d'abord de rappeler quelques notions théoriques, qui sont de la plus haute importance pour celui qui veut se livrer à un exercice réellement rationnel, et qui veut savoir ce qu'il fait, sans se laisser guider par un empirisme souvent nuisible. Beaucoup des exercices qui sont préconisés, loin de développer le corps dans un état de parfaite harmonie, le déforment au contraire. Les exemples ne nous manqueront pas et sont moins rares qu'on ne pense; nous aurons l'occasion plus tard de nous occuper de cette question avec tout le soin qu'elle comporte. Quand, dans un élevage de bestiaux, rien n'est laissé au hasard, on s'en rapporte uniquement à ce dieu un peu aveugle pour le soin d'avoir des enfants et partant des hommes biens constitués. Cette manière de voir est non seulement erronée, mais nuisible. Qu'on ne s'étonne donc pas de la part peut-être un peu longue donnée dans ce livre aux études de science pure, elles ont leur utilité, j'ajouterai même elles sont indispensables. C'est sur les bases certaines qu'elles nous donnent que peut seulement se constituer le code de l'éducation physique.

Première Partie

LA MACHINE ANIMALE ET SON MÉCANISME

Au point de vue qui va nous occuper dans ce livre, c'est-à-dire de l'exercice corporel, l'homme ne doit être considéré que comme une machine. C'est sur cette machine que nous devons agir quand sa marche n'est pas à l'abri de tout reproche, il importe donc d'en connaître aussi bien que possible le mécanisme, c'est-à-dire la structure et le fonctionnement. Pour être absolument complet, et tous les organes étant plus ou moins sous la dépendance les uns des autres, il faudrait ici faire, pour ainsi dire, une anatomie et une physiologie complètes; mais nous nous contenterons d'examiner seulement à présent les organes qui nous intéressent le plus directement, c'est-à-dire les organes du mouvement, nous réservant d'étudier en son lieu l'importance de l'exercice au point de vue des grandes fonctions : digestive, respiratoire, circulatoire, et au point de vue de l'excrétion. C'est en effet l'appareil du mouvement qui est mis plus particulièrement en jeu dans tous les exercices du corps.

CHAPITRE PREMIER

LE SQUELETTE ET LES MUSCLES

Notions sur les principales pièces du squelette. — Colonne vertébrale. Ceintures. — Membres. — Étude générale des principaux muscles. — Fléchisseurs. — Extenseurs. — Action des muscles sur les différentes pièces du squelette.

L'appareil du mouvement se compose de deux parties bien distinctes, et qui agissent l'une sur l'autre : d'abord l'ensemble des os constituant ce qu'on appelle le squelette, ensuite l'ensemble des muscles, ces muscles constituant ce qu'on appelle vulgairement la chair ou la viande : après avoir d'abord étudié le squelette et les muscles séparément, nous verrons ensuite comment ils s'unissent et comment ils fonctionnent pour la production du mouvement.

Squelette. — Le squelette forme la charpente de notre corps, c'est lui qui sert de soutien aux différentes parties qui le constituent, tronc et membres. Il comprend d'abord une partie axile : la colonne vertébrale ou rachis, vulgairement nommée épine dorsale, avec ses dépendances, et ensuite une partie appendiculaire, constituée par les os des membres, réunis à la colonne vertébrale par des pièces spéciales, dont l'ensemble forme ce que l'on nomme les ceintures. Il y a une ceinture scapulaire qui donne attache aux os des membres antérieurs (supérieurs chez l'homme) et une ceinture pelvienne, appelée encore bassin où sont attachés les os des membres postérieurs (inférieurs chez l'homme).

Colonne vertébrale. — La colonne vertébrale, qui se termine à sa partie supérieure par le crâne dont nous n'avons pas à nous occuper ici, est formée par la succession d'os appelés vertèbres qui sont empilés les uns au-dessus des autres. Ces vertèbres présentent à considérer un corps et différents prolongements ou apophyses, et elles s'articulent les unes avec les autres non seulement par le corps, mais encore par certaines de leurs apophyses (4 pour chaque vertèbre) dites apophyses articulaires. Les vertèbres sont d'ailleurs encore reliées entre elles par de nombreux ligaments, de sorte que leur ensemble forme un tout, une sorte de colonne fixe mais qui n'est pas, néanmoins, complètement rigide et présente une certaine flexibilité. Il y a en tout 33 vertèbres : 7 dans la région du cou (vertèbres cervicales), 12 dans la région du dos (vertèbres dorsales), puis 5 vertèbres lombaires, 5 vertèbres sacrées et 4 coccygiennes. Les vertèbres sacrées sont soudées entre elles et forment pour ainsi dire un os unique : le sacrum : il en est de même des dernières vertèbres qui forment le coccyx.

La colonne formée par la réunion des vertèbres n'est pas rectiligne, elle présente à l'état normal, et sauf déviation de la taille, 4 courbures : une première courbure à convexité tournée par devant dans la région du cou ; une deuxième courbure inverse dans la région du dos ; une troisième comme la première au niveau des vertèbres lombaires ; enfin une quatrième comme la deuxième, au niveau du sacrum et du coccyx.

Les vertèbres dorsales donnent attache à douze paire de côtes, réunies en avant par un os spécial, le sternum, et dont nous ne parlons que pour mémoire, ces pièces osseuses n'étant pas intéressées dans les divers mouvements que l'on peut accomplir[1].

Quant à la colonne vertébrale elle-même, qui n'est pour ainsi dire pas mobile, il était de toute nécessité de la mentionner néanmoins, quoiqu'elle ne semble pas prendre part à nos mouvements, d'abord parce qu'elle donne attache aux membres et ensuite parce que son rôle est très important, comme nous le verrons plus tard dans les diverses attitudes ; les muscles qui prennent attache sur elle, particulièrement dans la région lombaire, ont une importance

---

[1] Sauf dans les efforts violents comme nous le verrons plus loin.

extrême, et on les trouvera toujours bien développés chez les personnes douées d'une certaine force musculaire, et qui sont, comme l'on dit — que l'on nous passe l'expression — bien râblées.

Ceinture. — Les os des membres ne sont pas reliés directement à la colonne vertébrale : ceux des membres antérieurs le sont par l'intermédiaire de deux os (ceci, naturellement, de chaque côté), la clavicule et l'omoplate constituant la ceinture scapulaire, et ceux des membres postérieurs par l'intermédiaire de trois, l'ischion, l'ilion et le pubis, constituant la ceinture pelvienne. La ceinture scapulaire n'est pas en connexion directe avec le rachis ; la ceinture pelvienne, au contraire, y est comme soudée, ceci explique la plus grande mobilité des membres supérieurs, et la solidité extrême des attaches des membres inférieurs ; ceux-ci, d'ailleurs, destinés chez l'homme à soutenir tout le poids du corps, la station étant chez lui bipédale, avaient besoin d'un solide point d'appui et d'une connexion plus intime avec l'axe même de notre charpente interne.

De plus, alors que les deux épaules sont indépendantes dans leur mouvement, les os d'un côté ne contractant aucune attache avec ceux de l'autre, le bassin forme un tout continu, les deux moitiés qui le constituent étant soudées d'une part en arrière avec la colonne vertébrale dans la région sacrée, d'autre part en avant, entre elles, au niveau de la symphise pubienne.

Membres. — Le membre supérieur est articulé directement avec une des pièces de la ceinture scapulaire, l'omoplate, il n'est relié qu'indirectement à la clavicule.

Il comprend 4 régions : le bras, l'avant-bras, le poignet, la main.

Le bras (nous ne nous occupons ici que du squelette) est constitué par un os unique : l'humérus ; celui-ci est un os allongé, terminé par deux têtes articulaires, une supérieure qui est reçue dans une sorte de coupe creusée dans l'omoplate et dite cavité glénoïde, et une inférieure qui est en connexion avec les os de l'avant-bras.

La tête supérieure de l'humérus est tout à fait ronde, sphérique, et la coupe formée par la cavité glénoïde est circulaire et peu profonde ; ceci nous explique la grande quantité de mouvements de toutes sortes que peut accomplir le bras, dont le déplacement n'est limité pour ainsi dire dans aucune direction, sauf néanmoins par les ligaments et les muscles adjacents. Grâce à ce mode d'articulation, nous pouvons faire décrire à l'ensemble de notre membre supérieur un cône relativement très ouvert, dont le sommet est représenté par la tête de l'humérus et dont les différentes génératrices sont les positions extrêmes que peut occuper notre bras dans les différents méridiens d'une sphère qui aurait pour centre cette même tête supérieure de l'humérus.

La tête inférieure de l'humérus présente la forme d'une sorte de poulie, à côté de laquelle serait disposée une deuxième tête plus petite et arrondie en sphère comme la tête supérieure. Il y a donc là deux surfaces articulaires et non plus une seule ; elles s'articulent, en effet, avec deux os qui sont les os de l'avant-bras.

Ceux-ci sont le radius et le cubitus.

Ces deux os s'articulent l'un et l'autre par leur extrémité supérieure avec la tête inférieure de l'humérus. Le cubitus s'articule avec la poulie ou trochlée, par une surface qui se moule sur cette poulie, et présente, par conséquent, des cannelures inverses, le mouvement que permet cette sorte d'articulation ou ginglyme, est analogue à celui d'une charnière, il est limité en arrière par l'apophyse olécrâne, et en avant par l'apophyse coronoïde qui viennent se loger dans deux fossettes correspondantes de l'humérus, la première dans l'extrême extension, la deuxième dans l'extrême flexion.

Le radius s'articule avec la petite sphère que présente la tête de l'humérus, son extrémité supérieure est creusée d'une petite coupe qui reçoit cette sphère dans sa concavité ; ce mode d'articulation permet non seulement des mouvements de flexion mais encore des mouvements de rotation, et comme le poignet ou carpe est articulé surtout avec le radius, on peut ainsi s'expliquer le mouvement de pronation (paume en dedans) et de supination (paume en dehors) que présente la main.

L'extrémité inférieure du radius et du cubitus s'articule avec le carpe formé de huit petits os, celui-ci avec les métacarpiens au nombre de cinq et qui forment le squelette de la main. Chaque métacarpien porte un doigt formé de trois phalanges sauf le pouce.

Le membre inférieur se subdivise en parties analogues à celles du membre supérieur: ce sont la cuisse, la jambe, le tarse et le pied. La cuisse renferme un seul os, le fémur. Celui-ci s'articule par une tête arrondie avec une cavité en coupe, dite cavité cotyloïde, creusée dans le bassin au point de jonction des trois os qui le constituent. La tête du fémur est solidement embrassée dans cette coupe, ce qui permet de comprendre, étant donnée en plus la fixité du bassin, comment les mouvements du membre inférieur sont beaucoup plus limités que ceux du membre supérieur.

Le fémur n'est pas un os droit comme l'humérus, il est formé de deux parties coudées l'une sur l'autre, la première dirigée obliquement en dehors et de beaucoup la plus courte, appelée col du fémur, et la deuxième, dirigée à peu près verticalement mais, néanmoins un peu en dedans : c'est le segment le plus long de l'os : il est terminé en bas par une tête articulaire. Cette forme spéciale du fémur permet aux jambes, malgré l'étroitesse relative du bassin et la faible distance transversale qui sépare les deux cavités cotyloïdes, d'avoir un écartement suffisant pour que la stabilité du corps soit assurée; de plus, de cette manière, on voit que la résultante du poids du corps soutenu par les membres inférieurs, vient s'appliquer obliquement sur le bassin et, en fin de compte, par conséquent, sur la colonne vertébrale, et ceci dans la région où elle présente le plus de solidité, par suite de la grosseur des vertèbres et de leur soudure entre elles, dans la région sacrée.

A l'endroit où le col du fémur se continue obliquement avec le corps de l'os, on remarque deux grosses tubérosités : les trochanters, qui ont une grande importance à cause des muscles puissants qui s'y attachent et qui servent à faire mouvoir la cuisse sur le bassin. A son extrémité inférieure, le fémur se renfle en une grosse tête articulaire dont la surface est creusée en poulie. C'est là que viennent s'articuler les os de la jambe.

La jambe possède deux os : le tibia et le péroné; c'est le tibia qui est de beaucoup le plus important : il s'articule avec l'os de la cuisse, par une tête large présentant des cannelures inverses de celles de la tête du fémur; nous retrouvons donc l'articulation en charnière déjà signalée dans le membre supérieur, mais on ne trouve là que cette articulation, et le péroné ne contracte aucune attache avec le fémur, aussi ne trouve-t-on pas dans la jambe ce mouvement de rotation qui est l'apanage de l'avant-bras. Les mouvements de flexion de la jambe sur la cuisse sont limités en avant par un os spécial, la rotule, qui joue là le rôle de l'olécrâne dans le membre supérieur.

Le corps du tibia qui fait suite à sa tête supérieure se termine en bas par une partie dilatée qui sert à l'articulation avec le pied : elle présente sur son bord interne une tubérosité dite malléole interne qui est une des chevilles, comme on les appelle vulgairement.

Le péroné qui est un os long et grêle s'articule à sa partie supérieure avec le tibia ; sa partie inférieure qui constitue la malléole externe ou deuxième cheville concourt à l'articulation du pied.

Au tibia et au péroné fait suite le tarse composé de 7 os, dont le plus important est l'astragale qui seul s'articule avec les os de la jambe. Signalons aussi le calcaneum qui est l'os du talon et qui dépasse en arrière l'articulation tibio-tarsienne ; grâce à cette disposition, c'est vers le milieu du pied que vient passer la résultante du poids du corps.

Au tarse succèdent les métatarsiens au nombre de 5, qui forment le squelette du pied ; chaque métatarsien porte un doigt formé de 3 phalanges, sauf le pouce.

Voici exposé brièvement ce qu'il était indispensable

de savoir relativement à la charpente osseuse de notre corps ; tous ces os en effet forment comme des sortes de leviers que les muscles sont chargés de mettre en mouvement, ils interviennent donc, et d'une manière très directe, dans tous les déplacements de notre corps, soit partiels soit en masse, et partant dans tous les exercices auxquels nous pouvons nous livrer.

Les différents os sont reliés entre eux par ce qu'on appelle des articulations ; dans ces points ils ne sont pas simplement juxtaposés. D'abord, les têtes articulaires en contact sont réunies par une sorte de bourse commune, la synoviale, qui sécrète une humeur lubrifiante assurant le parfait glissement des surfaces l'une sur l'autre : surfaces qui ne sont pas d'ailleurs des surfaces osseuses proprement dites, mais des surfaces cartilagineuses (cartilages articulaires), qui ont pour mission de former une sorte de coussin élastique entre les têtes osseuses. Ensuite, au voisinage des articulations, les os sont réunis entre eux par des ligaments, de sorte que, même après la suppression des muscles, les différentes pièces du squelette ont encore entre elles une certaine connexion.

Muscles. — Les muscles sont ces masses rougeâtres constituant ce qu'on appelle vulgairement la chair. Il y en a un nombre considérable, destinés chacun à un rôle spécial. Nous n'allons pas les passer en revue ici, ce qui serait le fait d'une anatomie détaillée, nous nous contenterons d'indiquer les plus importants, sans même entrer dans leur description particulière, résumant simplement leur situation et leur rôle. Ce seront même plutôt des groupes de muscles que nous décrirons en restant dans les généralités, que des muscles isolés en entrant dans le détail de leur forme et de leurs insertions.

Mais avant d'examiner ces groupes de muscles, il ne sera pas inutile d'indiquer d'abord grossièrement ce que c'est qu'un muscle, nous réservant d'entrer dans des détails plus circonstanciés quand nous aborderons l'étude de la contraction musculaire.

Tout muscle présente d'abord un corps qui est le muscle proprement dit, puis deux extrémités par lesquelles il s'attache à deux pièces quelconques du squelette : ces extrémités sont ce que l'on appelle les tendons : c'est donc par les tendons que les muscles viennent se fixer sur les os.

Il y a des muscles longs, dont les tendons sont généralement très développés, le biceps par exemple, et des muscles courts à attaches tendineuses très courtes également.

Nous allons faire pour les muscles ce que nous avons fait pour le squelette, c'est-à-dire que nous diviserons leur étude suivant qu'ils ont des rapports avec la partie axile du corps, le rachis, ou avec la partie appendiculaire, les membres : nous laisserons de côté les muscles de la tête.

Les muscles du rachis sont excessivement nombreux ; les uns ne prennent insertion que sur la colonne vertébrale elle-même, ou sur la colonne vertébrale et les côtes ; ces muscles servent à assurer la stabilité du corps en maintenant la rigidité de la colonne vertébrale ; d'autres s'insèrent d'une part sur la colonne vertébrale, d'autre part sur les ceintures soit scapulaire, soit pelvienne. C'est ainsi que le trapèze s'insère d'une part sur les dernières vertèbres cervicales et les vertèbres dorsales ; d'autre part à la face postérieure de l'omoplate et à la clavicule. Il résulte de ces insertions que ce muscle peut soulever soit le moignon de l'épaule, si ce sont ces attaches vertébrales qui sont fixes, soit soulever le tronc si l'omoplate et la clavicule sont immobilisées. C'est ainsi encore que le carré des lombes s'insère d'une part sur les vertèbres lombaires, d'autre part sur l'os iliaque ce-qui permet lors de la contraction de ce muscle d'un seul côté la flexion latérale du tronc sur le bassin.

Les muscles du membre supérieur peuvent se diviser en 3 groupes : ceux qui font mouvoir le bras sur l'épaule, ceux qui font mouvoir l'avant-bras sur le bras ; ceux qui font mouvoir la main sur l'avant-bras ; ces derniers sont moins importants au point de vue qui nous occupe, et nous laisserons pour ainsi dire de côté les muscles de la main formant un quatrème groupe, ces muscles ne jouant pas un rôle considérable dans les différents exercices du corps.

Parmi les muscles faisant mouvoir le bras sur l'épaule, citons le deltoïde qui est un abducteur (portant le bras en dehors) et le grand pectoral, qui est un adducteur (portant le bras en dedans), ces muscles jouent un rôle considérable lorsqu'on rame. Le premier a son insertion fixe sur l'omoplate ; le deuxième sur le sternum et sur les premières côtes, tous deux ont leur insertion mobile sur l'humérus.

Les muscles faisant mouvoir l'avant-bras sur le bras peuvent se diviser en deux grands groupes, les extenseurs et les fléchisseurs : les premiers amènent les os de l'avant-bras dans le prolongement de l'humérus, de sorte que le membre antérieur tout entier semble formé d'une seule pièce rectiligne : les deuxièmes, au contraire, permettent de replier l'avant-bras sur le bras. C'est donc par l'action successive et alternative de ces muscles antagonistes que l'on peut soit étendre, soit plier les bras. Ces muscles sont tous contenus dans le bras : ils sont groupés autour de l'humérus qu'ils enveloppent. Parmi les extenseurs, citons le triceps brachial : parmi les fléchisseurs, le biceps. Les muscles faisant mouvoir la main sur l'avant-bras se divisent aussi en extenseurs et en fléchisseurs. Leur rôle est donc soit d'amener la main et les doigts dans le prolongement de l'avant-bras, soit, au contraire, de les faire fléchir. Ces muscles, comme nous l'avons dit, ne présentent pas pour nous un grand intérêt : ils sont contenus dans l'avant-bras ; mais dans cet avant-bras se trouvent aussi des muscles très intéressants, qui servent à effectuer les mouvements de pronation et de supination en faisant tourner le radius sur lui-même et autour du cubitus, de sorte que ces deux os, qui sont parallèles dans la supination (paumes de la main en dehors), sont croisés dans la pronation (paumes en dedans).

Parmi les muscles propres de la main, nous ne signalerons que ceux de l'éminence thénar (le renflement musculaire de la base du pouce), ceux-ci servent à opposer le pouce aux autres doigts; et c'est grâce à eux, particulièrement à l'opposant du pouce, que nous pouvons tenir quelque chose dans notre main, et même l'y serrer assez énergiquement.

Les muscles du membre postérieur peuvent, comme ceux du membre antérieur, se diver en trois groupes : muscles faisant mouvoir la cuisse sur le bassin, muscles faisant mouvoir la jambe sur la cuisse, muscles faisant mouvoir le pied sur la jambe (ceux-ci, contrairement à leurs homologues des membres supérieurs, sont très importants pour nous à connaître, à cause du rôle considérable qu'ils jouent, d'abord dans la station verticale, ensuite dans la locomotion). Quant aux muscles propres du pied, qui feraient un quatrième groupe, leur rôle est insignifiant, et le pouce n'étant pas opposable, nous n'avons pas à examiner ici les homologues des muscles de l'éminence thénar, si importants dans le membre antérieur.

Les muscles faisant mouvoir la cuisse sur le bassin sont des abducteurs et des adducteurs, des extenseurs et des fléchisseurs. Ces muscles jouent un rôle considérable dans la marche, la course, le saut; ils sont donc, au point de vue qui nous occupe, du plus haut intérêt.

Un des groupes les plus importants de ces muscles faisant mouvoir la cuisse sur le bassin, est le groupe de la région fessière qui comprend : le grand fessier, le moyen fessier et le petit fessier.

Le grand fessier s'insère d'une part sur le bassin et sur les dernières vertèbres, d'autre part sur le fémur, au-dessous du grand trochanter : il est à la fois extenseur, abducteur et rotateur en dehors de la cuisse. Le moyen fessier s'insère d'une part à l'os coxal, d'autre part au grand trochanter : il est extenseur et abducteur de la cuisse; le petit fessier s'insère d'une part à la crête iliaque, d'autre part au grand trochanter. C'est l'abducteur proprement dit de la cuisse.

Mais ces muscles de la région fessière n'ont pas seulement le rôle de mouvoir la cuisse sur le bassin; lorsqu'ils prennent leur point d'insertion fixe sur le fémur, ils assurent la stabilité du corps dans la station. Grâce, en effet, à ces muscles, le bassin, retenu fortement en arrière, n'obéit pas à l'entraînement du tronc qui tendrait à le renverser en avant; de là leur développement énorme dans l'espèce humaine, qui possède, comme l'on sait, la station bipédale.

Un autre groupe de muscles analogue aux premiers comme action, est formé par les muscles de la région pelvitrochantérienne.

Un troisième groupe, qui possède une action opposée, est le groupe de la région lombo-iliaque. Ce groupe comprend particulièrement : le psoas iliaque, qui est fléchisseur de la cuisse sur le bassin, son point fixe étant pris sur ce bassin, et qui sert à incliner le corps en avant lorsque son insertion fixe se fait sur le fémur. Il s'attache d'une part sur les vertèbres lombaires et sur le bassin, d'autre part sur le petit trochanter.

Enfin un dernier groupe de muscles est constitué par le pectiné et les trois adducteurs, qui sont des rotateurs et des adducteurs de la cuisse ; ces muscles jouent un rôle considérable dans l'équitation ; c'est grâce à eux que l'on peut serrer fortement le cheval entre les genoux.

Les muscles qui font mouvoir la jambe sur la cuisse se divisent en extenseurs et en fléchisseurs, comme pour le membre antérieur. Parmi les premiers, citons le triceps fémoral (vaste externe et vaste interne), et parmi les seconds le bicepsfémoral, le couturier, le demi-membraneux et le demi-tendineux : ces muscles, situés dans l'épaisseur de la cuisse, prennent leurs insertions supérieures partie sur le bassin, partie sur le fémur (comme les muscles correspondants du bras qui s'attachent partie sur l'omoplate et partie sur l'humérus) et leurs insertions inférieures sur le tibia. L'action du triceps fémoral (extenseur de la jambe sur la cuisse) est en outre favorisée par son insertion rotulienne.

Ces muscles qui forment deux groupes antagonistes se contractent alternativement dans la marche, mais dans la station ils se contractent simultanément, et font ainsi de l'ensemble de la cuisse et de la jambe un pilier rigide.

Les muscles qui font mouvoir le pied sur la jambe, et qui sont contenus dans l'épaisseur de cette dernière, se divisent également en extenseurs et en fléchisseurs. La jambe contient en outre les muscles faisant mouvoir les os du pied, comme l'avant-bras, du reste, contient ceux faisant mouvoir les doigts de la main.

Parmi les extenseurs, nous citerons le triceps sural (jumeaux et soléaires) qui forme, par son grand développement dans l'espèce humaine, ce renflement postérieur de la jambe connu sous le nom de mollet. Il s'insère d'une part sur le condyle du fémur (portion jumelle) et sur le tibia et le péroné (portion soléaire); d'autre part, sur le calcanéum, par un long tendon connu sous le nom de tendon d'Achille, en mémoire de la fable bien connue. Ce muscle non seulement est l'agent principal de la progression (marche, course ou saut), mais il joue encore un grand rôle dans la station; il empêche par sa contraction le renversement en avant de la jambe qui tend sans cesse à s'opérer, par suite de la position du centre de gravité chez l'homme : c'est pourquoi il est si développé chez nous. Citons encore le jambier postérieur qui supplée, quoique bien imparfaitement au triceps sural quand le tendon d'Achille est coupé.

Parmi les fléchisseurs les plus importants sont les muscles péroniers. Nous laisserons de côté les extenseurs et les fléchisseurs des orteils, quoiqu'ils jouent évidemment un certain rôle dans la progression ou le saut, comme nous avons d'ailleurs passé sous silence les extenseurs et les fléchisseurs des doigts. Nous terminons ainsi cette revue rapide des muscles les plus importants. Nous verrons plus tard quelle est leur action spéciale dans les principaux mouvements, action ici seulement indiquée, et nous constaterons alors que pour produire le mouvement le plus simple, quand il semble qu'il suffise d'employer un seul muscle, il y a un grand nombre de contractions synergiques indispensables; ce qui explique. entre parenthèses, pourquoi, par exemple. un tour gymnastique qui paraît si simple à celui qui en a l'habitude. et qui y a plié ses muscles par un long exercice, paraît impraticable à un débutant. qui y développe pourtant beaucoup plus de force qu'il n'est nécessaire. Mais laissons cela pour le moment, et faisant un peu de mécanique animale, voyons maintenant comment les muscles agissent sur les os pour la production des mouvements.

Action des muscles. — Quand un muscle se contracte, soit sous l'influence de la volonté, soit sous
celle d'un excitant quelconque, il se raccourcit (nous
verrons plus en détail dans un autre chapitre tout ce
qui se rapporte à cette contraction). On conçoit par
conséquent aisément, si ses deux extrémités sont
fixées à deux pièces qui sont mobiles l'une sur
l'autre, que ces deux pièces vont se mouvoir si elles
sont toutes deux libres ; et qu'une seulement entrera
en mouvement si l'autre est fixe. Prenons deux morceaux de bois rectilignes réunis par une charnière,
et tendons entre eux un fil de caoutchouc. Si l'on
écarte ces morceaux, puis qu'on les lâche, ils vont se
rapprocher, si on les abandonne tous deux ; un seul
au contraire se mouvra si l'on fixe l'autre. Cette expérience si facile à réaliser et si simple, permettra de
comprendre le principe de l'action des muscles sur les
différentes pièces du squelette, et d'interpréter les
différents mouvements si variés que peuvent présenter ces pièces les unes par rapport aux autres ; les
os représentant les deux morceaux de bois de l'expérience précédente, les muscles, le fil de caoutchouc.

Disons d'abord tout de suite qu'il est très rare que
les deux points d'attache soient mobiles, il n'y en a
qu'un d'ordinaire ; mais c'est parfois tantôt l'un, tantôt l'autre, ce qui explique que le même muscle puisse
produire deux mouvements bien différents.

Pour mieux comprendre maintenant le mécanisme

de l'action d'un muscle sur deux os dont l'un est fixe,
nous allons représenter schématiquement ces deux os
(fig. 1) : et nous allons supposer des insertions plus
ou moins obliques du muscle sur l'os mobile, ce qui
se rencontre d'ailleurs en réalité, soit dans les différents
temps d'un même mouvement (flexion de l'avant-
bras sur le bras), soit dans différentes articulations.

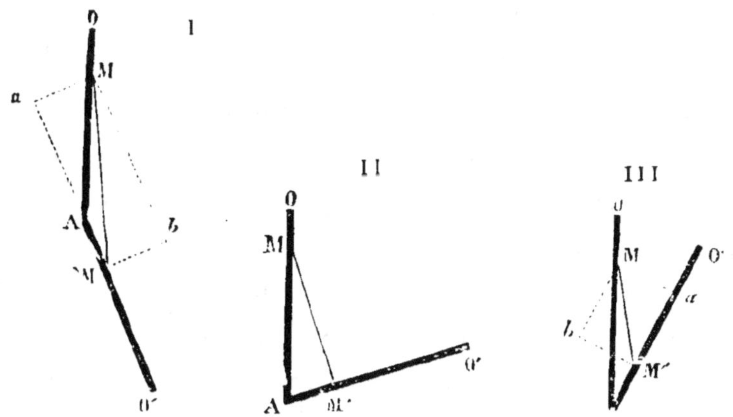

Fig. 1. — Schémas de l'action d'un muscle sur deux os.

1° Le muscle fait avec l'os mobile un angle aigu (I).
Le muscle MM' représente une force que l'on peut
décomposer en deux perpendiculaires M'a. M'b. M'a.
parallèle à l'os mobile et se confondant avec son axe,
tend à presser cet os contre l'os fixe dans l'articulation A, cette partie de la force est complètement perdue dans le mouvement. M'b. perpendiculaire à l'os
mobile, entraîne celui-ci dans la direction M'b, et
est seule utile : on voit facilement que plus l'angle

intercepté entre les deux os est obtus, et plus il y a de force perdue, et qu'à mesure que l'angle se rapproche d'un angle droit la quantité $M'b$ de force utilisée devient plus grande ;

2° Le muscle fait avec l'os mobile un angle droit (II). Dans ce cas toute la force est utilisée, il n'y en a pas de perdue, et le point mobile M' est attiré dans la direction même du muscle ;

3° Le muscle fait avec l'os mobile un angle obtus (III) Nous avons encore là deux composantes : l'une $M'a$, perdue pour le mouvement, tend à écarter l'os mobile de l'os fixe (on voit ici l'utilité des ligaments qui maintiennent les articulations en place), l'autre entraine le muscle dans la direction $M'b$.

Tous les mouvements imprimés à un os par un muscle peuvent rentrer plus ou moins dans ces trois cas, qui, nous l'avons dit, se présentent souvent dans un même mouvement.

On aura à chaque moment d'un mouvement la force exercée par le muscle sur l'os mobile, si l'on connait la force absolue de ce muscle : il suffira en effet de construire le parallélogramme des forces mentionné plus haut, en prenant comme longueur de la diagonale MM' la force même du muscle.

D'après ce qui précède on voit que les différents mouvements que l'on peut rencontrer dans la mécanique animale peuvent se ramener au principe du levier. Le muscle représente la puissance, l'articulation le point fixe, et la masse à mouvoir (membre par exemple), la résistance. On rencontre d'ailleurs dans les divers mouvements les trois genres de leviers que l'on étudie en mécanique, à savoir : 1° le levier inter-fixe (où le point fixe se trouve entre le point d'application de la puissance et celui de la résistance) ; 2° le levier interrésistant ; 3" le levier interpuissant, dont les noms indiquent assez les modes d'action. Le premier genre de levier se rencontre très fréquemment chez l'homme, et pourrait être appelé le levier de la station, c'est lui qui entre en jeu en effet pour le maintien de la station verticale. C'est ainsi, pour citer un exemple, que, si on examine l'équilibre du tronc sur les cuisses, on voit que la résistance (poids du corps) est appliquée en avant du point fixe (articulation coxo-fémorale) et la puissance en arrière (muscles fessiers). Ce levier se présente d'ailleurs exceptionnellement dans certains mouvements : ainsi dans le mouvement d'extension de l'avant-bras sur le bras. Le point fixe est à l'articulation du coude, la puissance (triceps brachial) est en arrière de l'articulation : la résistance (poids de l'avant-bras) en avant de cette articulation.

Le deuxième genre de levier (interrésistant) se rencontre dans certains mouvements (par exemple quand on se lève sur la pointe des pieds (fig. 2). Dans ce cas, le bras de levier [1] de la puissance est toujours

1 On appelle *bras de levier* la distance qui sépare la force (puissance ou résistance) du point d'application.

plus long que celui de la résistance, il est donc très avantageux au point de vue de la force, puisque, les forces étant inversement proportionnelles à leurs bras de levier, il faudra seulement une faible puissance pour vaincre une résistance considérable : mais il est désavantageux au point de vue de la vitesse, car la vitesse, ou déplacement du point d'application d'une force, est proportionnelle à son bras de levier.

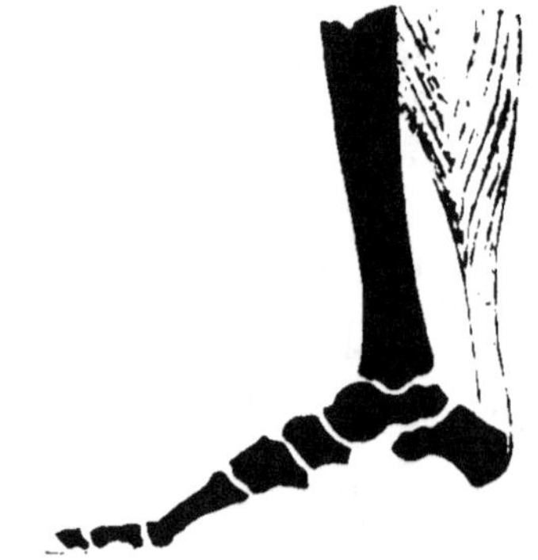

Fig. 2. — Levier du deuxième genre.

Dans le cas qui nous occupe et que nous prenons comme exemple, le point d'appui se trouve au point de contact des orteils avec le sol ; la puissance (jumeaux et soléaires) s'applique au calcanéum, à l'insertion du tendon d'Achille, et la résistance (poids du corps) se trouve appliquée au niveau de l'articulation tibio-tarsienne. Le mécanisme du levier interrésistant nous permet de comprendre pourquoi nous pouvons nous dresser sur la pointe des pieds, même chargés d'un lourd fardeau ; c'est que ce genre de levier est, comme nous l'avons exposé, surtout un levier de force. Ce levier se rencontre d'ailleurs assez rarement dans l'organisme humain ; on y trouve surtout le troisième genre ou levier inter-puissant, qui est un levier de vitesse. On peut prendre comme exemple la flexion de l'avant-bras sur le bras. Le point fixe est l'articulation du coude, la puissance (biceps et brachial anté-rieur) s'applique sur le tiers su-périeur de l'avant-bras, et la résistance (poids de l'avant-bras) s'applique à la partie moyenne de l'avant-bras (fig. 3).

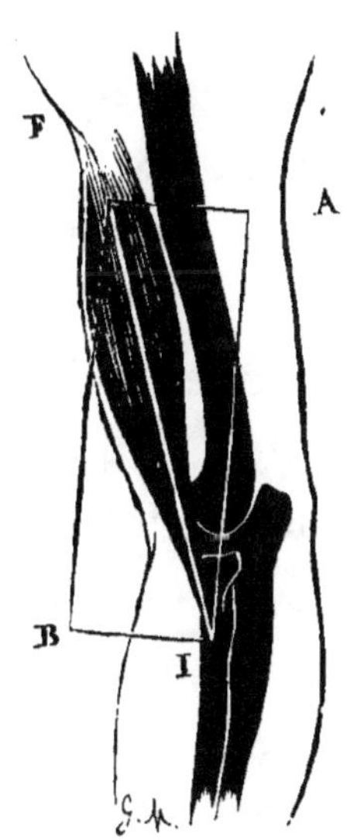

Fig. 3. — Levier du troi-sième genre.

On remarquera qu'ici l'inser-tion de la puissance se fait très près du point fixe, ceci très désavantageux au point de vue de la force, est excessivement favo-rable au point de vue de la vitesse : il suffira, en effet, d'un très faible déplacement du point d'appli-cation de la puissance pour que celui de la résistance décrive un arc considérable : on retrouve le même genre de levier, avec application de la puissance très près du point fixe, dans la flexion de la main sur l'avant-bras, de la jambe sur la cuisse, de la cuisse sur le bassin, du pied sur la jambe, etc.

Pour étudier les mouvements produits par un muscle se fixant sur deux pièces du squelette, nous avons supposé une de ces pièces fixe, en disant, ce qui est vrai, que cela est le cas le plus général; mais comment cela peut-il se produire? Comment, par exemple, dans la flexion de la main sur l'avant-bras, le point fixe peut-il être cet avant-bras lui-même mobile sur le bras? C'est que jamais un muscle n'agit seul, et que toutes les fois qu'un mouvement doit se produire, il y a de nombreuses contractions préparatoires qui assurent l'immobilité de la pièce qui doit être fixe.

Ce fait suffit pour expliquer comment un exercice qui, semble-t-il, ne doit développer que quelques muscles, développe le corps tout entier.

Pour montrer, par un exemple, comment un nombre considérable de muscles doivent concourir à un même but, nous prendrons la station verticale, ce qui montrera par la même occasion que souvent, même sans qu'on fasse de mouvement, et en gardant l'immobilité, les muscles ne se reposent pas.

Pour que le corps se maintienne en équilibre dans la station verticale, il faut que la perpendiculaire au sol passant par le centre de gravité (situé à peu près dans le canal de la deuxième vertèbre sacrée), vienne tomber à l'intérieur de la base de sustentation, base qui est une sorte de quadrilatère ayant pour côtés la longueur des pieds et leur écartement. Pour que cette condition se réalise avec le minimum de force musculaire dépensée, le corps tout entier devient une colonne rigide en équilibre sur l'astragale et supportée par la voûte plantaire; de cette façon, en effet, ce sont surtout les os qui supportent la pression du poids du corps, au niveau de leur articulation. Mais la rigidité de l'ensemble du corps n'est obtenue, comme nous allons le voir, que par l'action de muscles nombreux.

Pour empêcher le corps de tomber en avant, la perpendiculaire, passant par le centre de gravité du corps, tombant elle-même un peu en avant de l'articulation tibio-tarsienne, il faut que les muscles des mollets se contractent; mais l'action de ces muscles tend à fléchir la jambe sur la cuisse; pour contrebalancer leur action et tenir la jambe droite, il faut que les grands muscles antérieurs de la cuisse se contractent également. Ceux-ci, à leur tour, produisant par leur action propre la flexion du tronc sur la cuisse, il faut que leur action soit compensée par la contraction antagoniste des muscles des fesses et des reins pour que la cuisse reste étendue sur le tronc. Enfin la rigidité de la colonne vertébrale est maintenue par les nombreux muscles spinaux.

Voilà donc toute une série de contractions qui doivent s'opérer dans différentes régions du corps pour maintenir simplement ce corps en équilibre; par ce simple aperçu, on peut juger comment le plus simple mouvement peut donner lieu aux contractions les plus compliquées.

Remarquons d'ailleurs en passant ce fait qui a son utilité : pour que la station verticale se maintienne, que le corps reste en équilibre sur les deux pieds, il faut que les contractions antagonistes que nous avons énumérées se compensent exactement, sans quoi le corps serait entraîné soit en avant, soit en arrière. Par suite de l'habitude, nous n'avons aucune peine à maintenir cet état d'équibre, mais on comprendra facilement que, pour un mouvement auquel nous ne sommes pas habitués, nous ne sachions pas régler avec précision les états de contraction des différents muscles qui doivent présider à ce mouvement : nous ferons contracter certains muscles trop énergiquement, les autres pas assez ; et c'est pourquoi un gymnasiarque de profession réussira sans efforts tel tour de trapèze, qu'un commençant qui s'épuisera ne pourra réaliser ; ce n'est pas la force qui lui manque, mais la coordination dans les mouvements.

CHAPITRE II

LA CONTRACTION MUSCULAIRE

Structure du muscle. — La contraction musculaire. — Moyens de l'enregistrer. — Les myographes. — L'onde musculaire. — Phénomènes chimiques accompagnant la contraction musculaire. — Chaleur produite par cette contraction.

Nous venons de voir que les différents mouvements qui proviennent du déplacement des pièces du squelette les unes par rapport aux autres résultaient de la contraction musculaire, et nous avons comparé l'effet de cette contraction à celui d'un fil de caoutchouc qui se raccourcit en tirant sur ses extrémités. Nous allons voir, en étudiant la contraction en détail, que cette comparaison est encore celle qui peut donner le mieux l'idée de la contraction des muscles. Mais disons d'abord un mot de leur sctruture. Considérons un muscle en particulier : c'est une masse rougeâtre plus ou moins fusiforme (le biceps par exemple), enveloppée dans une sorte de membrane qui l'entoure complètement et qui porte le nom de périmysium. Si l'on regarde ce muscle avec attention, on voit qu'il est formé de fibres accolées les unes aux autres, chacune enveloppée dans une membrane particulière, le sarcolemme ; ces fibres, seulement visibles au microscope, présentent un aspect strié (fig. 4). Elles sont elles-même décomposables en fibrilles, striées également (fig. 5).

Ces striations sont dues à la succession de disques alternativement opaques et transparents qui sont, comme empilés les uns au-dessus des autres. Les

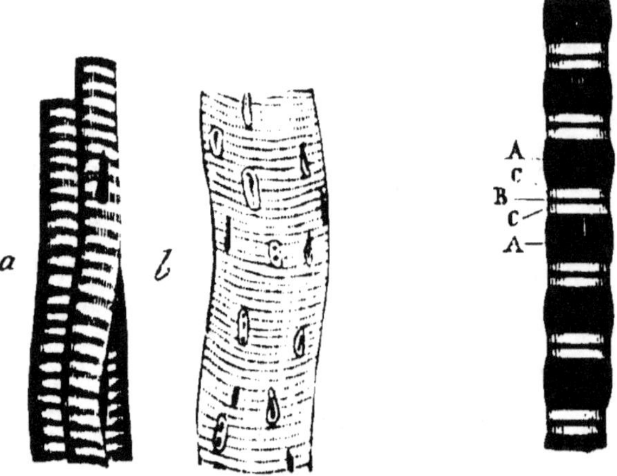

FIG. 4. — Fibre musculaire striée.   FIG. 5. — Fibrille musculaire.

disques opaques sont encore appelés disques épais, disques foncés, disques anisotropes. Les disques transparents: disques minces, disques clairs, disques isotropes.

Ces deux sortes de disques jouent un rôle considérable dans la contraction musculaire : les premiers sont formés de substance réellement contractile, les seconds sont seulement de nature élastique.

Le muscle étant composé de fibres qui le sont elles-mêmes de fibrilles, quand on saura ce qui se passe dans une de ces fibrilles au moment de l'activité des muscles, on saura tout ce qui se passe dans le muscle. Or, si l'on excite l'activité d'un muscle facile à examiner au microscope, comme ceux de la patte de certains crustacés, on voit les fibrilles se raccourcir et s'épaissir au moment de l'excitation, et on voit facilement que le raccourcissement et l'épaississement sont dus à des modifications anologues des disques épais de la fibrille musculaire. Nous sommes donc fixés maintenant sur le mécanisme intime de l'action musculaire et nous pouvons étudier cette action sur des muscles plus accessibles à l'observation et à l'expérimentation que des muscles microscopiques. Pour cela, détachons par exemple le muscle du mollet d'une grenouille, excitons-le d'une façon quelconque, soit par l'électricité. Au moment de l'excitation, nous voyons, comme on pouvait le prévoir après ce qui précède, l'ensemble du muscle se gonfler en même temps qu'il se raccourcit ; puis, si l'on cesse l'excitation, il revient sur lui-même par son élasticité propre (élasticité due, comme nous l'avons vu plus haut, aux disques minces de la fibrille musculaire). La comparaison faite avec un fil de caoutchouc ne manque donc pas de justesse. On a profité des mouvements très appréciables que présente le muscle en contraction pour étudier ces mouvements et partant la contraction elle-même à l'aide de la méthode graphique ; et pour cela on a mis à profit soit le gonflement du muscle soit son raccourcissement. Cette partie de la physiologie porte le nom de myographie et les instruments mis en usage celui de myographes.

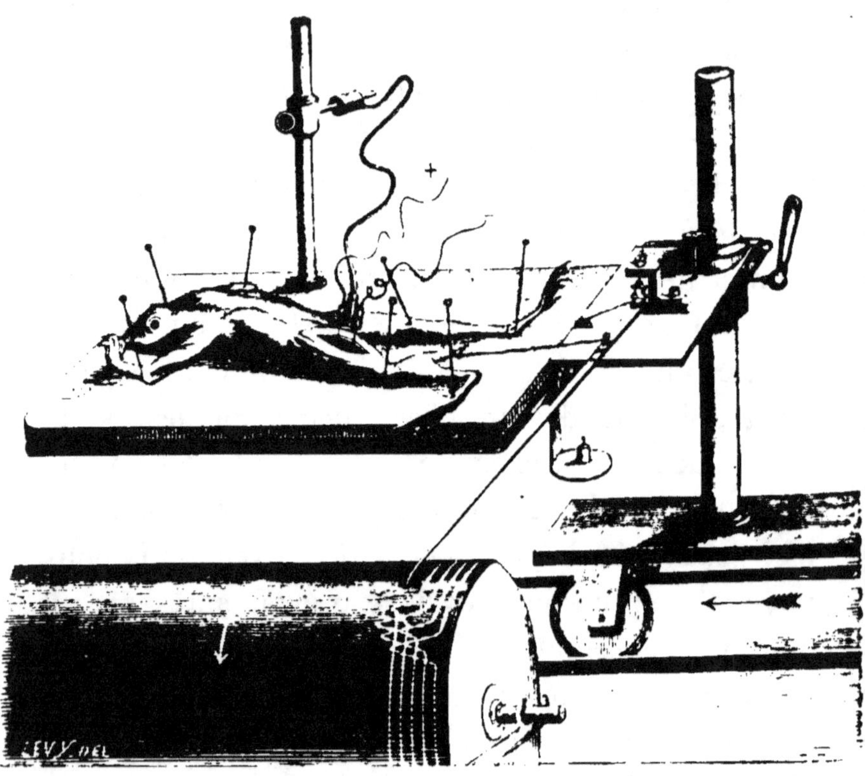

Fig. 6. — Myographe direct de Marey.

La contraction musculaire est un fait trop important au point de vue qui nous occupe, pour que nous ne résumions pas ici les données scientifiques que l'on a sur la question. Nous allons donc examiner et momentanément d'un point de vue purement théorique, les phénomènes physiques de la contraction des muscles.

Les myographes sont de deux sortes : myographes directs, myographes à transmission.

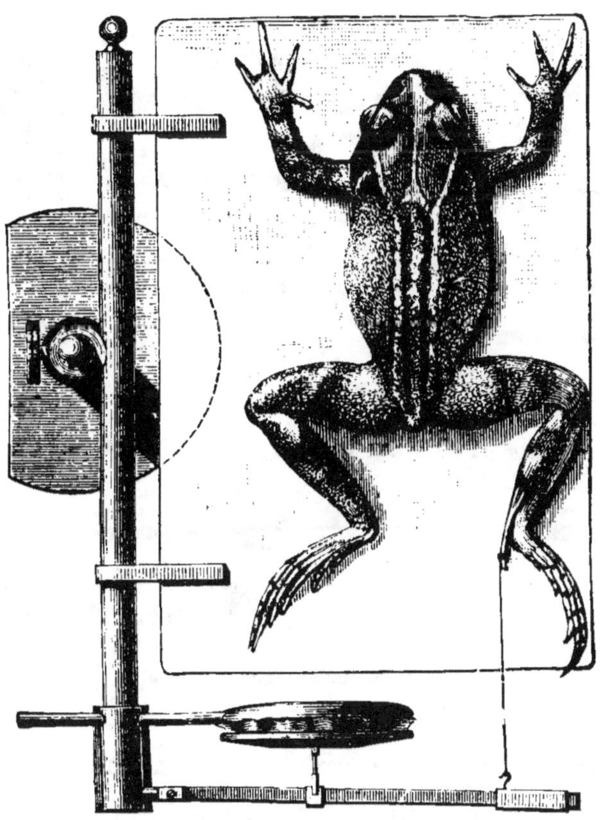

Fig. 7. — Myographe à transmission pour le raccourcissement du muscle.

Dans les premiers, le changement de forme du muscle (en épaisseur ou en longueur) est transmis directement à un levier dont les mouvements viennent s'inscrire sur un papier enfumé se déplaçant devant le levier avec une vitesse déterminée (fig. 6).

Dans les seconds, le mouvement est transmis à une petite capsule (tambour de Marey) dont l'une des faces

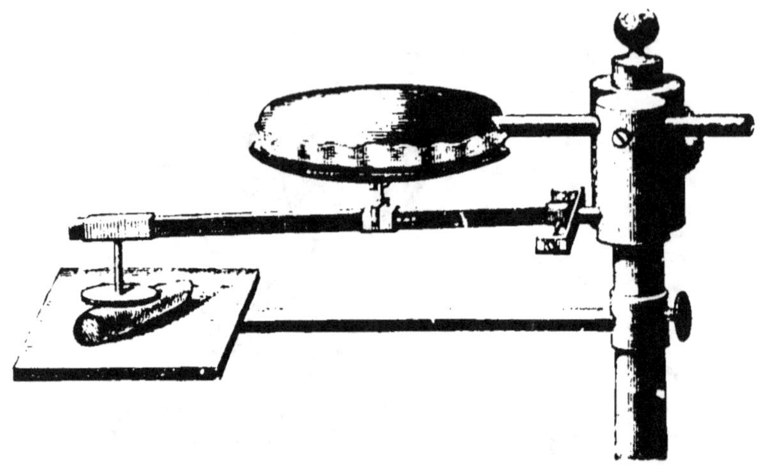

FIG. 8.   Myographe à transmission pour le gonflement du muscle.

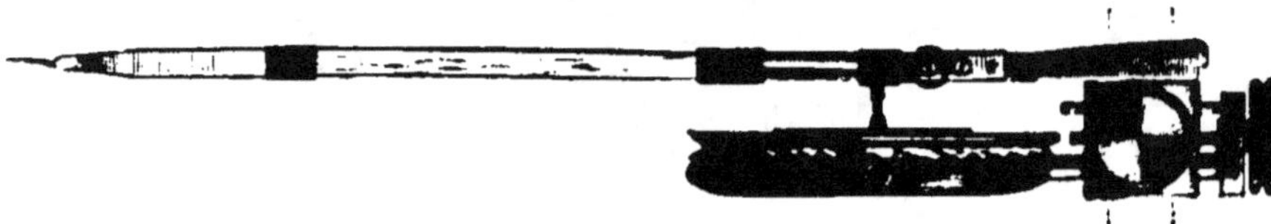

FIG. 9 Tambour enregistreur de Marey.

est formée par une membrane de caoutchouc, cette capsule est en communication avec une deuxième capsule semblable, et c'est la membrane mobile de cette deuxième capsule qui transmet le mouvement à un levier enregistreur (fig. 7. 8 et 9).

Avec ces procédés on peut déterminer l'amplitude et la durée d'une contraction musculaire ; on obtient.

en effet, une courbe où les ordonnées représentent
les amplitudes, et les abcisses les temps.

Si l'on excite une contraction musculaire unique
(secousse) à l'aide d'un courant instantané (fig. 10) et
qu'on l'enregistre, on remarque : 1° que la contraction est très rapide ; 2° qu'elle ne commence pas au
moment même de l'excitation ; 3° que l'ascension de
la courbe est plus rapide que sa descente, ou, en
d'autres termes, que le muscle met moins de temps
pour arriver à sa contraction maximum que pour
revenir à l'état de repos. Si l'on emploie des excitants
d'énergie croissante (courants de plus en plus forts) on
voit que la contraction devient de plus en plus ample,
et si l'on répète les excitations à intervalles très rapprochés, on s'aperçoit que très rapidement les contractions perdent de leur énergie ; de plus, la courbe
que l'on obtient est de plus en plus allongée, surtout
à la descente, ce qui indique que le muscle fatigué
met de plus en plus de temps à revenir à l'état de
repos.

Si l'on soumet un muscle à l'action de la chaleur
les secousses deviennent plus amples et plus brèves ;
si on le refroidit, au contraire, elles deviennent moins
amples et plus longues.

Si l'on soumet le muscle non plus à des excitations
isolées mais à des excitations très rapprochées,
trente par seconde par exemple, on voit que le muscle, au lieu de se relâcher, reste à l'état de contrac-

tion: c'est là ce qu'on appelle le tétanos expérimental (fig. 11). Cette contraction dure tant que les excitations persistent, elle cesse quand on interrompt les excitations.

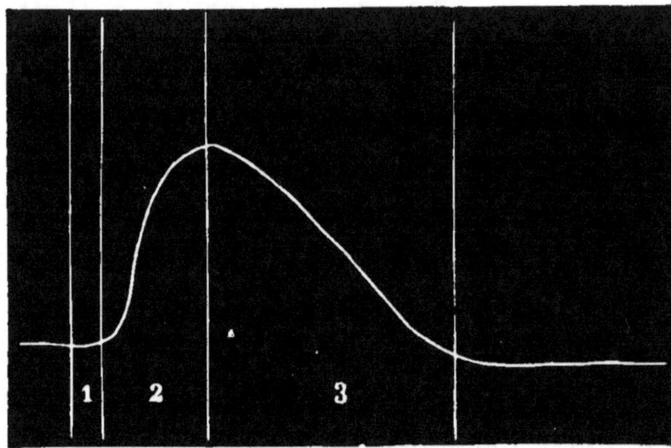

Fig. 10 — Contraction musculaire.

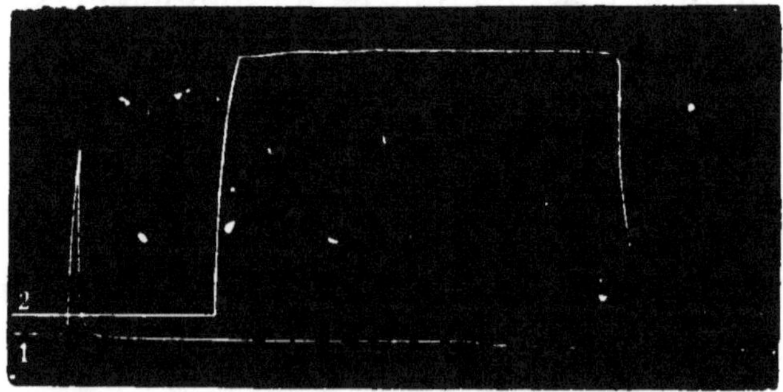

Fig. 11.   Tétanos expérimental.

Si l'on analyse d'ailleurs ce phénomène de tétanos, on voit qu'il ne résulte que de la fusion des secousses ; on passe, en effet, par tous les intermédiaires de la secousse simple au tétanos complet, en augmentant progressivement le nombre des excitations par seconde (fig. 12, 13, 14, 15, 16).

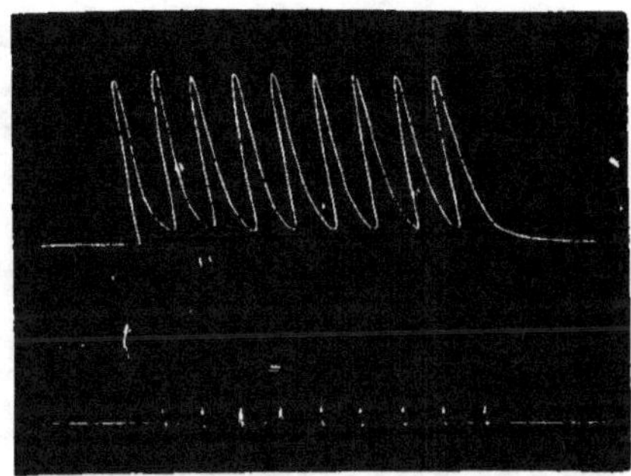

Fig. 12. — Première phase.

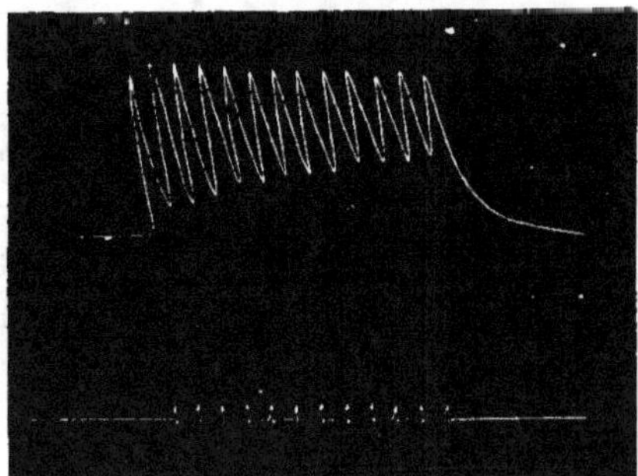

Fig. 13. — Deuxième phase.

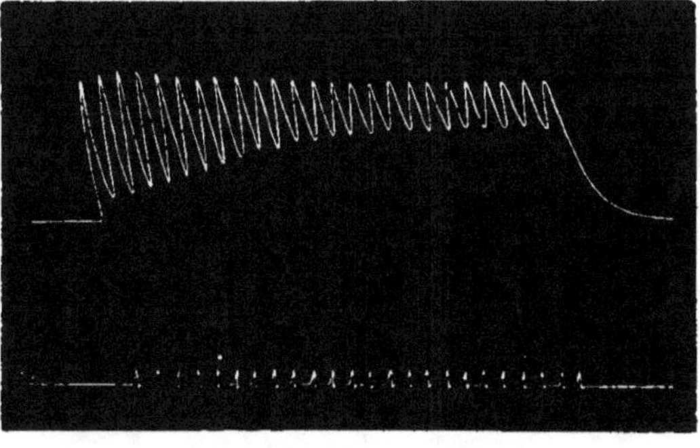

Fig. 14. — Troisième phase.

Tous les faits que nous venons de citer ont leur importance, car l'on a découvert que la contraction musculaire volontaire n'était qu'un tétanos physiolo-

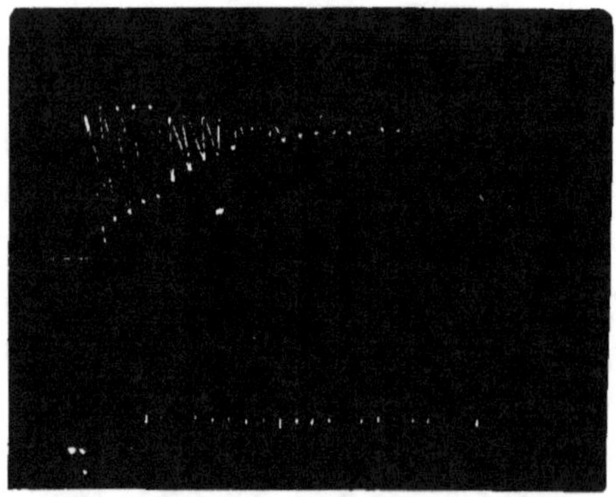

Fig. 15. — Quatrième phase.

Fig. 15. — Cinquième phase.

gique. Plusieurs raisons le prouvent : d'abord le fait que si l'on enregistre une contraction volontaire, ce que l'on peut faire avec les appareils représentés (fig. 17 et 18), on a une courbe semblable en tous points à celle du tétanos : ensuite ce fait que l'on entend près d'un

muscle en contraction un son faible, mais appréciable,
qui correspond justement à environ 30 vibrations par

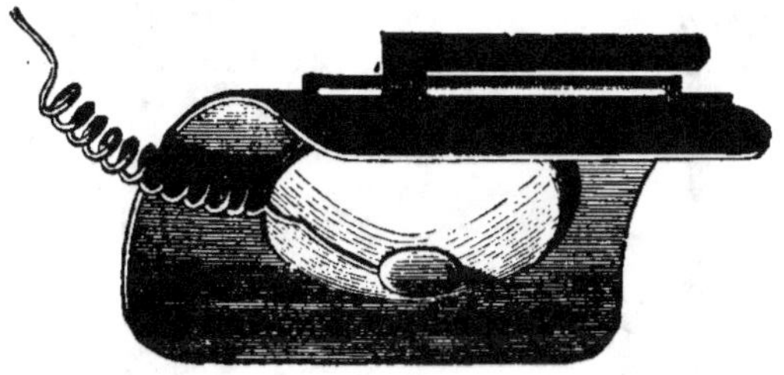

Fig. 17. — Appareil de Marey pour enregistrer la contraction musculaire chez l'homme.

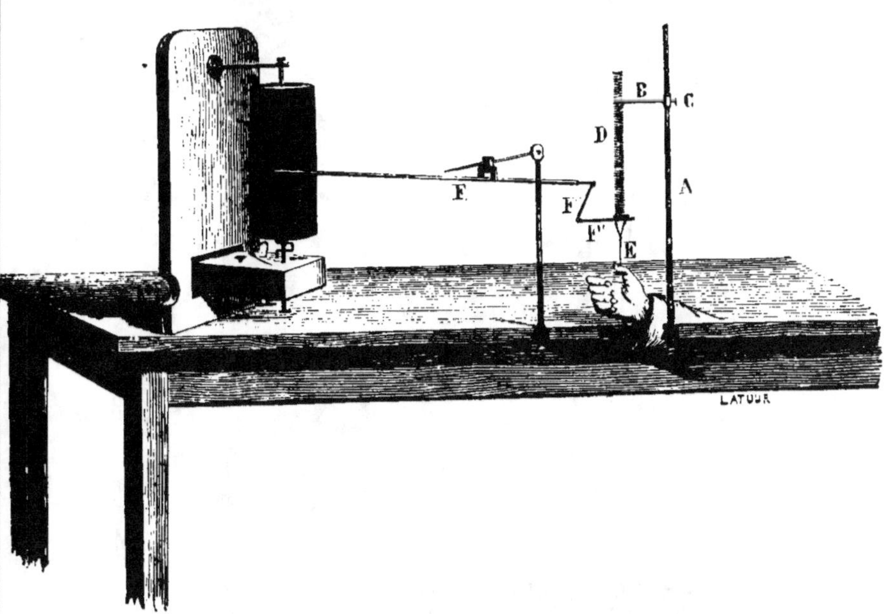

Fig. 18. — Appareil de Cyon pour enregistrer la contraction musculaire chez l'homme.

seconde, ce qui indique la fusion d'une trentaine de
secousses dans le même temps, ce qui est justement
le cas du tétanos expérimental.

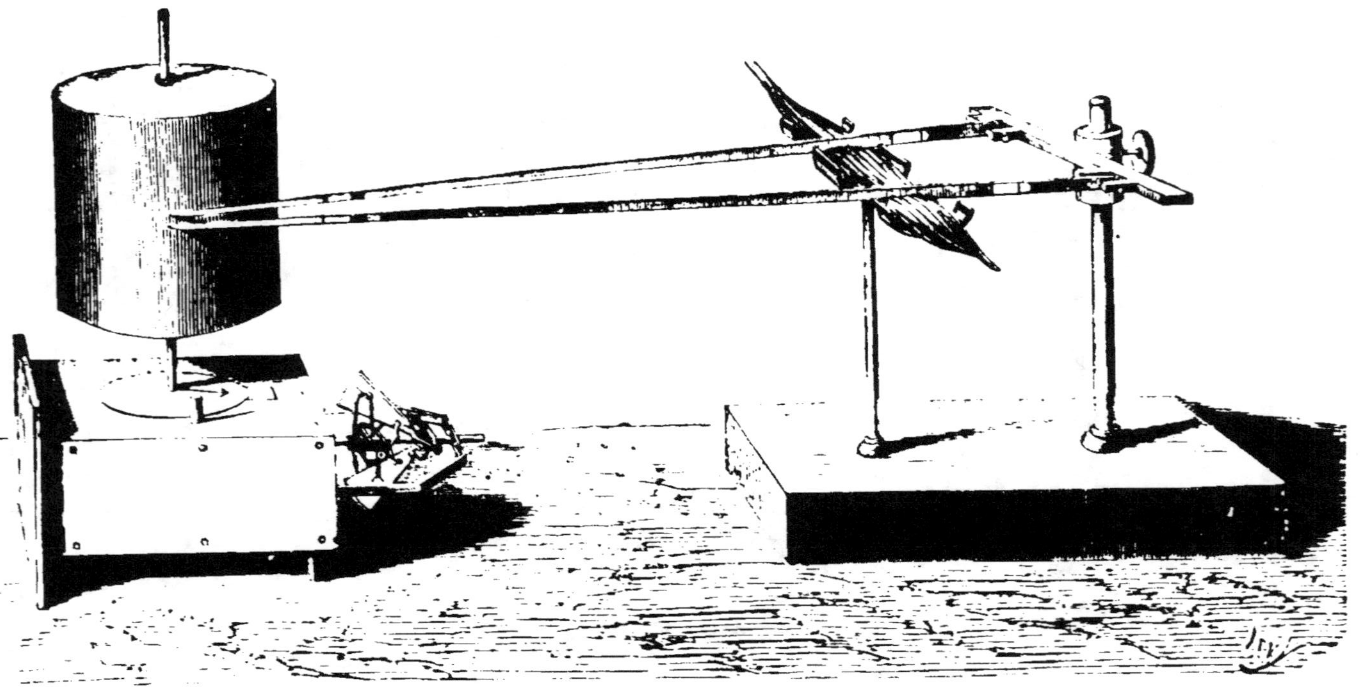

Fig. 19. — Appareil pour enregistrer la progression de l'onde musculaire

On s'est demandé si, dans la contraction volontaire, tout le muscle entrait simultanément en contraction, car, lorsque l'on excite par l'électricité un point isolé d'un muscle, on voit une onde qui chemine depuis le point excité jusqu'à l'extrémité du muscle; le passage de cette onde peut d'ailleurs être enregistré en plaçant sur le muscle en deux points différents deux petits

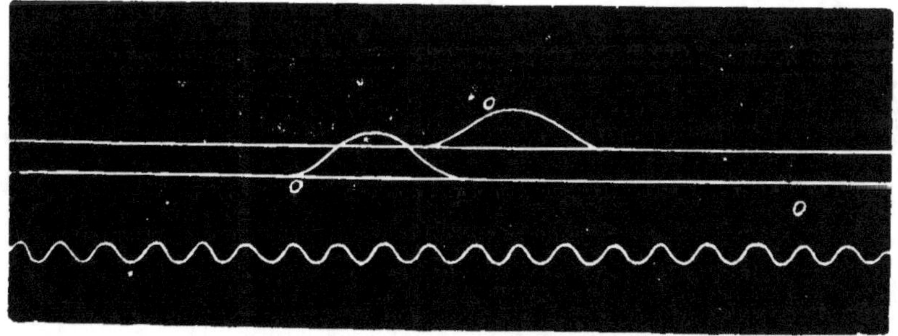

Fig. 20. — Graphique de la progression de l'onde musculaire.

leviers: on voit alors parfaitement dans le graphique un retard dans le soulèvement du deuxième levier par rapport au soulèvement de celui qui est le plus près du point excité (fig. 19 et 20). Mais si au lieu d'exciter directement le muscle, on excite le nerf qui se rend à ce muscle, on voit les deux leviers se soulever ensemble. C'est justement ce qui se produit dans la contraction volontaire, c'est donc l'ensemble du muscle qui entre en contraction quand un mouvement se produit. On a expliqué ce fait en supposant que le nerf donnait des ramifications sur toute la lon-

gueur du muscle, de sorte que quand ce nerf est excité soit artificiellement, soit par son excitant normal,
la volonté, le muscle est en réalité excité dans toute
son étendue; il n'y a donc rien d'étonnant à ce que
la contraction se produise sur toute sa longueur à
la fois.

Lorsque l'on touche sur un homme un muscle en
contraction, on le sent dur et rigide ; il semble donc
que le muscle se durcit pendant la contraction musculaire, mais ce fait n'est dû qu'à une cause secondaire,
à savoir que le muscle est violenté dans sa position
d'équilibre. En effet, lorsqu'un muscle en se contractant
a rapproché deux os autant qu'ils sont susceptibles
de l'être, il est loin d'avoir épuisé toute sa force de contraction : il est encore beaucoup plus long qu'il ne
le serait si on coupait brusquement une de ses attaches. Dans ces conditions, dans une amputation
par exemple, on voit le muscle se raccourcir beaucoup, mais en même temps on le voit devenir mou
et fluctuant, d'aspect semi liquide, absolument
comme au repos. La rigidité d'un muscle en contraction dans les conditions normales n'est donc due qu'à
l'écartement forcé de ses deux extrémités, le mouvement possible étant arrêté dans sa course.

Les muscles possèdent une élasticité très grande ;
ils constituent un tissu faiblement et parfaitement élastique, ce qui veut dire qu'un faible poids suffit pour
les allonger, mais qu'ils reviennent ensuite exactement

à leur longueur primitive. Cette élasticité du muscle a une grande importance dans les mouvements et réduit la contraction nécessaire à son minimum. Supposons en effet le bras fléchi sur l'avant-bras : dans cette position, les extenseurs sont écartés de leur position de repos, de sorte que, lorsque l'action des fléchisseurs cessera, l'élasticité des extenseurs ramènera d'elle-même le bras en arrière et la contraction de ces muscles pour amener le bras dans l'extension complète n'aura qu'à continuer un mouvement déjà commencé. De plus, c'est l'élasticité du muscle qui permet la fusion des secousses dans la contraction.

Nous connaissons maintenant la plupart des phénomènes physiques de la contraction musculaire brièvement résumés ici. Le fait essentiel à retenir, c'est que, à l'état d'activité, le muscle se raccourcit et se gonfle. On s'est demandé s'il y avait compensation complète dans cette variation de dimension en deux sens : en d'autres termes, si le volume du muscle changeait pendant la contraction. Certains auteurs ont prétendu que le volume du muscle à l'état de repos ou de contraction était invariable ; mais d'autres prétendent que pendant la contraction, il y a une légère diminution de volume.

Nous allons maintenant aborder l'étude des phénomènes chimiques de la contraction musculaire, phénomènes bien importants, puisqu'ils sont la source du travail que produit le muscle ; ils nous apprendront aussi pourquoi le muscle se fatigue, et partant quels sont les inconvénients d'un exercice trop prolongé. C'est ainsi que les résultats purement scientifiques et qui semblent d'abord sans utilité immédiate, viennent éclairer d'une vive lumière toutes les questions pratiques. et permettent ensuite de les résoudre non plus à tâtons et empiriquement. mais d'une manière sûre.

Si l'on analyse comparativement un muscle à l'état de repos et un muscle qui a fourni de nombreuses contractions, on constate que le muscle, de neutre qu'il était. est devenu acide, cette acidité étant due principalement à la présence de l'acide lactique. On trouve encore qu'il y a augmentation de créatine, d'urée et d'acide urique; de plus on voit diminuer le glycogène et la graisse. La respiration du muscle s'active d'ailleurs beaucoup pendant la contraction; on sait que tous les tissus respirent, c'est-à-dire prennent à l'air de l'oxygène et lui rendent de l'acide carbonique. Le muscle ne fait pas exception à la règle, mais alors que sa respiration à l'état de repos est peu manifeste (le sang veineux qui sort du muscle est presque aussi rutilant que le sang artériel) à l'état de contraction. au contraire, on voit les combustions s'exagérer et le sang veineux sortir du muscle complètement noir.

Au lieu de faire directement l'analyse du muscle avant et après la contraction, ce qu'on ne peut faire que sur un muscle détaché, on peut rechercher dans les matières excrétées (spécialement dans l'urine) les produits de désassimilation du muscle. En effet, le sang qui sort du muscle emporte ces produits de désassimilation, qui sont éliminés plus tard par le filtre rénal, et on les retrouve nécessairement dans les urines; si, par la même occasion on analyse le sang qui sort du muscle au point de vue de sa teneur en acide carbonique, on aura tous les éléments nécessaires pour connaître les modifications chimiques qui se produisent dans le muscle en activité.

Nous avons dit plus haut que le sang qui sort du muscle dans lequel d'ailleurs la circulation est beaucoup activée pendant la contraction, emportait les produits de désassimilation de ce muscle ; ceci permet de comprendre pourquoi le muscle en place se fatigue beaucoup moins vite qu'un muscle isolé dans lequel ces produits de désassimilation restent accumulés; en effet, ces produits, particulièrement l'acide lactique, quand ils restent dans le muscle, déterminent rapidement sa coagulation, et il est de toute nécessité pour le bon fonctionnement du muscle qu'ils soient balayés au fur et à mesure de leur production.

Le fait que le sang se charge de tous les produits d'élimination du muscle explique aussi l'intoxication qui est produite dans le surmenage (bêtes forcées à la chasse par exemple), ces substances toxiques ne pouvant être enlevées assez rapidement par le rein, le sang en reste chargé, c'est donc un sang vicié qui circule dans les organes.

Il n'est pas suffisant de savoir quelles sont les substances produites par le muscle pendant sa contraction ; il importe aussi de connaître quelles sont celles qu'il utilise, on en voit tout de suite la nécessité au point de vue de l'alimentation qui devra naturellement être telle, qu'elle puisse réparer les pertes subies par l'organisme par le fait de la contraction musculaire. Trois hypothèses ont été émises à ce sujet : la première qui admet que le muscle ne dépense dans sa contraction que des aliments azotés ; la deuxième qui suppose que le muscle ne consomme que des aliments ternaires ; la troisième enfin qui est un compromis entre les deux premières, et où l'on admet que le muscle consomme à la fois des substances azotées et des substances ternaires ; cette opinion mixte est celle qui semble le mieux s'accorder avec les faits. Autrefois la première était seule adoptée (Liebig), mais une expérience de Fick et de Vislicenus vint la ruiner.

Ces deux physiologistes firent l'ascension d'une montagne, le Faulhorn, ascension qui dura six heures, en ne prenant dix-sept heures avant l'ascension aucune nourriture azotée, telle que la viande par exemple, mais seulement du lard, de l'amidon et du sucre ; ils constatèrent par l'analyse des urines que la quantité de travail produite pendant l'ascension (hauteur de la montagne multipliée par leur poids), ne pouvait être couverte par la combustion des albuminoïdes, et que même plus des deux tiers avaient été produits aux dépens des substances non azotés. Ainsi donc la plus grande partie du travail musculaire peut se produire aux dépens de substances ternaires, ce qui explique que les paysans qui mangent fort peu de viande, sont cependant susceptibles d'une somme de travail souvent considérable ; d'ailleurs le genre de nourriture des grands herbivores que nous employons journellement tels que le bœuf et le cheval vient à l'appui de cette théorie.

Néanmoins, il se consomme des substances azotées dans la contraction musculaire, ce qui le prouve c'est l'augmentation de l'urée, qui est un déchet des matières albuminoïdes, dans l'urine après un travail considérable : la théorie mixte est donc au fond la vraie. Seulement pour Fick cette dépense de matières albuminoïdes viendrait de l'usure du muscle, il serait à la dépense des matières ternaires ce que, dans une machine qui fonctionne, l'usure des pièces métalliques est au charbon employé. Quoiqu'il en soit, on remarque que c'est surtout quand le muscle est fatigué que l'urée apparaît dans le sang, puis dans l'urine. Tant que les matières ternaires en réserve dans le muscle (particulièrement le glycogène), ne sont pas épuisées, c'est à leurs dépens que se fait la contraction musculaire, mais quand elles le sont, le mucsle se mange lui-même.

En résumé, dans les conditions ordinaires, le muscle consomme les substances non azotées qu'il a en réserve et que lui apporte le sang, et c'est aux dépens de ces substances qu'il produit de la chaleur et du travail mécanique, chaleur et travail que nous étudierons plus loin : la consommation d'albuminoïdes est très faible et résulte uniquement de l'usure du tissu musculaire ; dans les conditions anormales d'exercice prolongé jusqu'à la fatigue, le muscle à défaut de substances ternaires consomme des matériaux azotés et fournit alors des produits de déchet azotés.

Ces considérations ont une grande importance au point de vue de l'alimentation et par conséquent ne manquent pas d'intérêt pratique ; elles montrent que, si pour un travail ordinaire une alimentation ternaire suffit (pain, pommes de terre, lard, etc.), dans le cas d'un travail excessif il est de toute nécessité que l'on mange de la viande.

Quelle est maintenant la nature intime du processus chimique qui se passe dans le muscle pendant la contraction? On a cru longtemps que c'était une simple oxydation au sens propre du mot, mais on s'est bientôt aperçu que l'acide carbonique produit n'était pas dans la proportion de l'oxygène absorbé. On a alors pensé que l'on se trouvait là en présence de phénomènes de fermentation, hypothèse qui est corroborée par la présence de l'acide lactique dans les produits de désassimilation du muscle, mais le fait n'est pas encore complétement démontré ; on ne connaît donc pas d'une façon certaine les phénomènes chimiques qui se passent dans la contraction ; seuls les produits ultimes sont bien étudiés. Quoi qu'il en soit, un fait est acquis, c'est que la présence de l'oxygène est nécessaire à la contraction musculaire, et que, quand le muscle est privé de ce gaz, il ne tarde pas à perdre son irritabilité. On comprend alors pourquoi dans l'exercice, la respiration et la circulation s'accélèrent : c'est pour aller porter au muscle l'oxygène dont il a besoin ; on sait en effet que, dans l'acte respiratoire, l'hémoglobine du sang, cette matière qui combinée aux globules leur donne leur couleur rouge, se charge d'oxygène, oxygène qu'elle abandonne aux tissus, lorsque le sang circule dans les capillaires de ces tissus.

L'accélération de la circulation dans les muscles en activité est telle, que non seulement les pertes se réparent au fur et à mesure qu'elles se font (sauf bien entendu les cas de surmenage), mais encore qu'il y a excès de matériaux apportés, et que le muscle abondamment nourri prend du développement ; c'est un fait d'ailleurs qui est connu de tout le monde, à savoir que les muscles que l'on exerce souvent ne tardent pas à grossir.

Un des phénomènes qui est la conséquence immédiate des actions chimiques qui se produisent dans le muscle pendant la contraction. et qu'on aurait pu deviner *a priori*, mais que l'expérience est venue confirmer. c'est la production de chaleur dans le muscle pendant son activité.

On peut constater la production de cette chaleur de bien des manières : d'abord c'est un fait d'observation journalière que l'exercice musculaire augmente la température totale de l'organisme, et l'on sait que quand on a froid un des meilleurs moyens de se réchauffer consiste à se livrer à un exercice un peu violent. Mais de plus on a fait quelques expériences précises dans des cas de tétanos (contraction musculaire générale et persistante) et l'on a vu la température rectale s'élever dans ces cas de 5 degrés.

Pour être absolument sûr que la chaleur produite prenait bien naissance dans le muscle, on a pris directement la température d'un muscle avant et après la contraction. Un des meilleurs procédés à employer consiste à plonger dans le muscle une aiguille thermo-électrique [1] (fig. 21). On sait que. si l'on a deux aiguilles thermo-électriques formant un circuit fermé. dont l'une est plus échauffée que l'autre. il se produit un courant : ce courant peut faire dévier un galvano-

---

[1] On appelle *aiguille thermo-électrique* une aiguille formée de deux métaux différents soudés (fer et maillechort par exemple). on accouple deux de ces aiguilles en réunissant par un fil les métaux semblables (fer avec fer. maillechort avec maillechort). on a ainsi un circuit fermé.

mètre et la déviation sera d'autant plus forte que la différence de température des deux aiguilles sera plus grande. Se basant sur ce fait, Becquerel et Breschet enfoncèrent dans le biceps d'un homme une aiguille thermo-électrique, pendant que la deuxième plongeait dans un bain à température constante : ils constatèrent alors après cinq minutes de contractions musculaires répétées de ce biceps, et par l'augmentation de la déviation de l'aiguille galvanométrique, que la température du muscle s'était élevée de 1°. Un moyen élégant de constater cette production de chaleur, c'est d'enfoncer les aiguilles thermo-électriques dans deux muscles, dont l'un est laissé au repos, pendant

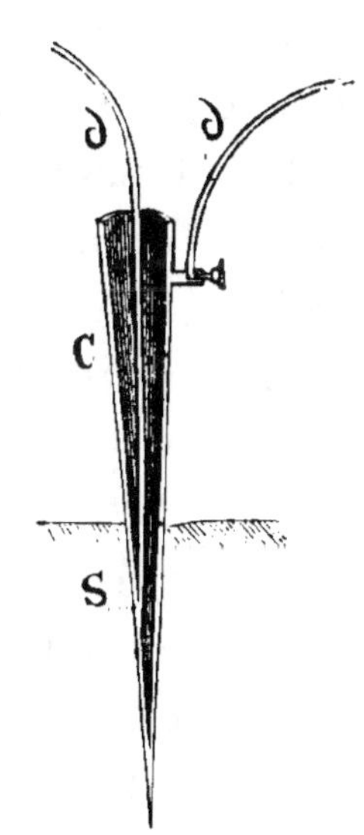

Fig. 21. — Aiguille thermo-électrique.

que l'on fait contracter l'autre en excitant son nerf ; on constate à chaque contraction la production d'un courant, dont le sens indique un échauffement du muscle qui s'est contracté. Il est donc absolument hors de doute que, dans la contraction musculaire, le muscle s'échauffe. Nous allons voir immédiatement le rôle considérable de cette production de chaleur : c'est à elle que le muscle doit de pouvoir, en se contractant, accomplir un travail.

La production de la chaleur dans le muscle varie avec certaines conditions. La tension du muscle augmente la production de chaleur : fait qui concorde avec l'observation que le travail chimique du muscle augmente avec cette tension. Le muscle ne se comporterait donc pas comme un fil métallique. qui, on le sait. se refroidit quand on l'étend, et se réchauffe quand on le laisse revenir à sa longueur primitive, mais comme un fil de caoutchouc qui. lui, s'échauffe quand on l'étire, et se refroidit quand on le laisse se rétracter subitement.

La production de chaleur augmente aussi avec le degré de raccourcissement du muscle ; ceci semble tenir du fait que l'élasticité du muscle diminuant pendant la contraction. le soulèvement du poids que supporte le muscle ne peut se faire que grâce à une augmentation de la force contractile. d'où une suractivité des phénomènes chimiques.

CHAPITRE III

TRAVAIL DU MUSCLE

L'équivalence des forces. — Transformation de la chaleur en travail.
— Expérience de Béclard. — Différentes formes du travail suivant
la nature du muscle. — Dynamomètres.

Un des plus beaux résultats auxquels on soit arrivé
par le calcul, est la démonstration de l'équivalence des
forces, de sorte que la vieille devise : *Rien ne se perd,
rien ne se crée*, applicable autrefois à la matière seule,
l'est de plus aujoud'hui à l'énergie.

On sait en effet que l'on a pu déterminer l'équi-
valent mécanique de la chaleur, et qu'un nombre
donné de calories correspond à un nombre déterminé
de kilogrammètres[1]. C'est en se basant sur ces données
que l'on a pu comprendre comment le muscle qui
fournit, on le sait, de la chaleur pendant sa contraction
pouvait produire une certaine somme de travail, travail évident quand ce muscle élève par exemple un
certain poids à une hauteur donnée. Les actions chimiques qui se passent dans le muscle sont la source
de la force musculaire : mais par quels intermédiaires

---

[1] Une *calorie*, chaleur nécessaire pour élever de 1° 1 kilogramme d'eau,
correspond à 425 kilogrammètres (425 kilogrammes élevés à 1 mètre de
hauteur).

passe cette force avant de devenir travail mécanique. Il semble que ce soit simplement une partie de la chaleur produite qui se transforme en travail (on sait, d'après les lois de la thermo-dynamique, que toute cette chaleur ne peut se transformer, ce qui explique que le muscle tout en fournissant du travail s'échauffe néanmoins lui-même). En effet un fait curieux que l'on a observé, c'est que, quand on chauffe directement un muscle, il se gonfle et se raccourcit comme dans la contraction normale ; ces phénomènes disparaissent lorsque le muscle est refroidi.

La fibre musculaire n'est pas seule à posséder cette propriété de transformer la chaleur en travail, le caoutchouc se comporte d'une manière analogue et l'on peut jusqu'à un certain point avec cette substance imiter les phénomènes musculaires : le rapprochement que nous avons fait autrefois d'un muscle et d'un fil de caoutchouc, se trouve donc ainsi parfaitement justifié.

« Si, en effet, comme le dit Marey[1] qui a le premier ouvert ainsi des aperçus nouveaux sur les origines du travail musculaire, on prend un morceau de fil de caoutchouc non vulcanisé, et que, en l'étirant entre les doigts, on lui donne dix à quinze fois sa longueur primitive, on le voit changer d'apparence et devenir blanc et nacré. En même temps le fil s'échauffe

---

[1] Marey, *Machine animale*, p. 38 et 39.

d'une manière sensible, et tend énergiquement à revenir sur lui-même de telle sorte que si on lâche une de ses extrémités, il reprend immédiatement sa longueur première ; mais il retombe en même temps à sa température initiale. D'après nous, c'est la chaleur sensible qui a disparu pour devenir travail mécanique; en effet, si l'on plonge dans l'eau le fil ainsi étiré de manière a lui enlever sa chaleur, il reste pour ainsi dire figé dans l'allongement et ne développe aucun travail mécanique. Mais si on prend le fil ainsi allongé et qu'on lui rende de la chaleur, on le voit revenir sur lui-même avec une force considérable. »

Si l'on prend un fil de caoutchouc étiré puis refroidi auquel on suspend un poids, et qu'on le saisisse entre les doigts, ce qui l'échauffe en un point, on le sent en ce point se durcir, se gonfler, et le poids est soulevé d'une certaine quantité.

Il y aurait identité parfaite entre ce phénomène et celui de la contraction musculaire, si ce gonflement local se propageait de proche en proche comme l'onde musculaire que nous avons étudiée plus haut, propagation qui implique dans la fibre musculaire un transport de l'action chimique analogue à ce qui se passe quand on allume en un point une traînée de poudre.

Mais nous avons vu que dans la contraction volontaire, il n'y a pas d'onde musculaire, et que tout le muscle se contracte simultanément. Le cas où on échaufferait le fil de caoutchouc dans toute son étendue à la fois, est donc entièrement comparable à la contraction ordinaire provenant d'une excitation venue du nerf.

Ce qui prouve jusqu'à l'évidence que c'est bien la chaleur produite dans le muscle qui se transforme en travail, c'est que si on empêche un muscle qui se contracte de produire un travail quelconque en le fixant solidement par ses deux extrémités (contraction statique), l'élévation de sa température (Béclard) est bien plus forte que quand on le laisse accomplir un travail (contraction dynamique). C'est ainsi que la vapeur qui s'échappe librement d'une chaudière sort à une température bien plus élevée que celle qui dans le corps de pompe a servi à pousser le piston.

On voit d'après ce qui précède que la locution courante : le travail produit de la chaleur, devrait être renversée, et que la chaleur est la cause et non l'effet du travail. Seulement comme il n'y a jamais, comme nous l'avons dit, qu'une partie de la chaleur qui se transforme en travail [1], il en reste une certaine quantité dans le muscle, et ceci suffit à échauffer le sang qui le traverse, et partant tout l'organisme dans lequel le sang va se répandre par le mécanisme de la circula-

---

[1] Il y a dans l'organisme humain un cinquième de la chaleur totale produite qui est transformé en travail (Hirn). Le système musculaire représente donc une machine thermique beaucoup plus perfectionnée que la machine à vapeur la mieux construite, qui n'utilise guère que un dixième de la chaleur produite.

tion. On peut même se demander comment il se fait que dans l'exercice musculaire le plus violent, la température générale ne s'élève que relativement d'une faible quantité (1 à 2°). Cela vient de ce que l'homme possède, comme d'ailleurs tous les animaux dits à sang chaud, ou mieux à température constante, un appareil parfait de régulation de température. La régulation de la température, quand elle tend à s'élever, se fait de deux manières : 1° par l'évaporation cutanée; 2° par la prédominance de la circulation périphérique. On sait que, après un exercice violent, la sécrétion de la sueur prend de grandes proportions, on est comme l'on dit. tout en nage : cette sueur en venant sourdre à la surface de la peau par les orifices des glandes sudoripares, s'évapore rapidement; cette évaporation, comme c'est le cas général, se fait avec absorption de chaleur, d'où refroidissement de toute la surface cutanée.

On sait aussi que, lorsqu'on s'est livré à un travail qui nécessite un grand déploiement de force musculaire, on a la peau rouge et gonflée; ceci vient de ce que, sous l'influence du système nerveux grand sympathique, les capillaires périphériques se sont dilatés. Le sang qui vient ainsi circuler à fleur de peau peut se refroidir par rayonnement (sauf si la tempéra-extérieure est très élevée), et comme la circulation est très activée par l'exercice. en quelques minutes tout le sang de l'organisme vient ainsi se rafraîchir à la peau.

Ce qui fait que, par les temps chauds et humides, nous sommes si peu aptes à un travail musculaire un peu intense, c'est que l'excès de calorique ne peut se perdre ni par évaporation, l'air étant saturé de vapeur d'eau, ni par la circulation périphérique, le milieu ambiant étant lui-même à une haute température, et que rapidement notre température interne s'élève à un point tel que la contraction musculaire est gênée. En effet, si le froid est une mauvaise condition pour que le muscle puisse donner son summum d'action (nous avons vu plus haut comment le froid agissait sur la courbe de la contraction musculaire) l'excès de température n'est pas une condition meilleure : vers 45°, la substance qui constitue la majorité du muscle, la myosine, se coagule, et la mort du muscle en est la conséquence immédiate. Ce fait peut se présenter parfois, dans le cas des bêtes forcées, par exemple.

Ce fait bien établi que c'est dans la chaleur produite par les phénomènes chimiques qui s'y accomplissent que le muscle puise son énergie, et que c'est grâce à elle qu'il est susceptible de travail, nous allons examiner ce travail dont nous connaissons maintenant la source, au point de vue de son intensité et des effets qu'il peut produire.

Tout le monde sait bien à peu près ce que c'est que le travail, et l'on n'hésitera pas à dire qu'il faut accomplir un travail plus grand pour soulever un poids de 20 kilogrammes que pour soulever un poids de 1 kilogramme. Mais ce que tout le monde ne sait pas, c'est qu'il faut accomplir le même travail pour soulever un poids de 100 kilogrammes à 1 centimètre de hauteur, que pour soulever un poids de 1 kilogramme à 1 mètre.

Le travail, en effet, c'est le produit que l'on obtient en multipliant la masse d'un corps par le déplacement vertical que l'on fait subir à ce corps. En parlant d'une façon plus générale et plus en rapport avec le sujet qui nous occupe, car enfin on peut faire un travail sans soulever de poids, c'est l'effort multiplié par l'espace parcouru ; mais il faut se dire que l'on peut toujours ramener ce travail à un poids donné soulevé à une hauteur donnée. Le kilogrammètre, travail nécessaire pour élever un kilogramme à un mètre de hauteur, telle est l'unité que l'on emploie dans la mesure du travail.

Le travail accompli par un muscle dépend, d'après ce qu'on vient de voir, de deux choses : 1° du poids qu'il faut soulever ; 2° de la hauteur à laquelle il est soulevé. Ces deux facteurs du travail exigent chacun de leur côté, pour qu'ils soient maxima, des conditions spéciales du muscle. Pour que le poids soulevé soit considérable, il faut que le muscle soit épais : si, en effet, une fibrille musculaire peut soulever un poids P, dix fibrilles pourront soulever un poids 10 P, et ainsi de suite : plus le muscle présente donc une vaste section, plus il pourra soulever un poids considérable ; c'est pour cette raison que les muscles du mollet, des fesses, sont si volumineux : ils ont, en effet, à supporter le poids entier du corps.

Pour que la hauteur à laquelle le poids est soulevé soit grande, il faut que le muscle soit long : en effet, un muscle de longueur double d'un autre se raccourcit deux fois plus : c'est pour cette raison que les muscles des bras et des jambes, qui ont à faire décrire des mouvements étendus aux pièces du squelette qu'ils commandent, sont des muscles allongés. Généralement, les deux conditions de longueur et d'épaisseur ne sont pas réunies dans le même muscle ; les muscles longs sont généralement relativement grêles et les muscles épais courts. Mais deux muscles ainsi constitués, l'un long et mince, l'autre gros et court, peuvent parfaitement accomplir la même somme de travail, seulement elle n'est pas réalisée sous la même forme. Le premier déplacera d'une grande quantité un faible poids, le deuxième pourra déplacer un poids très lourd, mais seulement d'une petite quantité, ces deux sortes de muscles ont chacune leur utilité, et on les rencontre dans l'organisme à des places déterminées, suivant que le besoin se fait sentir de l'un ou de l'autre.

Quand on considère le travail accompli par un muscle, on ne regarde jamais que le travail extérieur, l'effet utile, sans se préoccuper de la somme de travail nécessaire pour soulever la partie inférieure du muscle qui naturellement a un certain poids. Par conséquent le travail accompli par un muscle qui ne soulève aucun poids est nul, puisqu'un des facteurs du produit, $T = PH$, à savoir P est ici égal à o. L'effet utile augmente ensuite progressivement avec la charge, jusqu'à un certain maximum, à partir duquel il diminue jusqu'au moment où le muscle est incapable de soulever le poids dont il est chargé ; alors l'effet utile s'annule de nouveau dans $T = PH$. H cette fois est égal à o.

Le tableau suivant, emprunté à Rosenthal[1], montre l'influence de la charge sur l'effet utile du muscle :

Charge (grammes).	o	50	100	150	200	250
Hauteur de soulèvement (millimètres).	14	9	7	5	2	o
Effet utile.	o	450	700	750	400	o

Pour le muscle mis en expérience, le maximum de travail correspondait à une charge de 150 grammes, soulevée dans ce cas à une hauteur de 5 millimètres. Il y a ainsi, pour chaque muscle une charge déterminée, pour laquelle, avec un déplacement déterminé, il accomplit le maximum de travail utile.

Ce résultat théorique, insignifiant en apparence, est gros de conséquences pratiques : tel muscle qui pourra fournir un travail considérable en soulevant un grand poids à une faible hauteur, serait inca-

---

[1] Rosenthal. *les Nerfs et les muscles* (*Bib. scient. int.*).

pable de soulever très haut un poids léger et ne fournirait qu'un travail dérisoire : tel autre muscle dans des conditions inverses. qui soulève très bien un poids léger à une grande hauteur. ne vaudra rien pour soulever même un peu un poids très lourd. Nous avons dit plus haut que c'était le même travail de soulever 100 kilogrammes à 1 centimètre et 1 kilogramme à 1 mètre ; cela est parfaitement vrai, mais ce qui est non moins vrai. c'est que. pour accomplir ce même travail sous ces deux formes, les mêmes muscles ne pourront pas servir. Bien plus. ce serait encore le même travail de soulever 1000 kilogrammes à 1 millimètre ; or. aucun de nos muscles n'en est capable. Nous savons maintenant la raison de cette apparente contradiction.

En somme chaque muscle est construit pour le travail spécial qu'il a à acccomplir. De même, que dans une machine à vapeur. pour soulever 100 kilogrammes à 1 mètre de hauteur, on emploiera un gros piston à faible course. et pour soulever 1 kilogramme à 1 mètre, ce qui est le même travail. un piston étroit à longue course ; de même on peut déduire de la forme même d'un muscle. sous quelle forme spéciale il doit accomplir son travail. S'il est gros et court, il fournira un grand effort multiplié par un faible parcours ; s'il est long et grêle. il aura un parcours très étendu, mais ne développera qu'un effort peu énergique[1].

1 Marey. Machine animale. p. 64.

Le travail utile diminue rapidement avec la fatigue du muscle : lorsque l'on excite fréquemment un muscle, de grenouille par exemple, chargé d'un poids, au bout d'un certain temps, le muscle élève ce poids de moins en moins haut, et enfin finit par ne plus le soulever du tout. Nous savons d'ailleurs parfaitement par l'expérience journalière que, quand on est fatigué, on est susceptible d'efforts bien moins énergiques que quand on sort d'un long repos.

Si un muscle, au lieu d'agir sur un poids constant, agit sur une charge graduellement décroissante, l'effet utile augmente. Ce principe d'allègement est utilisé dans beaucoup de muscles de l'organisme ; ainsi dans la flexion de l'avant-bras sur le bras, au fur et à mesure que la flexion s'accomplit, la charge supportée par le biceps devient moindre.

Une autre condition qui augmente l'effet utile produit par le muscle, c'est l'interposition entre le muscle et le poids à soulever (nous prenons toujours le cas d'un poids pour exemple, puisque tout travail peut s'y ramener) d'un corps élastique[1]. Cette interposition a pour effet d'accroître la durée d'application de la force, et de rendre utilisable un effort qui, produit trop brusquement, ne se serait pas transformé en travail. En appliquant ces données, on a eu d'excellents résultats pratiques en remplaçant dans le tirage des voitures les traits rigides par des ressorts élastiques.

[1] Voir Marey, *Du mouvement dans les fonctions de la vie*.

Enfin, une dernière condition très favorable pour la production du travail, et que l'on trouve fréquemment remplie dans l'organisme, c'est le fait qu'au fur et à mesure que le muscle se contracte, ses fibres forment un angle de moins en moins aigu avec l'os qu'elles sont destinées à mouvoir. Or, l'on sait qu'une force, oblique par rapport au sens du déplacement qu'elle produit, a simplement pour mesure sa projection sur cette direction ; par conséquent, plus l'obliquité diminue, plus la projection se rapproche de la force ; quand le parallélisme est atteint, la force agit tout entière. Souvent lorsque nous accomplissons un mouvement, ce mouvement devient de plus en plus facile au fur et à mesure qu'il s'effectue.

Tous ces faits, bien qu'ils n'aient pas un intérêt spécial au point de vue des exercices du corps et de leur utilité, puisqu'en somme ce n'est pas le travail produit que l'on a en vue, ne laissent pas que d'être utiles à connaître, il est bon de savoir quelle est la puissance de la machine dont on se sert tous les jours, aussi dirons-nous encore quelques mots de la puissance des muscles et de la dynamométrie.

Les muscles sont des tissus très puissants sous une faible masse et un volume relativement restreint. On peut les charger de poids très considérables sans qu'ils se rompent : le muscle du mollet de la grenouille exige pour se briser un poids de plus d'un kilogramme et demi, et il a à peine un centimètre carré de section ; pour les muscles d'homme, Weber a trouvé que pour les rompre il fallait les charger d'autant de kilogrammes que la section a de centimètres carrés. Malgré cette grande résistance, il arrive quelquefois, comme l'on sait, dans des efforts considérables, qu'un muscle se brise.

Le poids que peut soulever un muscle (il ne s'agit plus ici de la charge qu'il peut supporter, mais de la charge qu'il peut déplacer) est relativement considérable ; par un centimètre carré de surface, le muscle peut soulever 692 grammes (Weber).

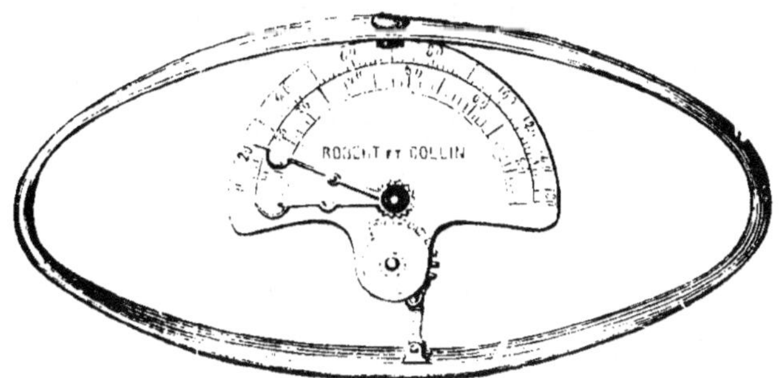

Fig. 22. — Dynamomètre.

La force musculaire est très variable comme l'on sait avec les individus, et elle dépend surtout du plus ou moins grand développement des muscles ; on comprend en effet facilement d'après ce qui précède, que plus un muscle est gros plus il a de puissance, puisqu'il peut soulever autant de fois 692 grammes qu'il a de centimètres carrés de section. On emploie, pour mesurer cette force musculaire, des instruments dits *dynamomètres* : ce sont des ressorts élastiques (fig. 22) dont le déplacement fait mouvoir une aiguille sur un cadran : on a préalablement gradué l'instrument en y suspendant des poids : la déformation que l'on fait subir au ressort du dynamomètre revient donc en définitive à un certain point soulevé.

On peut généralement agir de deux manières sur les dynamomètres : par traction, en écartant les deux branches du ressort, et par pression en les rapprochant.

Le maximum de la force de pression est d'après Quetelet de 70 kilogrammes pour un homme de moyenne taille ; la force de traction serait à peu près de 140 kilogrammes, c'est-à-dire le double.

La somme de travail que peut fournir un homme ordinaire dans une journée est relativement très grande. Un ouvrier de force moyenne fournirait 7 kilogrammètres par seconde, mais seulement en travaillant peu de temps ; si le travail a une certaine durée il faut prendre une moyenne de 2 kilogrammètres environ, ce qui, pour 8 heures de travail seulement, fait un chiffre de $8 \cdot 3600 \times 2 = 57.600$ kilogrammètres.

On conçoit facilement que les muscles ne puissent fournir un pareil travail sans s'user dans certaines proportions, ce qui nous amène naturellement à nous occuper des phénomènes d'usure, avec toutes leurs conséquences, au point de vue non seulement des parties usées mais encore de l'organisme en général, où sont rejetés ces déchets. Ceci nous entraînera à parler de la nécessité de l'élimination. Enfin, comme un organisme qui se détruit sans cesse ne pourrait aller longtemps si rien ne venait le réparer, nous serons amenés à l'étude des phénomènes de nutrition et de rédintégration des tissus.

CHAPITRE IV

USURE ET RÉPARATION DU MUSCLE

Tout organe qui fonctionne s'use. — Produit de la désassimilation du muscle. — Effets locaux. — Effets généraux. — Élimination. — Réparation.

S'il est une manifestation extérieure qui prouve bien la vie d'un être. c'est certainement le mouvement, et cependant ce mouvement ne peut s'accomplir que grâce à une véritable destruction de l'organisme, ce qui permet d'expliquer cette phrase émise par Claude Bernard sous une forme paradoxale : *La vie, c'est la mort.* En effet, le mouvement vient, nous l'avons vu, de chaleur produite, mais cette chaleur résulte d'une véritable combustion, qui prolongée, ne tarderait pas à détruire en entier l'organe qui fonctionne. Or ce fonctionnement c'est la vie, cette destruction c'est la mort.

C'est la destruction de l'organisme par son fonctionnement même, que nous allons maintenant examiner.

Quand un organe fonctionne, il ne faut pas croire que c'est exclusivement cet organe qui subit des pertes. En effet, lorsqu'on examine un tissu au point de vue de sa composition, il y a à distinguer comme le fait remarquer Beaunis[1], les substances qui font partie intégrante du tissu lui-même (principes constituants) et les substances contenues dans le suc qui baigne ce tissu (principes auxiliaires). Ces substances (glycose, graisse) traversent le tissu sans s'y fixer et servent à favoriser son fonctionnement d'une manière qui n'est pas encore élucidée. Il est fort probable dans le cas qui nous occupe qu'une grande partie de la chaleur produite dans le muscle doit être rapportée à des transformations de substance hydrocarbonée, apportées dans le muscle par le sang, mais qui ne participent pas à la constitution de la fibre musculaire elle-même.

Le désassimilation porte donc sur ces deux sortes de principes, et provisoirement on peut regarder cette désassimilation comme produite par une oxydation, étant faites les réserves énoncées plus haut, car

---

[1] Beaunis, *Physiologie*, p. [illegible].

les produits qui sortent d'un organe en travail sont toujours plus oxydés que ceux qui y entrent.

Les produits destinés à être éliminés, et qui résultent du fonctionnement des muscles, sont d'abord et pour la majeure partie l'acide carbonique.

En effet, on sait que le sang qui sort de la veine d'un muscle en fonctionnement est complètement noir. L'acide carbonique provient manifestement de l'oxydation des substances hydrocarbonées soit préexistant dans le muscle (glycogène) [1], soit apportées au muscle par le sang (glycose, graisse) [2]. On trouve encore parmi les produits de désassimilation du muscle : l'acide urique et l'urée, provenant tous deux de l'oxydation des substances azotées, et enfin des produits spéciaux, encore peu étudiés, appartenant à la série urique, que l'on nomme leucomaïnes et qui ont des propriétés extrêmement toxiques. On trouve encore de l'acide lactique provenant de la décomposition du glycogène.

[1] Le glycogène diminue dans le muscle en contraction.

Cheval, pour 1000 de muscle :

	Glycogène.
Repos.	1.774
1/2 heure contraction.	1.396
	(Chauveau).

[2] La matière grasse diminue dans le muscle en contraction comme il résulte des expériences de M. Chauveau sur le masséter du cheval.

Pour 1000 de muscle.

	Graisse.
Au repos.	11.150
1/2 heure mastication.	9.137

On conçoit facilement que tous ces produits qui sont des déchets, ne pourraient rester dans le sang sous peine de graves accidents et c'est ce qui arrive quand ils ne sont pas emportés à temps.

Pour ce qui est de l'acide carbonique un des premiers effets de l'abondance de sa production dans un exercice violent, c'est l'essoufflement[1]. Tout le monde sait ce que c'est que d'être essoufflé : quand on a fourni une course rapide, les mouvements respiratoires et circulatoires s'accélèrent, la respiration devient saccadée et haletante, en même temps que le cœur bat avec violence et à coups précipités. Eh bien, la cause première de cet état, c'est l'accumulation de l'acide carbonique dans le sang, comme on peut le montrer facilement en injectant une eau chargée d'acide carbonique dans les veines d'un chien : d'ailleurs, on sait en physiologie que la présence de l'acide carbonique dans le sang agit sur la moelle épinière où se trouve le centre respiratoire, et détermine de fréquents mouvements d'inspiration avec sensation d'un violent besoin de respirer : on sent, comme l'on dit, que l'air vous manque : c'est ce qu'on appelle scientifiquement la dyspnée.

En même temps que la respiration s'accélère sous l'influence de l'excitation bulbaire, le cœur qui a, comme l'on sait, des rapports intimes avec le poumon,

---

1 Voir Lagrange, *Phys. des ex. du corps (Bib. scient. int.)* p. 67.

s'accélère aussi ; il faut, en effet, pour apporter aux muscles qui travaillent le sang riche en oxygène qui leur est nécessaire, et pour que l'acide carbonique produit s'élimine le plus rapidement possible (on sait que c'est le poumon qui est sa voie d'élimination) que la circulation pulmonaire redouble d'activité.

Dans les premières phases de l'essoufflement, il n'y a aucun danger pour l'organisme, l'accélération de la respiration et de la circulation, est suffisante pour apporter au muscle l'oxygène dont il a besoin, et empêcher une accumulation trop grande de l'acide carbonique, mais au fur et à mesure que l'essoufflement augmente, on voit arriver une deuxième période accompagnée de véritable malaises. On éprouve à ce moment des douleurs dans la région précordiale, des éblouissements, des vertiges ; en même temps le teint devient plombé et violacé, et la respiration qui n'était précédemment qu'accélérée, devient d'un rythme tout particulier. L'inspiration devient bien plus longue que l'expiration, et c'est une conséquence d'un commencement d'engorgement du poumon, dont les capillaires sont dilatés outre mesure par l'afflux considérable du sang qui éprouve là une véritable stase.

Commence bientôt la troisième période de l'essoufflement : la rapidité de la respiration devient tout à fait insuffisante pour chasser l'excès d'acide carbonique, ce qui tient surtout à la stase du sang dans les capillaires gorgés des poumons et on voit apparaître un véritable empoisonnement, une asphyxie par l'acide carbonique. La respiration devient tout à fait saccadée, le cœur faiblit, et une syncope ne tarde pas à survenir, syncope qui peut être mortelle. En général, l'essoufflement ne va pas jusque-là; on éprouve dès la deuxième période de telles angoisses, que généralement on ne lutte plus et on se repose; on cite cependant des cas de mort par essoufflement, entre autres, celle du célèbre soldat de Marathon.

Ces quelques mots sur l'essoufflement et les conséquences qu'il peut avoir nous font voir nettement quelle est l'utilité de l'élimination de l'acide carbonique et, ce que nous voulions surtout montrer, c'est qu'il fallait absolument qu'il sortit de l'organisme, puisque son accumulation peut provoquer des désordres allant jusqu'à l'asphyxie. A l'état normal, cette élimination se fait régulièrement et c'est le poumon qui est le lieu d'excrétion. Le sang, chargé d'acide carbonique amené par l'artère pulmonaire, se trouve dans les capillaires du poumon en contact avec de l'air pur; il se fait alors entre ce sang et cet air un double échange de gaz: le sang prend l'oxygène et revient ainsi vivifié au cœur par les veines pulmonaires, et l'acide carbonique est rejeté au dehors par le mouvement d'expiration. L'acide carbonique est ainsi éliminé au fur et à mesure de sa production et rejeté dans l'atmosphère ambiante.

Mais dans le fonctionnement des muscles, nous l'avons vu, il ne se produit pas que de l'acide carbonique. Il y a aussi des produits de déchets azotés, résultant de la destruction de la substance même du muscle. Parmi ces produits azotés, un des plus importants est l'urée : la production de l'urée augmente d'une façon manifeste avec le travail, comme il résulte du tableau suivant se rapportant au cheval :

Travail	Urée
500 kilogrammètres. . . .	08,3
1000 —	100,3
1500 —	110,0

A côté de l'urée, il convient de placer l'acide urique et les urates. Ceux-ci amènent, quand ils ne sont pas éliminés assez vite, les phénomènes de courbature, comme l'accumulation d'acide carbonique amenait les phénomènes d'essoufflement. La courbature, qui se produit surtout quand on s'est abstenu pendant longtemps de tout exercice, peut présenter trois degrés[1]. Dans le premier degré, on éprouve seulement une douleur localisée dans des groupes musculaires restreints, ceux-là mêmes qui ont été mis en jeu par l'exercice. Dans le deuxième degré, il y a malaise général, et la douleur envahit tous les muscles. Enfin, dans le troisième degré, on voit survenir de la fièvre qui peut parfois présenter au diagnostic le tableau complet

---

[1] Lagrange, *Phys. des exercices du corps*, p. 101.

d'une grave affection fébrile (fièvre d'éruption, fièvre paludéenne), mais qui dure au plus trois ou quatre jours. Cette fièvre, qui présente le tableau général d'une maladie infectieuse à forme bénigne, est en effet le résultat d'une véritable intoxication, comme le prouvent les sédiments uratiques considérables que l'on trouve dans l'urine dans les cas de fièvre de courbature. Au sujet de la formation des sédiments uratiques après un travail un peu forcé, il y a une remarque curieuse à faire, c'est que ces sédiments se forment en très petite quantité quand on a subi un certain entrainement. M. Lagrange explique le fait en disant que l'homme entrainé a brûlé toutes ses matières de réserve, car pour lui c'est à l'oxydation incomplète de ces matières qu'il faut attribuer les dépôts considérables d'urates que l'on trouve dans l'urine des personnes non préparées qui se sont livrées à un exercice violent. Nous ne saurions partager cette opinion, les matières de réserve du muscle étant des matières hydrocarbonées qui ne sauraient donner des déchets de nature azotée. Nous pensons plutôt que, chez les personnes entrainées, le fonctionnement du muscle est parfait et qu'il s'use fort peu lui-même, tandis qu'au contraire, chez les personnes non entrainées, c'est la matière même du muscle qui fournit à tout le travail, d'où production considérable de déchets azotés. Notre opinion est donc diamétralement opposée à la sienne. Chez l'homme entrainé, ce sont les matières de réserve du muscle qui s'usent ; chez l'homme non entraîné, c'est le muscle lui-même ; ceci nous semble résulter clairement de la différence des sédiments uratiques dans les deux cas, lorsque l'on examine quelles sont les matières qui peuvent produire ces sédiments. Il n'y a en effet que des matières albuminoïdes, comme l'est le tissu propre du muscle, qui puissent produire des urates par leur destruction. Il n'y a d'ailleurs rien d'étonnant à ce que les muscles soient mieux fournis en matériaux auxiliaires chez un homme qui s'est livré chaque jour à un exercice modéré : cet exercice modéré favorise la nutrition du muscle en y activant la circulation, et le sang vient apporter dans le sein du tissu musculaire pendant les périodes de repos les matières auxiliaires dont il a besoin pour sa contraction normale. Nous avons en effet vu plus haut que la véritable source du travail musculaire, c'étaient les aliments hydrocarbonés ; ce n'est que lorsque ces matériaux viennent à manquer que le muscle consomme sa substance propre ; mais on voit alors survenir des phénomènes de fatigue, fatigue qu'éprouvent justement les personnes non entraînées, alors que celles qui le sont n'éprouvent absolument rien. De tout ce qui précède, il résulte que l'acide urique et les urates ne sont pas des déchets normaux du fonctionnement du muscle, ce sont pour ainsi dire des produits pathologiques résultant de ce que l'organe n'est plus dans ses conditions normales de fonctionnement, soit qu'on l'ait laissé plus ou moins dégénérer ou s'atrophier, soit qu'on lui demande plus qu'il ne peut donner. Mais alors l'organisme est bientôt averti qu'il brûle ses propres tissus, et qu'il ne serait pas prudent de se livrer plus longtemps à cette véritable autophagie. La courbature est là pour nous prévenir du danger, comme l'essoufflement, dans un cas cité précédemment.

Dans les cas de fatigue poussée à l'extrême, de surmenage, comme l'on dit, l'intoxication de l'individu par lui-même est encore bien plus marquée. Le surmenage aigu est fort rare chez l'homme, mais on a l'occasion de l'examiner souvent sur les bêtes forcées dans les chasses à courre. Chez ces animaux, qui meurent le plus souvent de fatigue, sans qu'on ait même besoin de les tuer, on observe une rigidité cadavérique presque instantanée, puis celle-ci cesse rapidement et au bout de très peu de temps les chairs tombent en décomposition. Cette putréfaction est le résultat très probablement d'une accumulation de leucomaïnes. On a constaté en effet, comme l'on sait, dans l'organisme la formation de poisons violents de la nature des alcaloïdes, et ce serait à la présence de ces poisons en quantité notable que seraient dus tous les phénomènes du surmenage. On observe quelquefois le surmenage aigu chez l'homme : ainsi dans les batailles il arrive parfois que des hommes tués sur le coup sont surpris par la rigidité cadavérique dans leur dernière attitude. Cette rigidité subite est le fait d'un empoisonnement général des tissus, empoisonnement ici très rapide. Mais chez l'homme, ce que l'on observe le plus souvent, c'est un surmenage lent : dans ce cas, les leucomaïnes, au lieu de s'accumuler brusquement, s'accumulent peu à peu ; il en résulte un état morbide général, et souvent des fièvres plus ou moins infectieuses.

Il nous reste encore à citer, parmi les produits de déchet du muscle, l'acide lactique. Cet acide, qui provient de la combustion du glycogène, produit en s'accumulant dans le muscle une coagulation partielle de ce tissu ; de là les raideurs musculaires qui sont un des premiers résultats de la fatigue.

Toute cette série de déchets que nous venons d'examiner, urée, urates, leucomaïnes, acide lactique, qui peuvent produire par leur accumulation les divers accidents que nous avons énumérés, sont rejetés au dehors au fur et à mesure de leur production dans les cas normaux, et ce que nous voulions surtout montrer par le tableau des phénomènes qui peuvent suivre leur présence exagérée dans le sang, c'était la nécessité d'émonctoires spéciaux pour en débarrasser l'organisme. Nous avons vu que pour l'acide carbonique le lieu d'élimination était le poumon ; pour tous les corps que nous venons de passer en revue, c'est le rein ; c'est en effet dans les urines que l'on retrouve l'urée, les urates, les leucomaïnes et l'acide lactique.

Dans les cas de fonctionnement normal, les déchets

de la contraction musculaire n'encombrent donc pas l'organisme ; tout au plus s'il se présente quelques phénomènes de fatigue, mais qui cessent bientôt par la disparition des substances qui lui donnaient naissance (urates, acide lactique). Mais ce n'est pas tout que ces produits d'excrétion soient rejetés au dehors, il faut encore remplacer, fabriquer à nouveau les substances aux dépens desquelles ils ont pris naissance ; en d'autres termes, ce n'est pas tout de nettoyer la machine, il faut encore la réparer si on veut qu'elle puisse resservir à nouveau. Ce sont ces phénomènes de réparation que nous allons maintenant examiner.

Lorsqu'on fait fonctionner continuellement une machine à vapeur, l'on sait qu'il faut remettre constamment du charbon dans le foyer : pour la machine animale, c'est absolument la même chose ; seulement ce qui remplace ici le charbon, ce sont les aliments ; mais alors que le charbon peut être utilisé immédiatement par la machine, il n'en est pas de même des différentes substances introduites dans l'organisme par l'alimentation. Avant de voir quelles sont les modifications que les aliments doivent subir, examinons d'abord de quelle nature doivent être ces aliments. Il s'agit de réparer des pertes de substances hydrocarbonées et de substances albuminoïdes : il faut donc introduire ces deux ordres de substances dans l'organisme. Mais dans le travail musculaire, nous avons vu que les pertes de ces deux ordres de substances étaient loin d'être égales, et que le fonctionnement du muscle, sauf les cas de travail prolongé, se faisait surtout aux dépens des substances hydrocarbonées ; ce sont donc tout d'abord ces substances qu'il faut restituer aux organes du mouvement. On voit, par conséquent, qu'une alimentation riche en viande n'est pas nécessaire au travailleur. Le pain, les pommes de terre, le lard, peuvent lui suffire, à condition qu'il mange de la viande de temps en temps, pour réparer les pertes inévitables, quoique faibles, du muscle lui-même.

Les aliments ingérés, qu'ils soient de nature hydro-carbonée ou albuminoïde, ne peuvent être utilisés immédiatement par les tissus qu'ils sont destinés à réparer. Il faut d'abord qu'ils soient transformés et rendus assimilables par l'action de la digestion. Ils passent alors dans le sang et peuvent venir au contact des tissus ; mais nous ne connaissons pas encore les phénomènes intimes en vertu desquels ils entrent dans la constitution même de ces tissus. Tout ce que l'on sait, c'est que, même une fois passés dans le sang, ce n'est qu'après avoir subi des transformations spéciales dans certains organes, probablement entre autres le foie, qu'ils deviennent aptes à la régénération des éléments organiques. Ce n'est donc pas avec ce que nous venons de manger, mais avec ce que nous avons mangé depuis longtemps et qui s'est constitué à l'état de réserve utilisable, que nos tissus se réparent. On peut comprendre ainsi pourquoi, après une grande fatigue, alors même qu'on vient de faire un repas copieux, la fatigue persiste, ce n'est en effet que plus tard que les aliments que nous venons d'ingérer pourront être utilisés par les tissus et les remettre pour ainsi dire à neuf, si l'on peut s'exprimer ainsi.

Les phénomènes de réparation, de rédintégration des tissus, qui forment avec les phénomènes de destruction les deux grands courants constituant ce qu'on appelle la vie, s'effectuent surtout pendant le sommeil, et si le sommeil est si réparateur après la fatigue, ce n'est pas seulement parce que le repos des organes permet aux déchets de s'éliminer, mais encore parce que les tissus pendant ce temps se nourrissent et reprennent leur intégrité et leur vigueur premières. Les phénomènes dits d'assimilation, par opposition à ceux de désassimilation ou de destruction, se passent donc surtout pendant le repos complet de l'organisme. La destruction portant à la fois comme nous avons vu, sur les principes constituants (myosine, dans le cas du muscle), et les principes auxiliaires (ici graisse, sucre, glycogène), l'assimilation doit porter aussi sur ces deux ordres de principes ; elle est beaucoup moins complexe pour les seconds que pour les premiers, mais son mécanisme intime n'est pas mieux connu dans un cas que dans l'autre. Quoi qu'il en soit, les transformations ultérieures étant peu connues, la conclusion à tirer de l'usure des tissus, conclusion que le bon sens et l'instinct de conservation avaient bien su tirer avant que les savants vinssent démontrer qu'il devait en être ainsi, c'est qu'il faut manger pour réparer les pertes de l'organisme, et manger non pas n'importe quoi, mais des aliments pouvant fournir par leur transformation les substances mêmes qui ont été détruites par le fonctionnement de l'organe. Dans le cas de travail mécanique, nous le répétons, ce sont surtout des aliments capables de fournir des substances hydrocarbonées : le pain et la graisse sont dans ce cas d'excellents aliments. Il n'en serait plus de même dans le travail cérébral, qui exige surtout une alimentation azotée, les déchets du cerveau consistant spécialement en cholestérine ; mais ce n'est pas de ce travail que nous nous occupons ici. Nous examinons des exercices mettant surtout les muscles en jeu, la part du cerveau étant assez faible, quoiqu'il en ait une certaine : nous le verrons plus tard, à propos de certains exercices, fatigants par la tension même d'esprit qu'ils imposent, bien plus que par un grand déploiement de force musculaire.

CHAPITRE V

L'EXERCICE ET LES ORGANES

La fonction fait l'organe. — Preuves tirées de différents ordres de faits. — Perfectionnement des organes par l'exercice. — Mouvements réflexes. — Importance du système nerveux.

C'est un précepte devenu banal en physiologie de dire que c'est la fonction qui fait l'organe, et cette vérité est maintenant tellement admise qu'il n'est presque plus besoin de le prouver. En effet, les arguments les plus probants abondent et nous n'aurons que l'embarras du choix pour en citer quelques-uns, venant tous à l'appui de cette thèse que l'exercice d'un organe amène non seulement dans cet organe un développement plus considérable, mais encore une aptitude plus grande à fonctionner.

Un des premiers arguments prouvant l'influence de l'usage d'un organe sur son développement plus ou moins parfait est tiré de l'anatomie comparée. Il n'est pas rare de retrouver chez certaines espèces animales des organes plus ou moins atrophiés, parfois même simplement à l'état de vestige et qui sont des organes parfaitement développés chez d'autres espèces : c'est ce qu'on appelle des organes rudimentaires.

Ainsi, par exemple, chez certains batraciens des rivières et lacs souterrains, les yeux sont réduits pour ainsi dire à rien, tandis que chez des espèces voisines, mais vivant à la lumière, ils sont parfaitement développés. Sans aller même chercher des exemples chez des espèces animales éloignées, on sait que chez les mammifères les mâles et les femelles sont également pourvus de ces glandes particulières appelées mamelles : seulement elles sont très atrophiées chez les mâles ; et cela résulte si bien d'un défaut d'utilisation et d'exercice, que l'on cite des cas où les mammelles des mâles ont fourni du lait absolument comme celles des femelles, après de longues excitations dues à des succions répétées.

Un deuxième argument peut être tiré de l'harmonie de l'organe et de la fonction qu'il a à remplir. C'est ainsi par exemple, que chez l'homme destiné à la station verticale, on trouve un développement considérable des fessiers, très réduit chez les quadrupèdes ; que chez le kanguroo, animal essentiellement sauteur, on trouve le triceps crural et les gastrocnémiens très développés. Un des exemples les plus nets que l'on puisse encore citer dans cet ordre d'idées, c'est la disposition des muscles de l'aile chez différents oiseaux. Chez ceux qui ont de grandes ailes se déplaçant peu, mais éprouvant de l'air une grande résistance, on trouve les muscles pectoraux gros et courts, comme l'atteste la brièveté du sternum et la saillie de sa carène : chez ceux au contraire qui ont de petites ailes à mouvements très étendus et présentant à l'air une faible surface, les muscles pectoraux sont longs et grêles, et en effet leur sternum est long et effilé.

Au reste les exemples abondent pour prouver cette harmonie complète de l'organe et de la fonction, c'est ainsi que les masséters et les temporaux des carnassiers sont excessivement développés.

Si cette harmonie est si parfaite, c'est donc bien que, comme nous le disions en commençant, la fonction régit l'organe, et cela est si vrai, que l'une des parties de l'organisme que l'on peut regarder comme la moins variable à cause de sa dureté, le squelette, est pour ainsi dire malléable, et subit toutes sortes de modifications pour des causes qui semblent pourtant bien légères. Ainsi à la surface d'un os on peut observer des détails très curieux. Ce sont des côtes, des fossettes, des rainures ; ces côtes correspondent à l'insertion d'un muscle, ces fossettes à des saillies musculaires, ces rainures au passage d'un tendon, et tout cela n'était pas préformé dans le squelette. Ce qui le prouve jusqu'à l'évidence, c'est que tout cela se reformera en de nouveaux points si la position de l'os vient à changer par accident. Si par exemple un os est déplacé dans une luxation, l'ancienne coulisse du tendon qui ne contient plus rien se comble et s'efface, et une nouvelle gouttière se creuse et prend graduellement la profondeur voulue pour loger le tendon en sa nouvelle place [1].

Qu'à la suite encore d'une luxation la tête d'un os soit déplacée, et ne soit pas remise en place, les anciennes cavités articulaires disparaissent et au point où la tête de l'os se trouve maintenant en contact, une nouvelle articulation se forme.

La variabilité du squelette est donc un fait incontestable, et l'on peut comprendre alors quelle peut être l'utilité de l'exercice, pour faire disparaître certaines déformations, telles que courbure de la colonne vertébrale, étroitesse de la poitrine, etc. Le squelette est pour ainsi dire retravaillé à neuf par les influences qui s'exercent sur lui, et les actions musculaires peuvent à elles seules avoir une action ; ce qui le prouve, c'est que les apophyses et crêtes d'insertion des muscles sont par exemple, beaucoup plus marquées au bras droit qu'au bras gauche, chez l'homme que chez la femme. L'os subit, on peut le dire, comme une cire molle, toutes les déformations que les causes extérieures tendent à lui imprimer ; nous n'avons donc pas à nous étonner si nous trouvons par exemple telle surface articulaire si merveilleusement adaptée au mouvement qu'elle doit exécuter : c'est ce mouvement même qui l'a faite. Il nous faut rejeter complètement l'hypothèse si longtemps adoptée des causes

---

[1] Marey, *Machine animale*, p. 92.

finales, hypothèse qui ne mène à rien, alors que l'explication scientifique des adaptations parfaites que nous rencontrons entre l'organe et la fonction, nous montre que nous pouvons réagir sur cet organe, le modifier, le transformer pour ainsi dire comme nous le voulons.

Si l'on trouve de la variabilité dans le squelette, variabilité qui a comme nous l'avons vu son importance au point de vue qui nous occupe, c'est-à-dire le rôle et les effets de l'exercice, le système musculaire est encore bien plus malléable, bien plus sujet à la variabilité ; et si l'on étudie attentivement les causes de cette variabilité, on voit que c'est le repos d'une part et l'exercice d'autre part qui en sont les causes. Un repos prolongé du muscle entraîne en effet d'abord la diminution de son volume, ensuite la dégénérescence de son tissu propre, par envahissement de corpuscules graisseux se substituant à la fibre striée, et enfin sa résorption. Tous ces faits peuvent être constatés facilement dans les cas de paralysie. Au contraire, l'activité du muscle amène bientôt son développement. Pour ce qui est du système musculaire d'ailleurs, l'influence de l'exercice sur son perfectionnement est tellement apparente, que le fait est connu de tout le monde. On sait en effet et on a remarqué depuis longtemps que les muscles du bras droit étaient plus développés que ceux du bras gauche chez les droitiers, l'inverse se présentant chez les gauchers ; on sait aussi que les

muscles du bras sont très développés chez les forgerons, les muscles des jambes chez les danseurs. Ici
encore bien évidemment c'est la fonction qui fait
l'organe, puisque la persistance de la fonction maintient l'intégrité de l'organe et même le développe,
et que sa cessation le fait disparaître (atrophies musculaires citées plus haut).

Nous pensons avoir donné assez d'exemples, pour
que l'influence de l'exercice d'un organe sur son développement soit absolument mis hors de doute. Par
quel mécanisme l'organe qui fonctionne se conserve-
t-il et celui qui reste en repos dégénère-t-il, c'est ce
qu'il nous reste à examiner. La modification de la circulation dans un organe qui travaille, voilà la grande
cause de tous ces effets; nous avons déjà signalé à
plusieurs reprises cette accélération toute particulière de
la circulation dans un muscle en activité, c'est grâce à
cet afflux considérable qu'il doit de pouvoir se nourrir
copieusement, et de même que l'on voit s'accroître
un animal auquel on distribue une nourriture abondante, on voit le muscle largement baigné de sang
s'accroître en volume. Si au contraire le repos dure
trop longtemps, la circulation fortement ralentie,
n'apporte même plus les éléments nécessaires à la
simple conservation, et la dégénérescence arrive.

Ce n'est pas seulement sur le développement des
organes que l'exercice peut faire sentir son effet
bienfaisant, c'est encore sur la perfection de leur jeu et

ceci à deux points de vue : d'abord par la modification même de l'organe, rendu plus apte au travail qu'il a à faire par les variations qui surviennent dans sa structure, ensuite par une sorte d'*habitude* qu'il prend : nous expliquerons ce mot tout à l'heure.

Nous pourrions prendre des exemples de ce que nous avançons dans de nombreuses catégories d'organes, les organes des sens entre autres : mais nous nous contenterons de les prendre dans les organes du mouvement qui nous intéressent plus particulièrement, puisque nous faisons ici l'étude scientifique des exercices du corps.

Les organes sont susceptibles, on peut le dire, d'une véritable éducation : ils apprennent, ils retiennent, ils ont une vraie mémoire comme nous le prouverons facilement tout à l'heure. Mais nous disions tout d'abord que l'organe était perfectionné dans sa structure même par l'exercice ; cela est parfaitement exact. Ainsi, sous l'influence d'un exercice de tous les jours, exercice proportionnel d'ailleurs aux forces du sujet, les muscles ne deviennent pas seulement plus volumineux, ils deviennent aussi plus contractiles, comme le prouve leur réaction plus énergique à une excitation électrique. On peut d'ailleurs observer facilement qu'à volume égal, un muscle habitué à se contracter fournit plus de travail qu'un muscle demeuré longtemps en repos. Le premier fait est hors de doute, et de plus, de même qu'un ouvrier qui se sert tous les jours de ses outils arrive rapidement à en tirer le meilleur parti possible, l'homme habitué à l'exercice se sert de ses muscles de la façon la plus utile avec le minimum de dépense.

Ceci est facile à comprendre : nous avons vu plus haut que le mouvement le plus localisé en apparence nécessitait le concours d'un nombre considérable de muscles devant agir chacun d'une façon particulière, ce n'est qu'avec le temps que l'on arrive à coordonner tous leurs mouvements d'une manière exacte ; tou' d'abord on se trouve dans la condition de quelqu'un qui voudrait faire par exemple soulever une poutre à des ouvriers très vigoureux, mais mal dirigés, et dont les mouvements se contrarient, ce qui évidemment ne peut produire aucun résultat ; plus tard, au contraire, avec des muscles bien exercés, on est dans le cas d'un chef commandant à des hommes bien disciplinés et dont les efforts concordent.

C'est ainsi que par un emploi judicieux des muscles appropriés contractés au point voulu, un gymnasiarque fera plus de travail qu'un homme d'une force supérieure. mais ne sachant pas se servir de ses muscles ; l'exercice qui développe la force, développe donc aussi et à un point encore plus élevé l'adresse, ce qui fait croire souvent à une force plus considérable qu'elle ne l'est en réalité : il y a la plupart du temps seulement meilleure utilisation. Il semble tout d'abord que. quand on veut déplacer une partie du corps quelconque, on trouve de suite le groupe musculaire auquel est confiée l'exécution de ce mouvement; cela tient à ce qu'on envisage en général des mouvements très usuels, tels que la marche où justement l'exercice a apporté de longue date son perfectionnement; mais que l'on examine les premiers pas d'un enfant, et l'on aura une idée des tâtonnements nombreux auxquels on a dû se livrer pour trouver quels étaient les groupes de muscles qu'il fallait mettre en jeu pour la marche.

D'ailleurs, pour les actes nouveaux auxquels on n'est pas habitué (quand on apprend, par exemple, l'équitation), on s'aperçoit bien vite du fait, car l'on éprouve dans les premiers temps une fatigue extraordinaire au même exercice qui plus tard pour vous ne sera plus qu'un plaisir.

A quelle cause est due ce perfectionnement du fonctionnement des organes par l'exercice? Uniquement au système qui est le grand régulateur de toutes nos fonctions : au système nerveux. En effet, les muscles ne se contractent (physiologiquement du moins et à l'état normal) que sous l'influence de l'excitation d'un nerf moteur, nerf moteur qui reçoit lui-même son excitation d'un ganglion situé dans la moelle épinière; quand un groupe de muscles se contracte, c'est donc que tout un groupe de ganglions médullaires lui a envoyé l'ordre de se contracter. Ces groupes de ganglions médullaires sont eux-mêmes sous la dépendance de groupes supérieurs situés dans l'encéphale (on sait en effet, d'après les dernières recherches de la physiologie, qu'il y a des centres moteurs localisés dans le cerveau [1]).

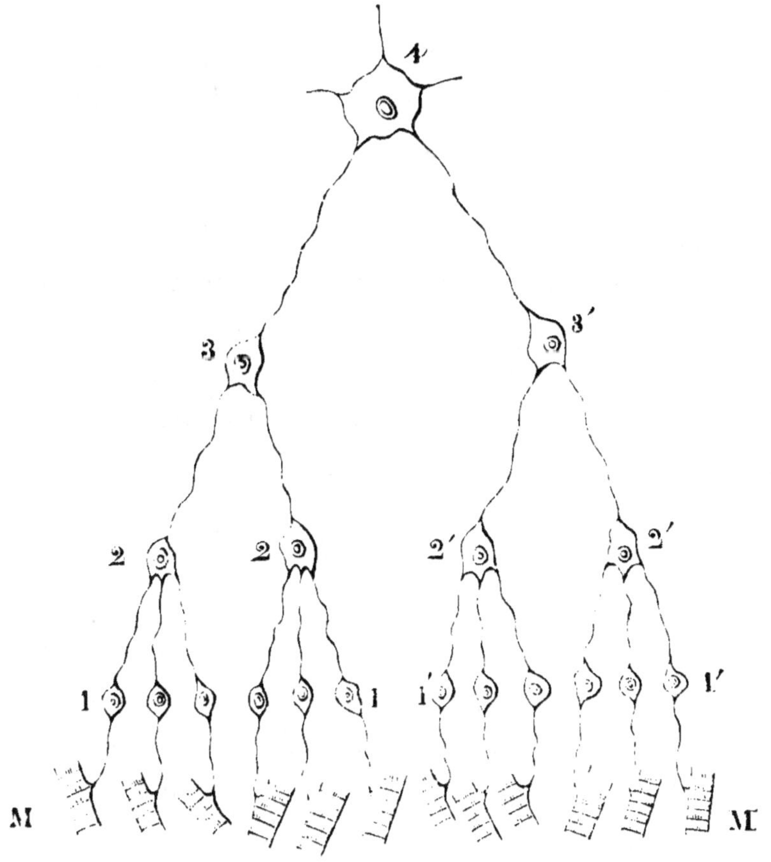

Fig. 23. — Hiérarchie des centres réflexes (schéma).

Or, lorsque l'on exécute un mouvement pour la première fois, il y a tâtonnement de la part du cer-

[1] Voir Luys, *le Cerveau*, et Ferrières, *le Cerveau, organe de la pensée* (*Bib. scient. int.*).

veau qui ne sait au juste où envoyer ses ordres; au bout de quelque temps. par suite de phénomènes de mémoire. le cerveau agit avec un peu plus de certitude et enfin, bientôt, il ne se trompe plus. On pourrait croire que les effets de l'habitude vont s'arrêter là, il n'en est rien; la plupart de nos mouvements s'exécutent sans que nous y pensions. Regardez un homme qui marche dans la rue et qui, en même temps. cause ou lit son journal, certainement son esprit est bien loin. et, néanmoins régulièrement, automatiquement, la marche s'accomplit. C'est qu'il en est venu à ce point d'habitude que son cerveau n'a plus besoin d'intervenir. Tous nos mouvements. volontaires ou non, sont plus ou moins des réflexes. c'est-à-dire ont pour point de départ une excitation sensitive qui, dans un centre nerveux. se transforme en excitation motrice : seulement il y a des réflexes conscients, où l'excitation sensitive remonte jusqu'au cerveau, et des réflexes inconscients. où c'est dans la moelle immédiatement que l'excitation se réfléchit : et, par suite des effets de l'habitude, dans la marche, l'excitation sensitive (ici le contact du sol avec le pied) ne remonte pas jusqu'au cerveau, et la réflexion se fait immédiatement dans la moelle : ou. du moins. ne remonte pas plus haut dans cette moelle qu'à un centre réflexe tenant en sa dépendance les mouvements généraux des membres inférieurs. Il y a. en effet, toute une hiérarchie de centres réflexes (fig. 23) qui se commandent les uns les autres et ont chacun un nombre plus considérable de centres subordonnés. La marche devient ainsi, au bout d'un certain temps, complètement automatique, la réflexion excito-motrice se faisant juste au niveau du centre moteur médullaire, tenant en sa dépendance les mouvements des groupes musculaires qui interviennent dans la locomotion.

Cet automatisme de la marche n'existe plus chez les ataxiques qui, par suite de troubles médullaires, ont perdu la sensibilité des membres inférieurs ; le point de départ des réflexes n'existant pas chez eux, ils sont obligés de regarder sans cesse leurs pieds pour pouvoir marcher, et chez eux le cerveau est obligé d'intervenir. Ce qui fait la perfection de la plupart de nos mouvements, quand l'exercice est venu les former, c'est justement qu'ils deviennent automatiques comme le mouvement même de la marche que nous avons pris pour exemple. Les muscles ont pris l'habitude de réagir immédiatement de telle manière à telle excitation, c'est donc bien et surtout, comme nous l'annoncions au début de ce chapitre, à une habitude prise par les organes (dont les éléments anatomiques ont, de la sorte, une véritable mémoire) qu'est due l'influence de l'exercice sur le perfectionnement du jeu de ces organes et sa régularisation. Le muscle possède une espèce de sens que l'on pourrait appeler et qu'on a appelé, en effet, le sens musculaire, au moyen duquel il arrive à juger, sans que les centres nerveux supérieurs (hémisphères) aient à intervenir, quelle est l'intensité qu'il devra donner à sa contraction pour effectuer le travail qui lui est présenté. On a supposé que c'était le degré de traction de la fibre musculaire qui était apprécié par le nerf du muscle, et qui constituait l'excitation sensitive, point de départ de la contraction réflexe dont l'intensité est calquée justement sur ce degré de traction. Comme l'on sait que, plus une excitation est vive, plus le muscle y répond énergiquement, cette explication toute naturelle semble assez rationnelle.

Le système nerveux étend son influence sur tout l'organisme, on ne s'étonnera donc pas, par contre-coup, que non seulement l'exercice perfectionne et régularise le fonctionnement des organes qu'il met en jeu, mais encore porte son action sur des fonctions générales telles que la respiration et la circulation; cette influence, très nette, est peut-être une des plus heureuses de l'exercice, car il s'agit ici non plus d'influence locale mais d'une influence générale, qui vient porter son action sur la nutrition même, et agit par conséquent sur tout l'organisme. Nous mentionnons ici seulement cet effet de l'exercice sur les deux grandes fonctions précitées, car nous avons examiné plus haut l'accélération de la respiration et de la circulation pendant l'exercice. Seulement ce qu'il nous importe de noter maintenant, c'est l'éducation que l'on peut faire subir, pour ainsi dire, à ces deux fonctions par l'habitude. Les phénomènes d'essoufflement dont nous avons parlé plus haut ne se produisent pas avec la même facilité chez toutes les personnes. Tel coureur fera un long trajet sans être essoufflé le moins du monde, tandis qu'une personne inhabile à la course sera époumonée dès les premiers pas. Ceci résulte de ce que la deuxième personne obéit immédiatement aux réflexes respiratoires qui se produisent en elle, et se laisse aller à une respiration courte et saccadée, tandis que la première leur commande et fait des respirations amples et espacées. Ce mode de respiration balaye beaucoup mieux le poumon et le débarrasse beaucoup plus efficacement de son excès d'acide carbonique. La circulation. qui suit toutes les modifications de la respiration, est alors tranquille et régulière, tandis que le cœur bat tumultueusement dans le premier cas, ce qui peut amener une syncope cardiaque.

L'exercice produit encore une action directe sur les fonctions de nutrition proprement dites ; chacun sait qu'après une course matinale à pied ou à cheval l'appétit se trouve développé. l'alimentation est donc plus abondante. On nous dira. il est vrai, que les pertes à réparer sont plus copieuses, mais, en fin de compte. elles sont plus que comblées.

Enfin, un des derniers effets de l'exercice. qui porte également, celui-là. sur la totalité de l'organisme et

qui a pour résultat de faciliter beaucoup les mouvements au même degré, on peut le dire, que le perfectionnement du muscle : c'est la disparition de la
graisse, non pas de la graisse de constitution, si l'on
peut l'appeler ainsi, et qui est un des tissus les plus
précieux comme producteur de chaleur dans la contraction musculaire, mais de la graisse en excès, de
cette graisse qui s'accumule dans le tissu cellulaire
sous cutané chez les personnes obèses, et qui est pour
elles une gêne si considérable. Outre que c'est là
un poids à déplacer, souvent très grand, et qui
augmente le travail dans de notables proportions, la
nature même de ce tissu facilement combustible en
fait une source abondante d'acide carbonique, d'où
la facilité de l'essoufflement chez les personnes douées
d'un embonpoint excessif.

De tout ce qui vient d'être dit sur l'influence de
l'exercice sur les organes qu'il met en jeu et même,
par contre-coup, sur la généralité des organes, il
résulte que l'exercice ne rend pas, comme on le dit
souvent, plus dur à la fatigue par une accoutumance
au travail : il empêche simplement cette fatigue de se
produire par un emploi plus judicieux d'organes qui
sont eux-mêmes perfectionnés. En effet, nous l'avons
prouvé, tout organe qui travaille subit une modification matérielle d'où résulte une aptitude plus grande
à supporter le travail sans en souffrir. C'est ainsi
qu'un jardinier bêchant du matin au soir ne souffre pas

de ses mains dont la peau est devenue caleuse, tandis qu'un homme de cabinet aurait des ampoules au bout d'une heure. La résistance à la fatigue n'est pas due à la tolérance plus grande du sujet mais à l'intensité moindre du malaise apporté. L'augmentation de force existe bien, mais pas autant que l'on serait porté à le croire au premier abord ; ce qui est développé surtout au maximum par l'exercice c'est l'adresse, c'est-à-dire la coordination parfaite des mouvements au but proposé. Cette coordination parfaite vient non seulement de l'éducation des organes mis en jeu, mais encore d'une adaptation générale de tout l'organisme, modifié souvent au point de changer le tempérament, et qui s'est accommodé aussi parfaitement que possible au but qu'on lui demandait.

Nous sommes ainsi arrivés, en cherchant l'influence locale que l'exercice pouvait avoir sur un organe déterminé, à faire voir que cette influence était encore plus grande qu'on n'aurait pu le supposer, en effet, en dehors de l'action spéciale, prouvée surabondamment par les quelques exemples donnés en tête de ce chapitre ; nous voyons que l'organisme entier profite de cette action, tant il est vrai que dans lui tout est solidaire, et que la moindre modification de l'une quelconque de ses parties vient retentir sur tout l'ensemble. On comprend alors de quelle utilité peut être l'exercice qui modifie si parfaitement les organismes ; quand on fait faire une heure d'haltères à un enfant débile, ce n'est pas seulement pour que ses bras grossissent, mais encore pour que sa santé générale s'en trouve mieux et nous comprenons maintenant pourquoi.

Deuxième Partie

ÉTUDE THÉORIQUE DES PRINCIPALES ALLURES CHEZ L'HOMME

Une des formes les plus ordinaires de l'exercice, c'est la locomotion. marche, course ou saut ; c'est même l'un des meilleurs exercices que l'on puisse recommander. Fidèle à notre principe que c'est à la lumière de la théorie que la pratique doit venir s'éclairer, avant d'aborder une classification des différents exercices auxquels l'homme peut se livrer. avec l'étude de leurs avantages et de leurs inconvénients (car l'exercice n'a pas toujours que des avantages). nous allons aborder l'étude purement scientifique de la locomotion, étude faite avec tant de soin et d'habileté par M. Marey[1].

[1] Marey, *Machine animale*. p. 116.

CHAPITRE PREMIER

LA MARCHE

Différents procédés pour l'étude de la marche — Méthode graphique. — Méthode photographique. — Cinématique de la marche. — Dynamique de la marche.

L'allure la plus simple et la plus usitée chez l'homme est la marche, allure caractérisée par ce fait que le corps ne quitte jamais le sol, ce qui la différencie de la course et du saut. Dans cette allure, le poids du corps vient donc reposer alternativement sur une jambe, puis sur l'autre, sans qu'il y ait de phase de suspension. Comme chaque membre vient tour à tour se poser en avant de son congénère, on conçoit qu'il y ait propulsion en avant; mais il nous faut étudier de plus près le mécanisme de cette propulsion. Les différents procédés mis en jeu pour cette étude peuvent rentrer dans deux grandes catégories : procédés par la méthode graphique, procédés par la méthode photographique. Par la méthode graphique, on ne peut guère étudier que les appuis sur le sol, les réactions verticales du tronc, et les réactions oscillatoires du pubis; par la méthode photographique, on peut au contraire analyser avec soin toutes les positions successives des membres et du tronc pendant un pas complet, qui, tel qu'on l'entend en physiologie, se compose de deux pas ordinaires; on appelle en effet pas complet l'espace parcouru depuis le moment où un des membres inférieurs, le droit par exemple, quitte une position déterminée jusqu'au moment où il revient à cette même position.

Occupons-nous d'abord des procédés par la méthode graphique.

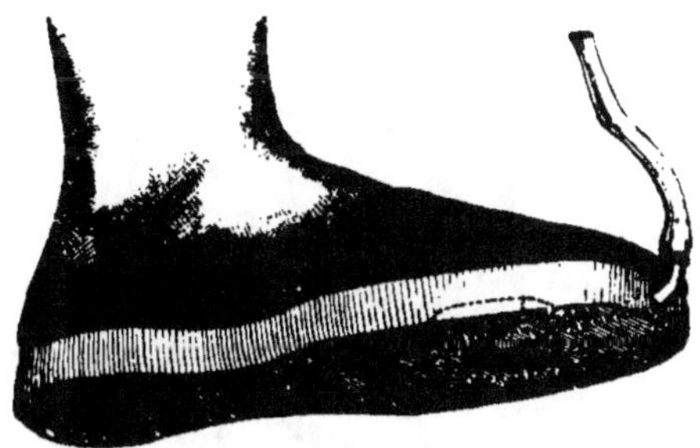

Fig. 24. — Chaussure exploratrice de Marey.

Pous étudier les appuis successifs des deux pieds sur le sol, on se sert d'une chaussure spéciale dite chaussure exploratrice (fig. 24). Cette chaussure à semelle épaisse renferme dans l'intérieur de sa semelle une chambre à air qui communique avec un tambour enregistreur à levier; nous ne revenons pas sur la structure et le fonctionnement de ce tambour que nous avons étudiés à propos des myographes. A chaque pression du pied sur le sol, l'air de la chambre est comprimé et cette pression, transmise à l'air du tambour, soulève le levier inscripteur. Au lieu d'une seule chambre à air, on peut en disposer deux, l'une sous le talon, l'autre sous la pointe du pied, et de la sorte on peut enregistrer séparément les appuis du talon et de la pointe.

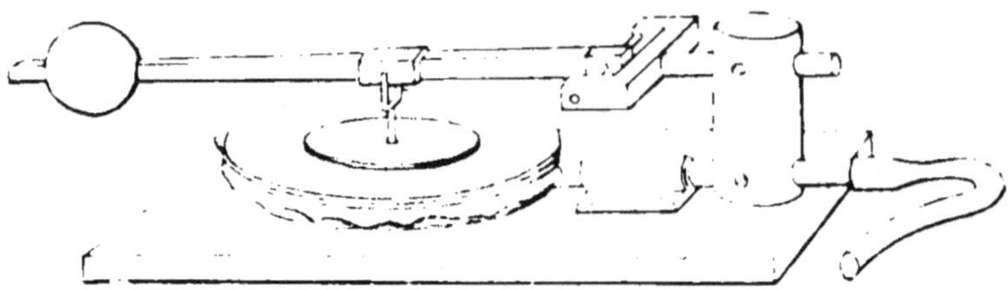

Fig. 25. — Appareil pour l'exploration des réactions verticales du tronc.

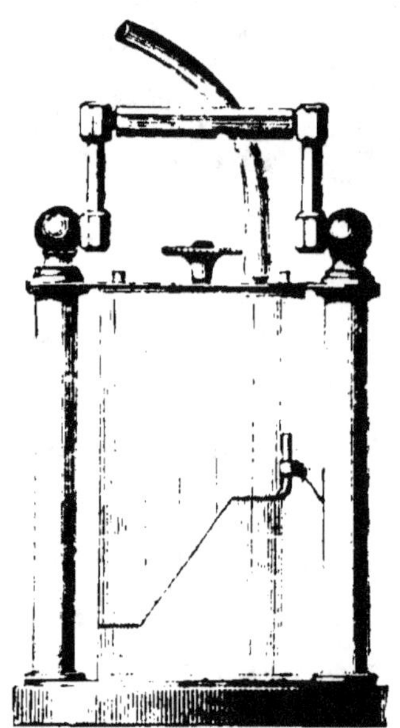

Fig. 26. — Odographe.

Pour étudier les oscillations verticales du tronc, on emploie un tambour à levier qui est placé sur une planchette disposée sur la tête du sujet en expérience :

le levier du tambour est chargé à son extrémité (fig. 25)
d'une masse de plomb qui agit par son inertie. Toutes
les fois que le corps s'élève, la masse de plomb

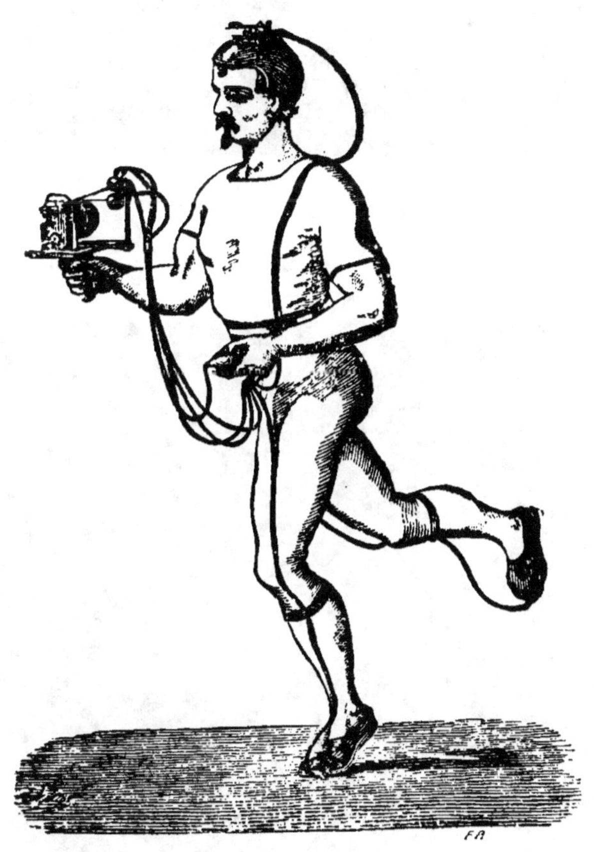

Fig. 27. — Coureur muni des appareils destinés à enregistrer ses mouvements

s'abaisse et refoule l'air du tambour dans le tambour
enregistreur conjugué dont le levier se soulève; le
contraire arrive quand le corps s'abaisse. Les tracés

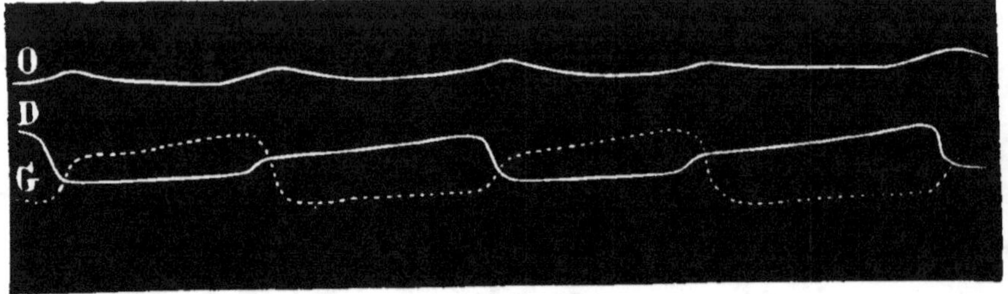

Fig. 28. — Graphique de la marche (Marey).

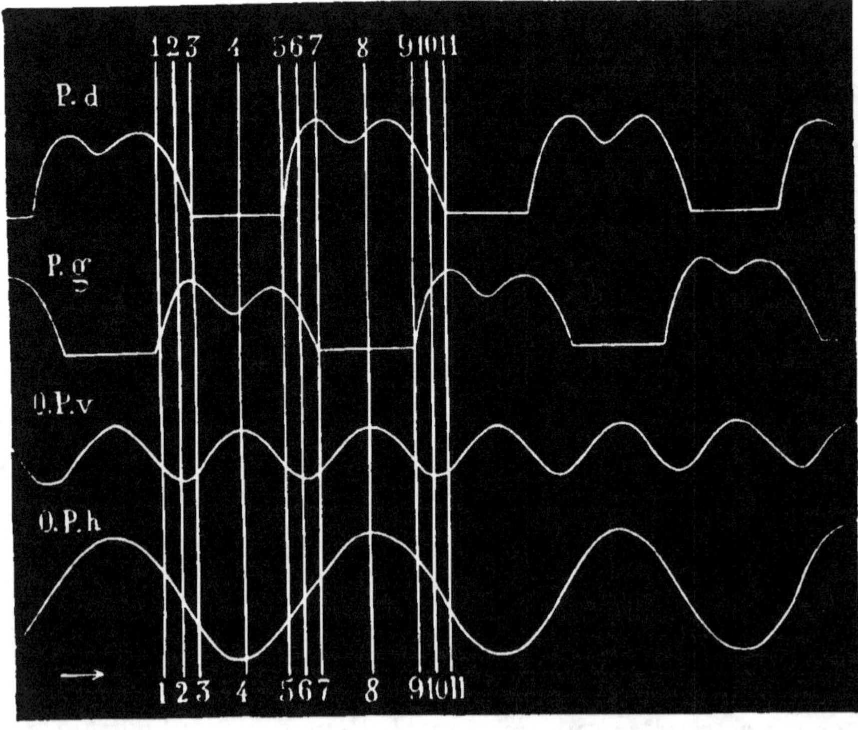

Fig. 29. — Graphique de la marche (Carlet).

sont inscrits sur un cylindre enregistreur portatif dit odographe (fig. 26).

Les oscillations du pubis ont été étudiées par Carlet dans son travail sur la marche; nous renvoyons à ce travail pour la description des appareils employés.

La figure 27 représente un individu muni de chaussures exploratrices, de l'explorateur des réactions verticales du tronc, et portant l'appareil-inscripteur du rythme de son allure.

Avec ces appareils, on obtient des tracés analogues à celui de la figure 28; avec ceux de Carlet, on obtient des tracés comme celui de la figure 29. Nous analyserons ces tracés plus tard pour avoir une idée exacte de la cinématique de la marche.

Pour étudier les phénomènes de la marche par la méthode photographique, on peut employer un procédé très satisfaisant où l'on obtient des images successives à l'aide d'un seul objectif sur une plaque immobile. Pour cela l'objectif est braqué sur un écran noir (fond de drap ou de velours noir) devant lequel on fait passer un homme vêtu de blanc et vivement éclairé par le soleil. Un appareil rotatif, installé devant l'objectif, le masque et le démasque alternativement à des intervalles très rapprochés, et à chaque admission de la lumière, le sujet s'étant déplacé d'une certaine quantité, l'image vient se former sur la plaque sensible en des points différents. Pour avoir des images qui ne se confondent pas trop. on ne rend le plus souvent visible qu'une moitié du corps du sujet en l'habillant mi-partie blanc, mi-partie noir. On a

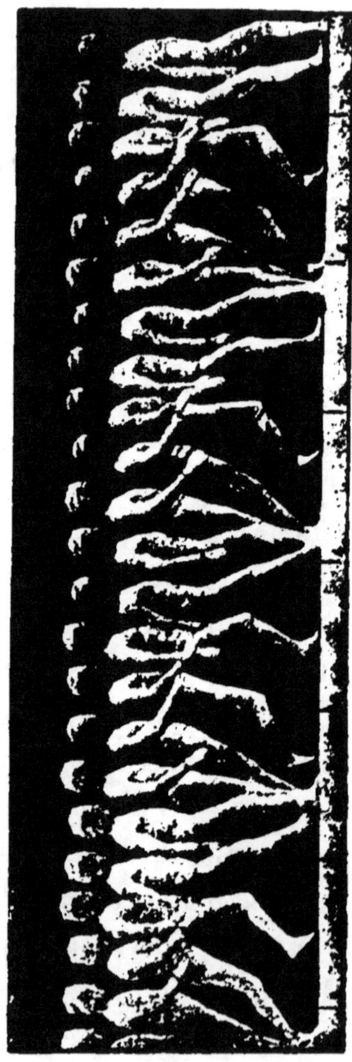

Fig. 30. — Positions successives d'un marcheur. (Photographie instantanée Marey.)

ainsi des images analogues à ce que représente la figure 30. La figure 31 est un simple schéma fait d'après les photographies. Si l'on voulait avoir un très grand nombre d'attitudes successives, il faudrait un

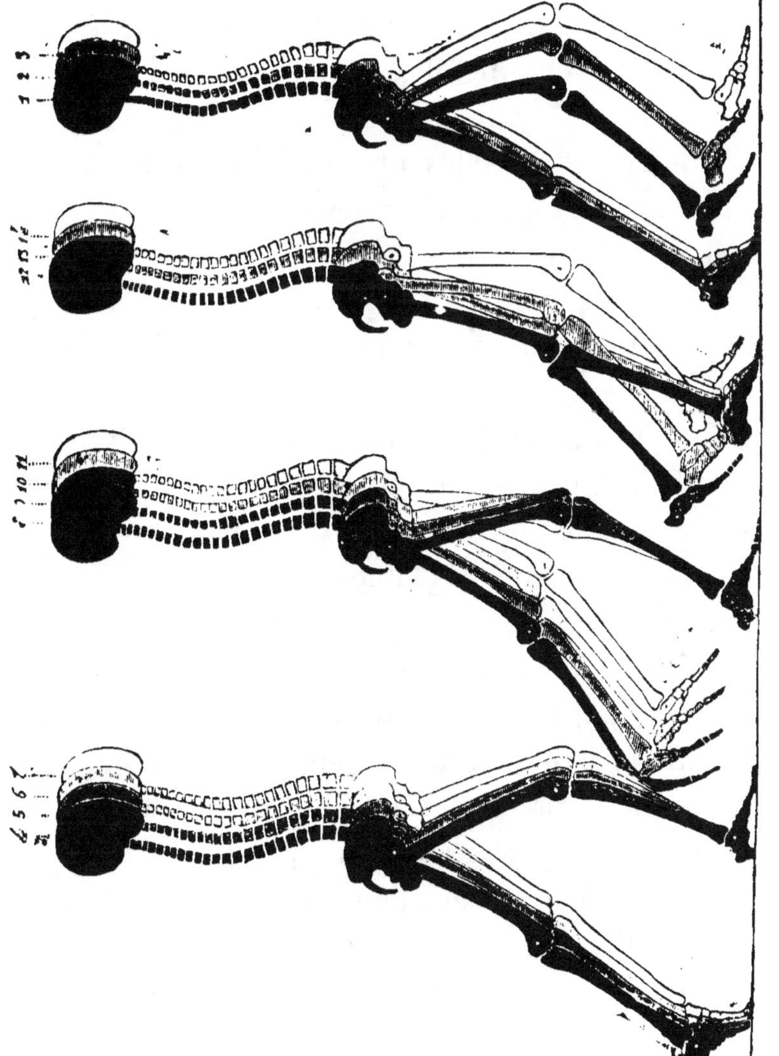

FIG. 31. — Schéma des différentes positions du corps dans la marche.

appareil rotatif très rapide. et alors le déplacement du sujet ne serait pas suffisant entre deux images qui se recouvriraient partiellement ; on habille alors le marcheur d'un costume entièrement noir, sauf des bandes brillantes (galon d'argent, par exemple) qui, appliquées le long des membres, indiquent la direction des os.

Les différents procédés que nous venons d'énumérer, méthodes graphique et photographique, peuvent être employés aussi bien pour la course et le saut que pour la marche ; nous n'aurons donc pas à y revenir, et nous allons commencer immédiatement l'étude de la marche proprement dite.

Cherchons d'abord quelles sont les forces qui entrent en action dans la marche (fig. 32) : soit G le centre de gravité du corps : deux forces agissent sur ce centre de gravité : 1° l'une JG est égale et contraire à l'action de la pesanteur ; elle maintient donc simplement le corps en équilibre et ne contribue en rien à sa propulsion ; 2° l'autre IG, produite par l'extension de la jambe L, tend à entraîner le centre de gravité dans la direction GF ; elle peut se décomposer en deux : l'une verticale GV, qui produit le léger soulèvement du tronc que l'on peut constater à l'aide de l'appareil enregistreur des réactions verticales, et l'autre horizontale GH, qui est la cause déterminante de la progression. La force JG, qui annule l'action de la pesanteur et qui est une force qu'on pourrait appeler statique, puisqu'elle n'occasionne aucun déplacement, est simplement produite par la résistance des articulations, les os de la cuisse, de la jambe et du pied étant maintenus dans le prolongement l'un de l'autre, de façon à constituer par leur ensemble une seule colonne rigide. Quant à la force G F, qui pro-

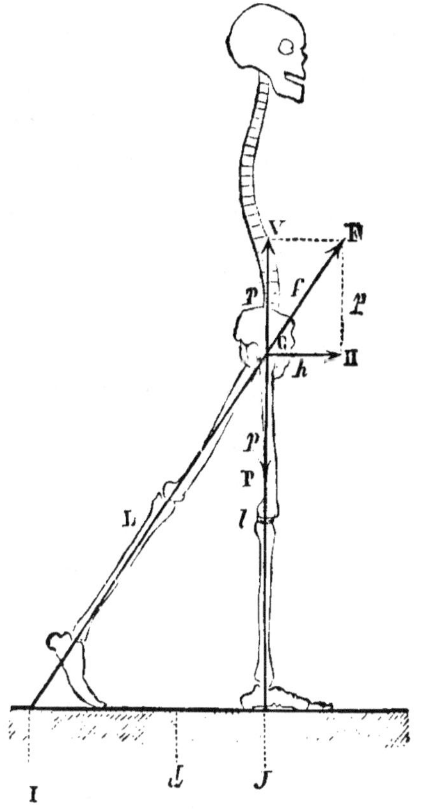

Fig. 32. — Forces entrant en jeu dans la marche (schéma).

duit tout l'effet utile de la marche. elle est due à la contraction simultanée des extenseurs de la cuisse, de la jambe et du pied. et surtout de ces derniers, c'est-à-dire les jumeaux et les soléaires. Pour qu'elle puisse s'exercer avec son maximum d'intensité. il faut que le point d'appui soit absolument fixe, autrement une partie de la force serait employée à déplacer ce point d'appui ; c'est ce qui nous explique pourquoi la marche est beaucoup moins fatigante sur une route bien battue que l'on sent résistante sous le pied, que dans une terre meuble, comme une terre labourée ou le sable qui enfonce sous les pas. En effet, le travail se répartit toujours entre le point d'appui et la masse à déplacer, et il faut, pour que la masse soit déplacée au maximum, que le point d'appui le soit au minimum.

Ces quelques notions sur les forces mises en jeu dans la locomotion étaient indispensables pour comprendre les causes de cette locomotion, mais nous allons actuellement laisser toute question de forces de côté pour n'étudier que les manifestations de ces forces, c'est-à-dire les mouvements produits. Ce sera là la cinématique de la marche ; nous en verrons plus tard la dynamique, c'est-à-dire l'étude du travail effectué.

Cinématique de la marche. — Cette étude portera sur les différents mouvements qui s'accomplissent pendant la marche : les mouvements du pied et le pas proprement dit, les mouvements des membres inférieurs, ceux du tronc et des membres supérieurs.

Mouvements du pied. — Dans la marche, comme on peut s'en assurer facilement par l'étude des graphiques obtenus comme nous l'avons vu, le pied commence à se poser sur le sol par le talon, puis il s'applique sur la plante et enfin sur la pointe, sur laquelle il pèse fortement avant de se détacher. Toute cette période porte le nom de période d'appui ou encore de foulée. Puis le pied abandonne le sol pendant un certain temps pour venir s'y reposer un moment après. Mais un peu avant qu'un pied quitte le sol, l'autre pied est déjà venu s'y appuyer, de sorte que, non seulement le corps n'est jamais suspendu, mais encore il a une période de double appui, période assez courte d'ailleurs, qui ne correspond guère qu'au sixième d'un appui. On a donc, par exemple, cette succession : appui sur le pied droit, double appui, appui sur le pied gauche, double appui, appui sur le pied droit, etc.

Si l'on veut avoir une idée complète du pas, il faut voir ce qui se passe dans les deux jambes à la fois, et non pas successivement ; il faut donc envisager simultanément les appuis et les levers.

On a alors le tableau suivant qui correspond au véritable pas ou double pas et qui indique le synchronisme des différentes positions du pied droit et du pied gauche.

	DOUBLE PAS			
	PAS		PAS	
	double appui	appui unilatéral	double appui	appui unilatéral
	1	2	3	4
PIED DROIT. .	Appui de la pointe	Lever	Appui du talon	Appui
PIED GAUCHE.	Appui du talon	Appui	Appui de la pointe	Lever

Aussitôt que l'un des pieds a quitté le sol, la jambe qui était étendue en arrière, et qui par réaction sur le sol vient de projeter le corps en avant, oscille comme un pendule (la comparaison est d'autant plus exacte

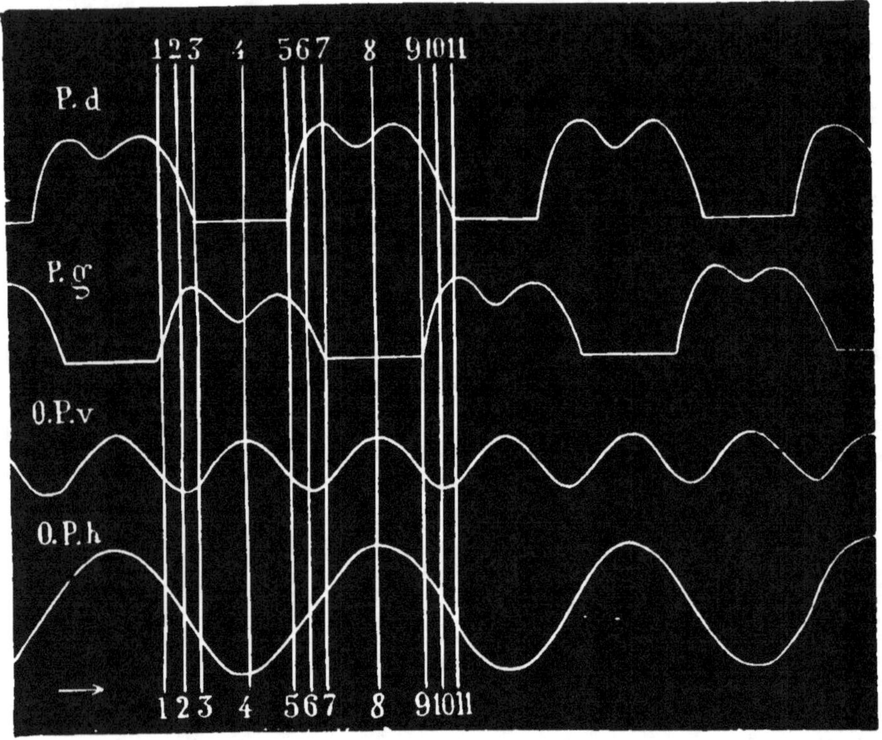

FIG. 33.   Graphique de la marche (Carlet).

que cette oscillation se fait partiellement sous l'action de la pesanteur) et revient en avant. La période d'oscillation de la jambe 3 à 5 (fig. 33) est toujours beaucoup plus courte que le temps d'appui du pied opposé 1 à 7.

Les courbes de la marche, qui nous indiquent nettement que la pression de l'un des pieds commence à croître au moment où celle de l'autre commence à décroître, et qu'il y a dans tout le tracé alternance entre les appuis des deux pieds, peuvent nous renseigner aussi sur l'intensité de la pression causée par les pieds sur le sol pendant la période d'appui. En effet, les chaussures exploratrices ne sont autre chose que des sortes de dynamomètres, et la courbe obtenue monte d'autant plus haut que la pression est plus forte. On s'aperçoit alors, si l'on substitue au poids du corps un certain nombre de kilogrammes dont on charge la chaussure exploratrice, qu'avec un nombre de kilogrammes égal au poids du corps le levier ne se soulève pas autant qu'il le fait dans la marche ; il faut ajouter un poids additionnel pour atteindre la hauteur à laquelle arrive la courbe à la fin de la période d'appui. Ainsi, dans la marche, la pression du pied sur le sol n'est pas seulement égale au poids du corps, il se produit à un moment donné un effort, effort qui va justement soulever le corps et le lancer en avant. Cet effort, qui augmente avec la grandeur des pas, ne dépasserait jamais 20 kilogrammes dans la marche, d'après Carlet, mais il est bien plus fort dans la course et le saut.

Pas. — Le pas présente à considérer deux éléments, sa longueur et sa durée. La longueur du pas est fonction de deux choses : 1° la longueur des jambes ; 2° l'abaissement du tronc ; la durée est fonction de la rapidité de l'oscillation de la jambe. Cette durée diminue à mesure que la longueur du pas augmente, dans certaines limites du moins, car Marey a démontré qu'à un certain moment il y a désavantage à presser l'allure du pas : la rapidité de la marche devient moindre (voir plus loin : Dynamique de la marche, effet utile).

Les mouvements des pieds aux différentes allures, avec une marche plus ou moins rapide, sont indiqués graphiquement dans la figure 34. A est une marche très lente, B une marche ordinaire, C une marche très rapide. L'espace total parcouru dans ce graphique est de 3 mètres et demi, sa longueur est donnée aux différents temps par les ordonnées de la courbe : la durée est donnée par les abscisses que l'on projette sur le tracé d'un diapason à 10 vibrations doubles par seconde. Les lignes horizontales du tracé correspondent aux appuis, les lignes obliques aux levers. Par la projection de ces deux sortes de lignes, les obliques sur les ordonnées, les horizontales sur les abscisses, on a la longueur et la durée de chaque pas. On voit facilement sur ce graphique, dans les limites qu'il comporte, que la longueur des pas augmente avec la vitesse de l'allure.

Un autre phénomène, qui se présente au fur et à mesure que la marche devient de plus en plus rapide, c'est que la période de double appui diminue. D'après Weber, dans une marche excessivement rapide, le double appui serait réduit à o ; on n'aurait que des successions d'appuis unilatéraux, mais Carlet a trouvé

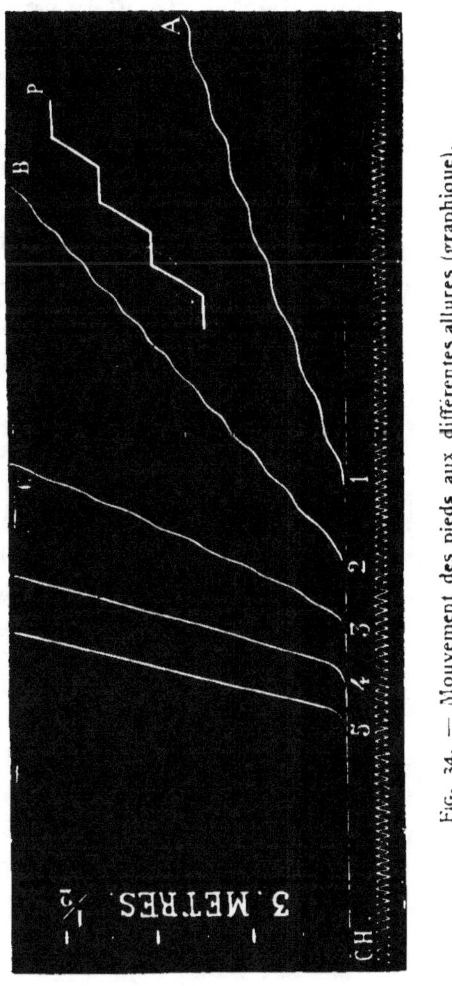

FIG. 34. — Mouvement des pieds aux différentes allures (graphique).

que, même dans la marche la plus rapide, le double appui n'était jamais nul. Au point de vue des mouvements des pieds, ce qui caractérise donc ce mode d'allure qu'on appelle la marche, quelque rapide qu'elle soit, et ce qui empêche de la confondre avec aucune autre même plus lente, c'est que les pieds présentent des appuis successifs, et même empiétant légèrement les uns sur les autres; inutile par conséquent d'ajouter que le corps ne quitte jamais le sol.

Mouvements des membres inférieurs. — Les graphiques des appuis et des levers alternatifs des pieds pendant la marche nous indiquent bien un mouvement des membres inférieurs, une oscillation alternative des deux jambes qui viennent successivement se placer l'une devant l'autre, mais pour avoir le détail des différents mouvements qui s'accomplissent dans ces conditions, il faut asbolument avoir recours à la méthode photographique; on pourrait, il est vrai, y arriver aussi par la méthode graphique, mais ce serait excessivement compliqué et le procédé photographique est beaucoup plus simple, tout en étant aussi exact.

La figure 35, qui est une épure construite d'après les photographies, en réduisant la cuisse, la jambe et le pied à de simples lignes droites, donne les positions successives d'un membre inférieur pendant la période d'appui. On pourrait construire une épure analogue pour la période oscillante : ces deux périodes, qui sont successives pour un même membre, sont alternatives si on les considère tous les deux. D'après ces graphiques, on peut constater les faits

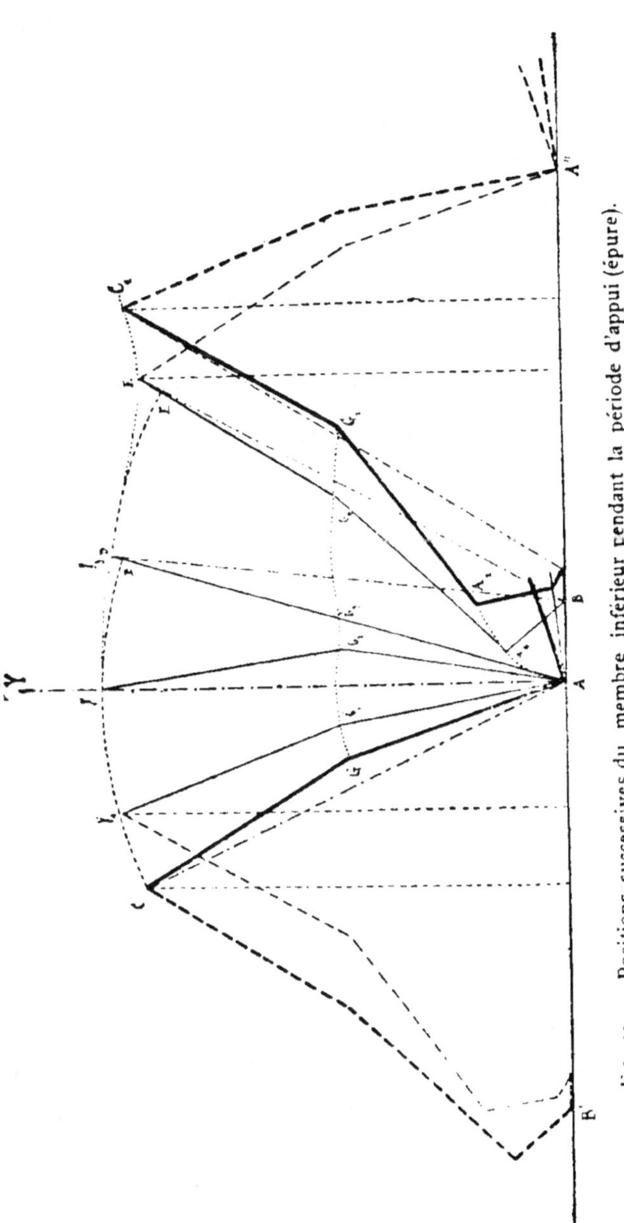

FIG. 35. — Positions successives du membre inférieur pendant la période d'appui (épure).

suivants qui sont les plus saillants, l'étude détaillée des graphiques étant pour nous inutile.

Au moment de l'appui du pied sur le sol, la jambe portante est étendue ou très légèrement fléchie Immédiatement après, la flexion s'accentue un peu, mais cette flexion, comme on peut le voir sur la trajectoire de la hanche $\gamma_1 \gamma_2 \gamma_3$, n'a pas pour effet, comme on pourrait le croire, d'abaisser cette hanche; celle-ci se relève, au contraire. Ce phénomène, en apparence contradictoire, tient à ce que la jambe qui s'est posée très obliquement sur le sol, prend une position de plus en plus perpendiculaire, et la légère flexion est plus que compensée par le changement de direction. Presque aussitôt après cette légère flexion, la jambe, qui est devenue oblique en sens inverse, s'étend et son extension est complète au moment où le talon, qui avait été le premier à toucher le sol, quitte ce sol. L'extension de la jambe arrivée à son maximum, le pied, qui s'est relevé de plus en plus et ne porte plus que sur la pointe, quitte le sol par une flexion du genou, et la jambe portante passe ainsi à l'état de jambe oscillante. Cette jambe oscille alors d'arrière en avant, en même temps qu'elle est entraînée par la propulsion générale du tronc. On a cru longtemps, d'après les assertions de Weber, que cette oscillation de la jambe se faisait uniquement sous l'action de la pesanteur, mais alors la durée de ces oscillations ne dépendrait que de la longueur de la jambe, ce qui n'est pas. Du reste, les recherches de Marey et de Carlet ont montré nettement que certains muscles entraient en action pendant cette oscillation (psoas pour la cuisse, couturier pour la jambe). Néanmoins les forces physiques jouent un rôle assez considérable pour l'épargne du travail musculaire, car la pression atmosphérique qui maintient la tête du fémur dans la cavité cotyloïde fait équilibre à peu près au poids de la jambe. La jambe oscillante reste fléchie pendant tout le temps de son oscillation, c'est à cette condition qu'elle doit de ne pas venir heurter le sol lorsque, dans ce mouvement pendulaire, elle passe par la verticale ; elle ne vient le heurter qu'un peu plus tard et cela est dû à un commencement d'extension. La jambe, en effet, comme nous l'avons vu. n'est plus que très peu fléchie au moment où elle vient toucher le sol par le talon. A ce moment une nouvelle phase, analogue à celle que nous venons de parcourir, commence, et ainsi de suite pour tous les pas successifs ; mais, pendant que la jambe examinée oscillait, l'autre jambe est venue se poser sur le sol et a lancé le corps en avant, de sorte que l'intervalle de deux pas ordinaires s'est écoulé depuis le moment où le pied de la jambe considérée s'est posé sur le sol, jusqu'au moment où il s'y est reposé de nouveau : et comme le cycle des différents mouvements accomplis par la jambe n'est complet et ne recommence identique à lui-même qu'à ce moment-là, on comprend parfaitement que les physiologistes aient considéré le double pas comme l'unité la plus rationnelle.

Si l'on considère non plus seulement l'extension et la flexion successives des jambes, et qu'on veuille avoir une idée de leur déplacement général, il faut se reporter à un point relativement fixe, tel que cette éminence particulière qui porte le nom de grand trochanter, si remarquable, comme nous l'avons vu, par la grande quantité de muscles auxquels elle donne attache. Le grand trochanter, pendant la durée d'un pas, effectue des oscillations dans le sens vertical et le sens horizontal (sans parler, bien entendu, du déplacement en avant, qui résulte de la propulsion du tronc ; mais ce mouvement en avant est commun à toutes les parties du membre inférieur comme à l'ensemble du corps lui-même).

Considérons, par exemple, le trochanter droit. Horizontalement celui-ci se porte à droite quand le pied droit appuie sur le sol, et à gauche au moment où la jambe droite oscille. Verticalement le trochanter s'élève et atteint son maximum d'élévation au moment où la jambe droite oscille, il s'abaisse au moment où le pied se pose sur le sol, remonte un peu au milieu de la période d'appui, puis redescend et atteint son minimum d'abaissement au moment du double appui, c'est-à-dire un peu avant que la pointe du pied droit quitte le sol.

On voit ainsi que les deux trochanters sont soumis

à un double mouvement de bascule qui les porte tantôt au-dessus, tantôt au-dessous l'un de l'autre, et les approche et les éloigne alternativement. A un certain moment ils se trouvent tous deux dans un même plan horizontal, c'est lorsque l'un descend et que l'autre s'élève et *vice versa*.

Les oscillations verticales des trochanters augmentent avec la grandeur des pas; cette augmentation est due exclusivement à ce que leurs maxima s'abaissent, car les minima restent les mêmes, d'après Carlet.

Les oscillations horizontales des trochanters sont assez peu marquées, quand elles le sont beaucoup on a la marche particulière désignée sous le nom de dandinement.

Il existe encore un mouvement des trochanters qui les porte alternativement en avant et en arrière l'un de l'autre, mais ce mouvement est dû à la torsion du tronc comme nous le verrons plus loin ; contentons-nous ici de remarquer qu'il y a un moment où les deux trochanters sont dans un même plan vertical perpendiculaire à la direction suivie : c'est au milieu de la période d'appui unilatéral. Soit l'appui sur le pied droit, par exemple : à ce moment le trochanter droit est plus bas que le gauche et porté légèrement à droite, tandis que l'autre l'est légèrement à gauche ; la ligne qui les joint n'est donc pas horizontale, elle penche vers la droite et, de plus, elle s'est allongée par le fait de l'écartement ; mais cette droite est perpendiculaire au sens du déplacement.

Mouvements du tronc. — Le tronc, pendant la marche, exécute quatre sortes de mouvements ; ces mouvements sont rendus très appréciables par la méthode photographique en prenant des vues successives, soit de face, soit de profil, d'un homme qui marche ; la méthode graphique fournit aussi de bons résultats.

1° Mouvement d'oscillation. — Pour étudier ces mouvements d'oscillation, on peut prendre comme point de repère, comme l'ont fait Marey et Carlet, la symphise pubienne, et employer soit la méthode graphique, soit la méthode photographique. Dans ce deuxième cas on habille le sujet complètement en noir, sauf un point blanc situé au niveau de la symphise pubienne. On peut alors constater que les oscillations — outre le déplacement en avant dont, nous l'avons déjà dit, on n'a pas à tenir grand compte, le déplacement étant général — se font dans deux sens, horizontalement et verticalement. Horizontalement, si l'on examine les courbes obtenues graphiquement (fig. 36, o, P, H) le pubis est à son maximum d'écart à gauche (ligne 4), quand le pied gauche est au milieu de la période d'appui, et à son maximum d'écart vers la droite (ligne 8) quand au contraire c'est le pied droit qui est au milieu de sa période d'appui. Ces oscillations horizontales du pubis semblent rester constantes, et ne pas dépendre de la grandeur des pas

et de la rapidité de la marche. Verticalement (fig. 36,
o, P, o) au début de la période de double appui
(lignes 1, 5, 9) et pendant la seconde moitié de l'appui unilatéral (lignes 4 et 5, 8 et 9) le pubis descend ;

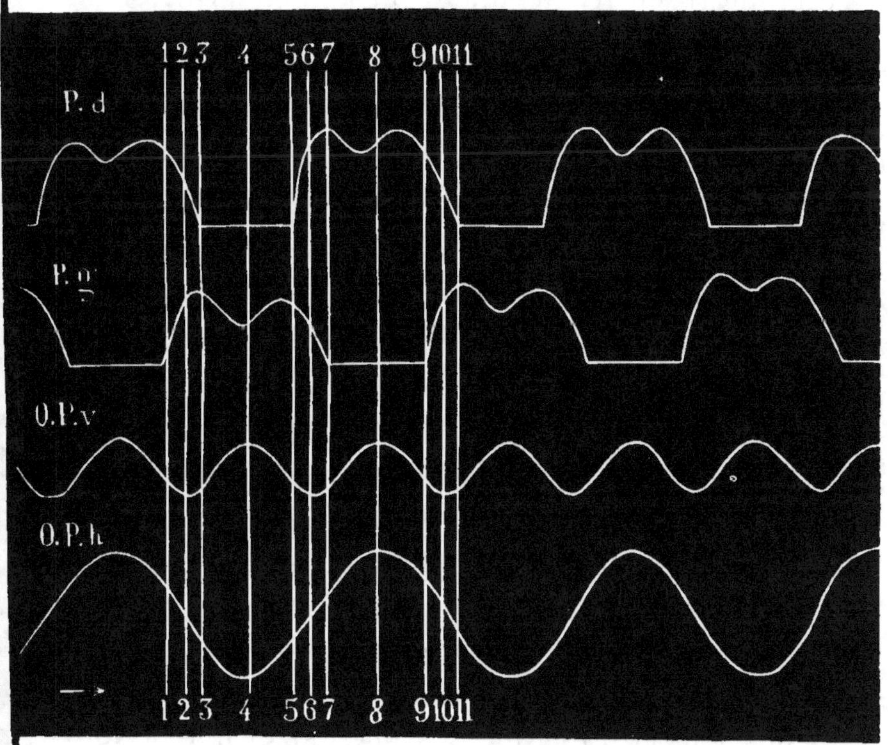

Fig. 36. — Graphique de la marche (Carlet).

il s'élève au contraire à la fin de la période de double
appui (lignes 3, 7, 11) et pendant la première moitié
de l'appui unilatéral (lignes 3 et 4, 7 et 8): il y a de
la sorte deux mouvements d'oscillation verticale pour
un d'oscillation horizontale, ou en d'autres termes,

dans l'intervalle de deux appuis consécutifs. le pubis décrit verticalement une *m*. et horizontalement une *s*. Si l'on combine ces deux sortes de courbures. pour avoir la trajectoire du pubis dans l'espace on voit qu'il décrit en réalité une courbe. non plane, mais inscrite dans un demi-cylindre creux au fond duquel se trouvent les minima. et aux bords duquel sont tangents les maxima, tantôt d'un côté, tantôt de l'autre. cette courbe d'ailleurs se trouve être une sinusoïde par suite du déplacement en avant du tronc.

Les mouvements d'oscillation du pubis. particulièrement les oscillations verticales. sont assez marqués : elles atteignent une amplitude de 37 millimètres.

2° Mouvements d'inclinaison. — Le tronc dans la marche s'incline du côté du membre qui est à l'appui. il se produit donc des oscillations alternatives à droite et à gauche. ces oscillations étant surtout marquées dans le dandinement. De plus. il y a des inclinaisons alternatives en avant et en arrière, inclinaisons peu marquées d'ailleurs, et qui ne font pas avec la verticale un angle supérieur à 10°. En réalité ces inclinaisons ne se font qu'en avant, car quand le corps se redresse il ne dépasse jamais en arrière la verticale. L'inclinaison en avant se fait au milieu de la période d'appui. et est maxima à la fin de cette période. En résumé. par conséquent, au moment ou le pied droit pose sur le sol. le corps s'incline en avant et à droite, et cette inclinaison est maxima au moment où le pied quitte le sol; puis le corps se redresse brusquement et penche de nouveau, mais cette fois à gauche et en avant, au moment où le pied gauche se pose, et ainsi de suite.

3° Mouvements de rotation. — Pendant la marche le tronc tourne sur lui-même alternativement d'un côté et de l'autre. Ce mouvement de rotation est synchone des oscillations horizontales des trochanters. Il a à peu près pour axe la colonne vertébrale. Quand les bras sont fixés au tronc, le bassin et l'épaule éprouvent simultanément une rotation du même sens, au contraire, quand les bras sont libres, l'épaule et le bassin éprouvent simultanément une rotation en sens inverse; d'où véritable torsion du tronc dont une partie se porte d'arrière en avant pendant que l'autre se porte d'avant en arrière. Quand les bras sont fixés, la marche de l'homme peut être comparée à l'amble des quadrupèdes, et la rotation est très manifeste; quand les bras sont libres, au contraire, l'allure de l'homme rappelle la marche ordinaire des quadrupèdes et la rotation est moins visible par suite de la destruction partielle de deux rotations en sens inverse. L'intensité des mouvements de rotation du tronc dépend surtout de l'écartement des deux têtes des fémurs, aussi cette rotation est-elle beaucoup plus marquée chez la femme, qui a le bassin beaucoup plus large, que chez l'homme.

4° Mouvements de soulèvement. — Ces mouvements peuvent être appréciés aussi bien par la méthode graphique, à l'aide de l'appareil des réactions verticales du tronc que par la méthode photographique.

On peut constater facilement par ces deux méthodes que le tronc s'élève et s'abaisse successivement, ce qui est d'ailleurs le résultat de l'élévation et de l'abaissement de la hanche, combinés avec l'extension et le redressement du tronc. De la combinaison de ces deux mouvements il résulte que la tête est portée en haut à son maximum au moment de la période de double appui et en bas à son minimum vers le milieu de l'appui unilatéral.

Mouvements des membres supérieurs. — Ces mouvements n'ont lieu que quand les bras ne sont pas fixés, ce qui est d'ailleurs le cas ordinaire. Ils consistent simplement en oscillations alternatives et de sens inverse de celles des membres inférieurs. Ces oscillations ne sont pas seulement passives et de nature pendulaire ; des muscles et en particulier le deltoïde doivent intervenir dans ces mouvements. Le rôle de ces oscillations est de déplacer le centre de gravité et de le transporter du côté du membre qui est l'appui.

De tout ce que nous venons de voir, il résulte que les mouvements qui s'accomplissent dans la marche sont excessivement compliqués. Les pieds, les jambes, les cuisses, le tronc lui-même présentent des flexions.

rotations, inclinaisons, oscillations, qui demandent le concours, et un concours intelligent si l'on peut dire, d'un grand nombre de muscles. Rien d'étonnant par conséquent qu'il faille un temps relativement considérable pour apprendre à marcher.

Tous ces mouvements n'ont néanmoins que deux buts : la propulsion du corps en avant, et le maintien de la perpendiculaire passant par le centre de gravité dans la base de sustentation. Mais comme cette base change continuellement de place puisqu'elle se trouve sans cesse plus en avant et alternativement à droite et à gauche, on conçoit facilement que le maintien de l'équilibre du tronc ne puisse s'obtenir que par une série de mouvements ramenant sans cesse le centre de gravité dans la position qu'il convient. Nous avons cru intéressant d'entrer dans une étude un peu détaillée de la cinématique de la marche, nous avons en effet vu ainsi que les exercices qui paraissent les plus simples au premier abord sont, en réalité d'une complexité extrême ; à un point de vue plus pratique, le résultat de cette étude n'est pas moins intéressant, car il nous montre jusqu'à quel point la marche peut être hygiénique.

Pour obtenir tous ces mouvements, il y a bien des muscles mis en action, et par conséquent le corps entier peut profiter d'un exercice qui semblait devoir produire des effets purement locaux.

Nous allons aborder maintenant une étude qui est

encore plus intéressante au point de vue pratique, ce ne sont plus les mouvements que nous allons examiner, mais le travail produit pendant ces mouvements et l'effet utile.

Dynamique de la marche. — Deux points principaux devront faire l'objet de cette étude : 1° la dépense du travail musculaire ; 2" l'effet produit. Ces deux points doivent être étudiés communément pour voir dans quelles conditions pour un travail minimum l'effet produit est maximum. Inutile d'insister sur les conséquences de ces résultats, dont l'utilité saute immédiatement aux yeux, puisqu'ils nous renseignent sur le genre d'allure à prendre suivant la grandeur de la distance à parcourir, pour que cette distance soit parcourue dans les meilleures conditions possibles au point de vue du temps et de la fatigue.

1" Travail. — Nous supposerons pour ces études un homme du poids moyen de 75 kilogrammes. Considérons d'abord les élévations verticales du tronc.

On croyait autrefois que le travail accompli dans l'élévation du tronc à chaque pas, cette élévation étant de 0^m04 environ, était :

$$t = 75 \times 0.04 = 3 \text{ kilogrammètres.}$$

Mais le tronc ne s'élève pas seulement à chaque pas, il redescend aussi pour remonter encore et ainsi de suite, et la descente correspond à un travail résistant, il est vrai que ce travail résistant n'est pas égal au travail actif; mais il y a une économie due à l'énergie emmagasinée pendant la période d'élévation, si du moins il ne s'écoule pas un temps trop long entre les deux mouvements, de sorte que pour s'élever une deuxième fois à la même hauteur, par un phénomène analogue au rebondissement d'une bille d'ivoire sur un plan résistant, il faut dépenser moins de travail que la première fois. L'expression adoptée plus haut pour la mesure du travail de l'élévation du tronc est donc un peu trop forte. Seulement l'économie due à l'élévation antérieure dépendant à la fois de cette élévation et de la durée qu'on laisse entre les pas, le problème devient très complexe et nous garderons cette expression quoiqu'elle ne soit qu'approximative. Nous admettrons donc pour un double pas :

$$t = 75 \times 0,04 \times 2 = 6 \text{ kilogrammètres.}$$

Mais le corps ne fait pas que s'élever à chaque pas : outre les oscillations verticales, il faut encore examiner le transport en avant et les oscillations des membres. Nous allons voir quel est le travail accompli dans chacun de ces mouvements pour un double pas, avec une allure moyenne de 70 pas à la minute.

Pour avoir le travail accompli dans la translation, il suffit de multiplier la masse du corps par le carré de la vitesse[1]. On trouve dans ces conditions que pour

[1] Cette vitesse n'est pas parfaitement uniforme. Le corps ne se déplace pas régulièrement, mais pour ainsi dire par saccades, la vitesse de pro-

l'allure précitée de 70 pas à la minute, le travail accompli dans la translation horizontale qui se fait dans l'espace d'un double pas est de 12.2 kilogrammètres. Ce nombre, comme le précédent, est un peu trop fort, car au fur et à mesure que la translation s'accomplit il y a une économie due à la vitesse acquise.

L'oscillation des membres ne se fait pas sans travail comme on le croyait autrefois. En effet, la jambe se plie et s'étend alternativement pendant cette oscillation; il y a donc un certain travail des fléchisseurs et des extenseurs mais surtout des fléchisseurs, l'extension se faisant surtout en abandonnant simplement le membre à l'action de la pesanteur. Ce travail correspond pour un double pas à 0.6 kilogrammètre. Il y a bien encore du travail dû à ces oscillations du bassin et des trochanters que nous avons étudiées en cinématique, mais ce travail relativement faible n'a pu être déterminé, nous nous en tiendrons donc aux trois données précédentes.

Nous voyons alors que le travail d'un double pas, dans les conditions précitées, est le suivant :

$$6 + 12,2 + 0,6 = 18,8 \text{ kilogrammètres.}$$

Et comme on a 70 pas par minute le travail par minute est de $18,8 \times 70 = 1316$ kilogrammètres.

...sion est maxima vers le milieu de l'appui, elle décroît ensuite jusqu'à la fin de l'appui, puis croit de nouveau et ainsi de suite, mais on peut prendre une moyenne pour effectuer les calculs.

Avec l'allure ce travail change beaucoup : ainsi, soit une allure lente de 40 pas par minute (l'homme est toujours supposé de 75 kilogrammes).

On a pour un demi-pas (Demeny) :

	kg
Oscillation des membres.	0,3
Oscillation verticale.	6,2
Translation horizontale.	2,5
	9,0

Soit 9 kilogrammètres, ou pour un pas complet 18 kilogrammètres.

Pendant une minute le travail est donc de :

$$18 \times 40 = 720 \text{ kilogrammètres.}$$

On a par conséquent les résultats suivants :

40 pas — 720 kilogrammètres par minute.

70 pas — 1316 kilogrammètres par minute.

Et pour 90 pas on aurait :

$$90 \times 35 = 3150 \text{ kilogrammètres.}$$

Le travail total va donc en croissant toujours, comme on pouvait d'ailleurs le prévoir ; mais si l'on construit les courbes des trois travaux pour des allures de 40 à 90 pas par minute, on voit que : 1° la courbe du travail de l'oscillation des membres croît régulièrement ; 2° la courbe du travail des oscillations verticales va en croissant lentement de 40 à 60 pas rapidement de 60 à 70, puis décroît jusqu'à 80 et enfin reste stationnaire jusqu'à 90 ; 3° la courbe du travail de translation va toujours en croissant, mais pas d'une façon régulière. L'ascension est rapide de 40 à 60, lente de 60 à 75, très rapide de 75 à 90.

2° Effet utile. — L'effet utile de la marche, c'est la distance parcourue pendant l'unité de temps : il s'agit de rechercher, connaissant la courbe de travail, dans quelles conditions cette distance sera maxima pour un minimum relatif d'effort. Pour cela on se sert d'un odographe, cylindre enregistreur sur lequel un stylet trace un cran tous les cinquante mètres parcourus par exemple, en même temps qu'il tourne sur son axe. Le tracé a par conséquent l'aspect d'une ligne brisée plus ou moins oblique, d'autant moins oblique que la vitesse est plus grande. La tangente de l'angle formé par la direction générale de cette ligne brisée avec l'horizontale donne la vitesse : le nombre des crans donne l'espace parcouru, le temps est connu par les abscisses de la courbe, le cylindre de l'odographe tournant avec une vitesse déterminée. On a eu avec un sujet les résultats suivants où sont consignés également le nombre des pas et leur longueur.

ESPACE PARCOURU : 1542 MÈTRES

Nombre de secondes employées	Nombre de pas complets par minute	Longueur du pas
1230	60	1,35
1120	65	1,37
987	70	1,45
878	75	1,52
837	80	1,50
783	85	1,40
841	90	1,32

En comparant la courbe des vitesses avec la courbe de travail, on peut arriver à résoudre deux problèmes également intéressants : 1° quel est le meilleur moyen de faire le plus vite possible un chemin donné en se fatiguant le moins possible ; 2° quel est le meilleur moyen d'arriver le plus vite à un but, la question de fatigue étant laissée de côté.

On voit qu'on arrive au premier résultat avec une allure de 75 pas par minute (1542 mètres en 878 secondes, longueur du pas 1^m,52) et au second avec une allure de 85 pas (1542 mètres en 783 secondes, longueur du pas 1^m.46).

CHAPITRE II

LA COURSE

Procédés d'étude. — Cinématique — Dynamique.

La course est une allure qui diffère de la marche, d'abord par sa rapidité, mais ensuite et surtout parce que, à un moment donné entre deux appuis, le corps se trouve suspendu. Ce n'est pas d'ailleurs une succession de sauts en avant : dans le saut, le corps est projeté en l'air, tandis que dans la course ce sont pour ainsi dire les jambes qui se dérobent sous le tronc.

On peut étudier la course par les mêmes procédés
que la marche, méthode graphique et méthode photographique : les instruments employés étant les mêmes,
il n'y a pas à revenir sur leur description : contentons-nous d'ajouter seulement que dans la course la
rapidité d'allures est telle que, quand on emploie la
méthode photographique, il est de toute nécessité de
réduire l'image du coureur à des lignes et des points
brillants, de sorte que l'on obtient une épreuve analogue à la figure 37.

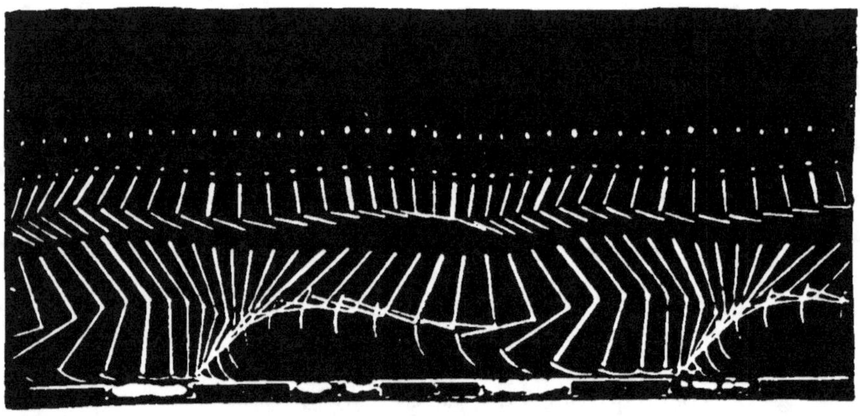

Fig. 37. — Photographies successives d'un coureur dont les membres sont
réduits à des lignes brillantes, et la tête à un point brillant.

Nous allons, comme pour la marche, étudier successivement les mouvements, ce qui constituera la
cinématique de la course : puis le travail et l'effet utile,
ce qui en constituera la dynamique.

Cinématique. — Mouvements des pieds. — Ces

mouvements s'étudient parfaitement par la méthode graphique. Si l'on interprète la courbe obtenue, on voit que les appuis sont alternatifs et à intervalles égaux; de plus, que les deux appuis, loin de chevaucher l'un sur l'autre comme dans la marche, sont séparés par un certain intervalle qui correspond justement au temps de suspension du corps. Si l'on compare la durée des appuis et des levers à celle des appuis et levers dans la marche, on voit que les premiers sont plus courts, les seconds plus longs que dans la marche[1].

Réactions verticales. — Si l'on considère la courbe des réactions verticales, on voit que c'est au moment des appuis que la tête occupe la position la plus élevée, les maxima de la courbe correspondent au lever; ainsi, c'est quand le corps est en l'air que la tête est le plus bas; nous voyons donc bien que la suspension n'est pas due à une projection, mais à un retrait des membres.

Oscillations des membres. — Au moment où un des membres inférieurs arrive à l'appui, la cuisse est légèrement fléchie sur le bassin, et la jambe sur la cuisse; l'appui commence d'ailleurs par la plante du

---

[1] Pour avoir la durée des appuis et des levers, il suffit de brancher, sur le tube de caoutchouc qui réunit la chaussure exploratrice au tambour enregistreur, un autre tube de caoutchouc par lequel se transmettent les mouvements d'un tambour mis en mouvement par les oscillations d'un diapason chronographe : le temps s'inscrit ainsi en une ligne sinusoïde sur la courbe générale.

pied et non par le talon comme dans la marche : pendant la durée de l'appui, la flexion du membre va en diminuant graduellement jusque vers le milieu de cet appui, puis elle augmente à la fin et est déjà assez considérable au moment où le pied quitte le sol par sa pointe. Lorsque le pied a quitté le sol, cette flexion augmente encore, et elle est telle au milieu de la période de suspension, que la jambe forme alors avec la cuisse un angle droit.

A partir de ce moment, la flexion décroît, la jambe s'allongeant de plus en plus rencontre le sol dans son oscillation et un nouvel appui commence.

Avec la rapidité de la course, on voit augmenter la durée des périodes de suspension et diminuer celle des périodes d'appui ; le pied ne vient pour ainsi dire toucher le sol que le temps nécessaire pour transmettre au corps l'impulsion. L'oscillation des membres inférieurs est d'autant plus étendue que la course est plus rapide ; quant à la flexion de la jambe sur la cuisse pendant la période de suspension, elle peut devenir telle que le talon vienne presque toucher la cuisse.

Oscillations verticales du bassin. — Ces oscillations sont les correspondantes des oscillations de la tête. On peut les avoir facilement par la méthode photographique en fixant un point brillant à la hanche. Si l'on compare l'amplitude de ces oscillations à celle des oscillations homologues dans la marche, on voit qu'elles sont beaucoup moins marquées; plus on court vite, d'ailleurs, et moins ces oscillations ont d'amplitude; la trajectoire du bassin devient de plus en plus tendue.

Oscillations horizontales. — On peut les étudier facilement par la photographie d'un point brillant fixé au sacrum; on s'aperçoit alors que l'espèce de bercement du corps à droite et à gauche est beaucoup moins marqué dans la course que dans la marche et d'autant moins marqué que la course est plus rapide. Comme, nous l'avons vu, les oscillations verticales diminuent également avec la vitesse, il en résulte que, dans une allure très rapide, la trajectoire d'un point du bassin est pour ainsi dire rectiligne. le corps reste toujours à peu près à la même hauteur au-dessus du sol, et ce sont simplement les extensions et les flexions alternatives des membres inférieurs qui déterminent les périodes d'appui et de lever.

Mouvements du tronc. — Le tronc présente dans la course comme dans la marche des mouvements de rotation, de torsion et d'inclinaison: nous ne parlons pas du soulèvement déjà étudié avec le mouvement des hanches. De tous ces mouvements, le plus marqué est celui d'inclinaison, alors que les deux précédents sont moins marqués que dans la marche; celui-ci est au contraire beaucoup plus marqué.

L'inclinaison en avant pendant la première moitié

de la période d'appui. le redressement en arrière pendant la seconde moitié de cette période sont très manifestes.

Mouvements des membres supérieurs. — Ces mouvements consistent comme dans la marche en oscillations alternatives et en sens inverse de celles des membres inférieurs. Mais alors que dans la marche le bras reste pour ainsi dire pendant, ici l'avant-bras est toujours fléchi sur le bras : cette flexion peut aller jusqu'à l'angle droit; elle est minima pendant les levers. maxima pendant les appuis. L'on remarque encore que le coude, qui est en arrière de la hanche à l'appui. passe en avant pendant la période de suspension. le bras est lancé en avant au moment où le pied quitte le sol, et c'est là un élément important de propulsion.

Tous ces mouvements sont comme pour la marche appropriés également à deux buts seulement. la propulsion et le maintien de l'équilibre. Ils sont beaucoup plus rapides que dans la marche et il en résulte une vitesse beaucoup plus grande (fig. 38). Dans cette figure. les ordonnées des courbes représentent les espaces parcourus et les abscisses les temps. 1 A est la courbe de la marche lente. 2 B de la marche rapide. 3. 4. 5 sont des courbes de courses à différentes vitesses. On voit en comparant ces courbes que non seulement la vitesse augmente dans la course. mais qu'elle se régularise. Les courbes. en effet. sont beau-

coup moins ondulées que pour la marche et tendent
vers une ligne droite. Les accélérations de vitesse, qui

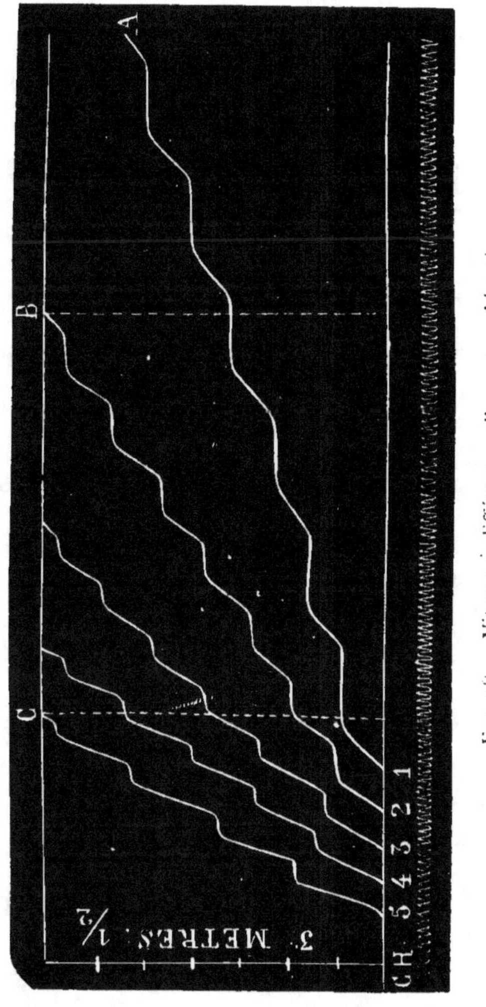

FIG. 38. — Vitesse à différentes allures (graphique).

coïncident avec le milieu de l'appui de chaque pied
(pour la marche du moins), se fondent pour ainsi dire
les unes dans les autres en raison de la vitesse acquise

et la vitesse tend à devenir uniforme. Néanmoins, il n'en est pas absolument ainsi et, si l'on compare dans les photographies partielles d'un coureur les écartements des rayons osseux pendant la période d'appui et pendant les périodes de suspension, on voit qu'ils sont plus écartés pendant cette dernière (fig. 37) et, les photographies étant prises à intervalles égaux, il faut nécessairement que le déplacement soit plus considérable. Ceci est donc encore une différence qui distingue la course de la marche. Alors que dans la marche c'est au milieu de la période d'appui que la vitesse est maxima, dans la course, c'est pendant la période de suspension.

De plus, alors que les variations de vitesse sont très marquées dans la marche, elles le sont beaucoup moins dans la course et d'autant moins qu'elle est plus rapide.

Dynamique. — Nous allons examiner successivement, comme pour la marche, le travail dépensé et l'effet produit.

Travail. — Le travail d'un pas pour un homme de 75 kilogrammes, à une allure de 150 pas à la minute, c'est-à-dire relativement rapide, peut se décomposer comme il suit, approximativement.

1° Oscillation des membres. . .	3,4 kilogrammètres
2° Oscillations verticales. . . .	2,3 —
3° Propulsion en avant.	18,4 —
Soit en tout. . . .	24,1

Pour un pas complet, cela fait une somme de 48,2 kilogrammètres. Ce qui fait par minute 48,2 $\times$ 150 = 7230 kilogrammètres.

Le travail, on le voit, est beaucoup plus grand que dans la marche; cela tient à deux causes, d'abord parce que les pas sont plus précipités et ensuite parce que le travail pour un pas est lui-même plus considérable[1].

Si l'on cherche quelle est la cause de la grande somme de travail exigée par un pas de course à cette allure, on voit que l'élément qui a surtout augmenté, c'est le travail pour la propulsion en avant.

Si l'on veut comparer utilement le travail nécessité par la marche et par la course, il faut envisager simultanément des allures comparables, c'est-à-dire avec le même nombre de pas par minute. A une allure de 70 à 90 pas, on voit, en comparant les courbes de travail, que le travail est moindre pour la course que pour la marche; au point de vue de la fatigue, il y a donc dans certains cas avantage à courir au lieu de marcher vite.

Vitesse. — Cette vitesse est fonction de deux quantités. En effet, l'espace parcouru en une minute dépend à la fois du nombre des pas et de la grandeur de ces pas.

---

[1] Dans la généralité des cas du moins, mais on va voir qu'à certaines allures le travail nécessité par un pas de course est moindre que pour un pas de marche.

Voici le tableau comparé du nombre et de la grandeur des pas pour différentes allures de course :

Pas par minute	Grandeur du pas
	m
70	1,35
90	1,85
100	2,10
110	2,33
120	2,60
140	3,03

On voit qu'en même temps que les pas augmentent de nombre. ils augmentent de dimension ; la rapidité de la course est donc doublement favorable au point de vue de la vitesse. Dans la marche, au contraire, nous avons vu qu'à un certain moment. loin d'y avoir avantage à presser l'allure. il y avait, au contraire, inconvénient.

Nous pouvons ici faire une remarque assez intéressante. Il résulte du tableau ci-dessus qu'à une allure de 70 pas de course par minute, la longueur des pas est de 1^m.35 : or. nous avons vu dans la marche que, pour cette allure. le pas est de 1^m,52. il en résulte que, avec un rythme de 70 pas par minute. on va plus vite en marchant qu'en courant ; au point de vue de la vitesse, à cette allure, il faudrait donc préférer la marche à la course. mais au point de vue de la fatigue. comme nous l'avons vu plus haut, il faudrait préférer la course à la marche.

Effet utile. — Pour apprécier l'effet utile des

diverses allures, soit de marche, soit de course, et savoir laquelle il faut préférer et choisir, il faut toujours examiner concurremment la vitesse et le travail. Généralement, dans une même allure, plus on va vite et plus le travail est considérable, de sorte que la solution de l'allure à adopter varie suivant le point de vue qu'on envisage, à savoir ou bien aller relativement lentement, mais avec peu de fatigue, ou bien aller aussi vite que possible coûte que coûte. Mais si l'on envisage deux modes d'allure différents, on trouve parfois que l'on peut aller plus vite et néanmoins se fatiguer moins. Ceci semble tout d'abord paradoxal, cela est vrai néanmoins. A l'allure particulière de 90 pas par minute, on va plus vite et avec moins de travail en courant qu'en marchant, comme on s'en assure en comparant les courbes de vitesse et de travail dans ces deux modes de locomotion.

Pour le choix d'une allure, le temps pendant lequel on devra la soutenir doit souvent entrer en ligne de compte. Il y a deux manières de compter le travail accompli : 1° par kilomètre parcouru ; 2° par heure. Si l'on établit les courbes de travail avec ces deux données, on voit qu'elles ne sont pas du tout comparables ; alors que dans la course le travail par kilomètre parcouru va en diminuant à peu près régulièrement avec la rapidité de l'allure, de 90 à 115 pas par minute, moment où le travail demeure à peu près constant, le travail par heure va en croissant constamment au contraire. Si donc pour une distance relativement faible, il vaut mieux courir vite pour se fatiguer peu (le temps intervenant alors comme une quantité très faible dans l'expression du travail total), pour une distance longue, il vaudra mieux courir moins vite. Si la distance est plus longue encore, il faudra même préférer la marche à la course. On peut déterminer dans ce cas quel sera le rythme du pas qu'il faudra choisir. Ce rythme est de 60 à 65 pas par minute; dans ce cas, la vitesse est relativement maxima pour un travail minimum, car c'est pour ce rythme que la courbe du travail par kilomètre vient couper celle du travail par heure. Ce rythme de pas est à peu près celui des troupes en marche dans le pas dit pas accéléré: la pratique a fait trouver avec le temps l'allure qui convenait le mieux et que l'on a seulement plus tard déterminé scientifiquement.

Nous n'avons examiné, pour déterminer le choix de l'allure, que la vitesse et le travail; en réalité bien d'autres éléments doivent entrer en ligne de compte. Dans les courses très précipitées, si l'on acquiert une vitesse considérable, il n'y a pas que le travail produit qui amène de la fatigue, il y a aussi la précipitation de la respiration et de la circulation, d'où les phénomènes d'essoufflement étudiés plus haut. Il est vrai qu'avec l'habitude on y remédie parfaitement. Nous étudierons plus loin, tout ce qui peut avoir trait à la course en tant qu'exercice nous bornant pour le moment aux quelques données scientifiques énoncées plus haut.

CHAPITRE III

LE SAUT ET LE GALOP

Notions générales sur ces deux allures. — Cinématique du saut. — Saut sur deux pieds. Ses différentes variétés. — Saut sur un pied. — Dynamique du saut.

Le saut n'est pas à proprement parler une allure, néanmoins il est employé dans la progression dans certains cas, quand il s'agit par exemple de franchir un obstacle qui s'étend soit en hauteur, soit en largeur. De là deux espèces de saut à considérer, le saut en hauteur et le saut en largeur : on peut même y ajouter une troisième espèce de saut, qui n'est qu'une variété du saut en hauteur et qui est le saut sur place. Chacun de ces sauts présente d'ailleurs lui-même plusieurs variétés, suivant qu'il est fait de pied ferme ou avec élan, avec les deux pieds ou avec un seul. Le galop n'est pas non plus une allure normale chez l'homme; dans toutes les allures normales le mouvement des membres est alternatif et régulier, et il en résulte que les battues se font à intervalles égaux.

Mais par un artifice particulier, l'homme peut imiter jusqu'à un certain point cette cadence périodiquement irrégulière que présente le galop du cheval, d'où le nom de galop donné à ce mode de progression que les enfants prennent souvent quand ils jouent au cheval. On voit alors qu'ils courent par bonds saccadés avec le même pied toujours en avant, d'où deux sortes de galops, galop à droite, galop à gauche, suivant que c'est le pied droit ou au contraire le pied gauche qui est en avant. Si l'on prend le graphique des appuis et des levers dans ce mode de locomotion, on constate par l'étude de la courbe qu'il y a empiètement des deux appuis l'un sur l'autre, et une période pendant laquelle le corps est soulevé en l'air. Si l'on analyse avec plus de soin le mouvement on voit que le pied placé en arrière vient le premier à l'appui, et exerce sur le sol une pression forte et prolongée; vers la fin de la période d'appui, le pied d'avant vient à son tour toucher terre, mais pendant un temps court, vient ensuite une période de suspension, puis le mouvement recommence comme ci-devant.

Dans cette allure les appuis des deux pieds ne sont donc pas semblables, l'un est long, l'autre court, et de plus les appuis ne se font pas successivement l'un en avant de l'autre, mais toujours l'un derrière l'autre.

Si l'on étudie la courbe des réactions verticales

dans ce mode de locomotion on constate qu'au lieu d'avoir par pas seulement deux ondulations on en a trois, deux pendant la période d'appui, une pendant la période de suspension. Le point le plus bas de la courbe correspond comme pour la course au moment où les deux pieds sont en l'air.

Nous n'en dirons pas plus long sur cette allure factice importante surtout à constater pour comprendre le mécanisme du galop des quadrupèdes, mais le saut nous arrêtera plus longtemps.

Cinématique. — La cinématique du saut peut s'étudier, comme pour toutes les allures, par les deux méthodes graphique et photographique, la deuxième méthode permettant de saisir les positions de toutes les parties du corps aux différents moments.

La première, quoique ne donnant pas des renseignements aussi complets au point de vue de la cinématique ne laisse pas néanmoins que de donner des résultats intéressants : c'est ainsi qu'elle nous montre que dans le saut avec deux pieds, les deux pieds agissent simultanément, quittent ensemble le sol et retombent ensemble ; et de plus exercent tous deux au moment du départ la même pression sur le sol. Nous verrons plus tard dans la dynamique du saut, quels renseignements précieux elle nous donne encore au point de vue de l'intensité de la pression exercée.

L'étude des images photographiques successives a permis de distinguer toujours dans le saut trois périodes. La période de préparation, la période d'ascension et la période de descente. Nous allons examiner quels sont les mouvements accomplis par le corps dans ces trois périodes dans les différentes espèces de saut.

Saut sur deux pieds. — 1° Saut sur place. — Ce saut se fait de pied ferme.

Préparation. — La préparation consiste dans la flexion des membres inférieurs, avec appui sur la plante des pieds. En même temps le tronc se fléchit sur le bassin et les avant-bras sur les bras en même temps que les coudes se portent en arrière. On est donc accroupi pour ainsi dire au moment où l'on va s'élancer. A ce moment il se produit un redressement brusque comme un ressort qui se détend, et le corps est projeté en l'air.

Ascension. — Les pieds quittent alors le sol, les bras s'élèvent au dessus de la tête, les jambes se fléchissent en même temps.

Descente. — Quand le corps a atteint son ascencion maxima, les bras retombent, les jambes se redressent, mais pas complètement et l'on retombe sur le sol dans une position de demi-flexion des membres inférieurs. Cette flexion s'accentue au moment où l'on touche le sol, puis le corps se redresse complètement. Ces attitudes pendant la descente et au moment où on touche le sol ne se présentent pas toujours, elles existent dans le cas d'une chute élastique sur la pointe des pieds, mais dans les cas de chute raidie sur les talons. les membres inférieurs au lieu d'être fléchis au moment où l'on touche le sol, sont au contraire dans l'extension, et les bras au lieu d'être pendants sont levés. Aussitôt après le moment où l'on touche le sol, les jambes fléchissent légèrement et les bras prennent une position horizontale. Puis au repos le corps se redresse et les bras retombent.

2° Saut en hauteur. — C'est le saut que l'on exécute lorsqu'on a à franchir un obstacle tel qu'une barrière, ou une corde tendue au-dessus du sol. Si l'obstacle n'est pas très élevé. le saut se fait de pied ferme, sinon il faut un élan préalable obtenu à l'aide de quelques pas de course.

Dans le saut de pied ferme, à la période de préparation, les pieds sont à l'appui sur les plantes, et les membres inférieurs se fléchissent, les bras, à l'extension, se portent en arrière et en bas après s'être élevés préalablement. ils s'élèvent de nouveau au moment où l'on se lance. Pendant l'ascension, les membres inférieurs qui s'étaient allongés au moment ou les pieds quittaient le sol. se fléchissent de nouveau et se replient sur eux-mêmes. La hauteur maxima atteinte, on retombe les jambes demi-fléchies et les bras en l'air, le corps incliné en arrière.

Les figures 39 et 40 représentent, d'après des photographies instantanées. deux phases du saut en hauteur. Dans la figure 39. le saut est à la fin de la période d'ascension, les membres inférieurs sont encore fléchis sur le tronc. Dans la figure 40 on

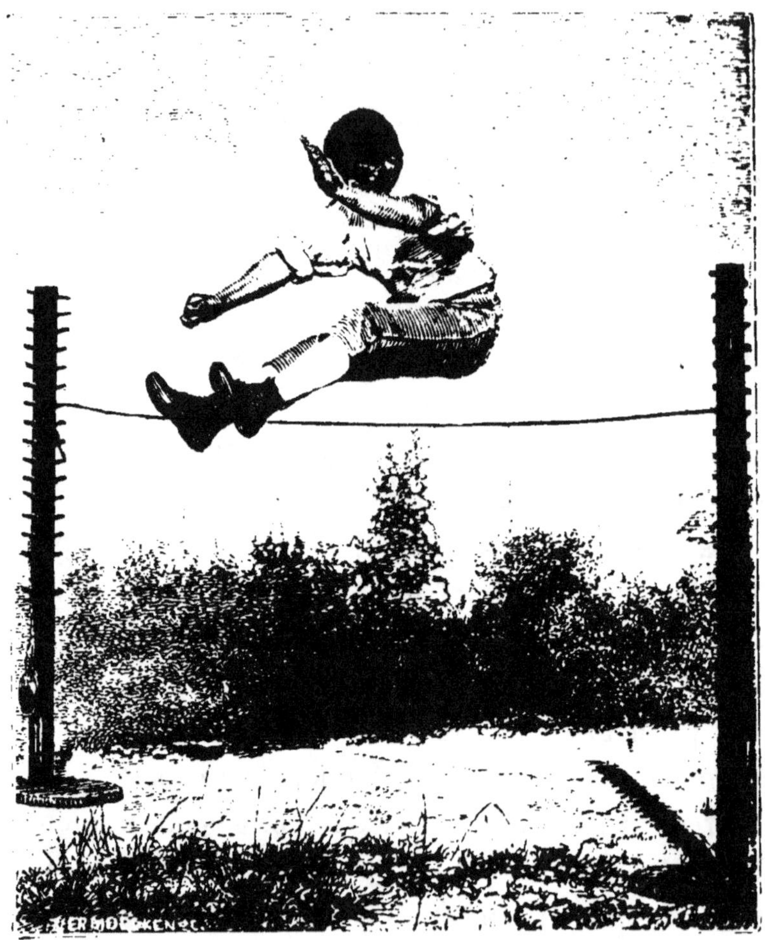

Fig. 40. — Saut en hauteur. (Photographie instantanée.)

voit le commencement de la descente, les jambes sont allongées, le corps incliné en arrière, les bras commencent à se relever. Un peu plus tard, les bras

seraient tout à faits levés, et les jarrets légèrement
fléchis; cette flexion commencée, qui se continue au

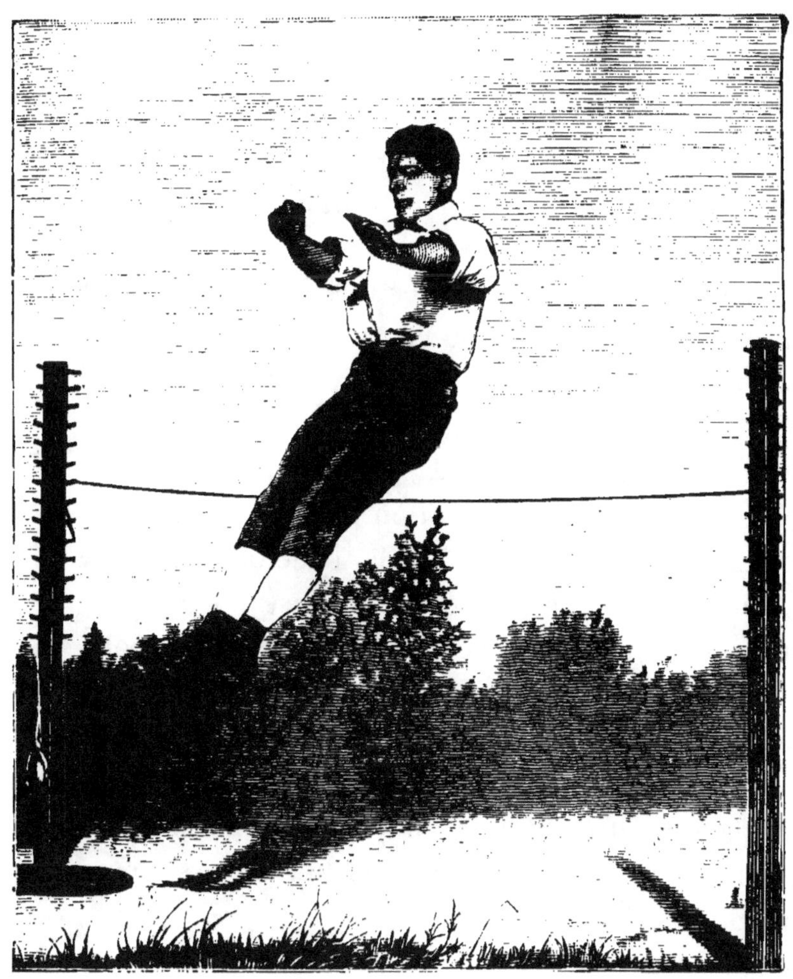

FIG. 40. — Saut en hauteur. (Photographie instantanée.)

moment où les pieds touchent le sol, a pour résultat
d'amortir le choc.

Dans le saut précédé d'une course, au moment

de franchir l'obstacle on s'arrête pour ainsi dire, on fléchit les membres inférieurs et l'on porte violemment les bras en arrière, puis on se lance en redressant brusquement le corps et projetant les bras en avant ; pendant la période de suspension on remarque que les deux membres inférieurs n'agissent plus simultanément : la course se continue pour ainsi dire en l'air. On retombe sur le sol le corps fortement incliné en arrière, les membres inférieurs étendus et les bras portés en arrière ou en avant (quand ils sont en arrière ils sont baissés, quand ils sont en avant ils sont levés). Aussitôt le sol touché, le tronc est ramené en avant, les jambes fléchies, puis on se redresse et les bras reprennent leur position le long du corps.

Dans ce saut, si l'on examine la trajectoire de la tête pendant la suspension, on voit que c'est une parabole parfaite, les hanches décrivent également une parabole, quant aux épaules, le mouvement général est bien aussi une parabole, mais dans la partie qui correspond au sommet de cette parabole et qui répond à la hauteur maxima atteinte, il y a une inflexion qui résulte d'une flexion plus grande du tronc sur le bassin pendant cette période.

3° **Saut en largeur**. — Ce saut est celui que l'on pratique lorsqu'on a par exemple à franchir un fossé ; dans ce genre de saut que l'on peut exécuter soit de pied ferme, si la distance à franchir n'est pas trop grande, soit avec élan, les jambes ne se replient pas sur elles-mêmes pendant la période de suspension, et les bras ne s'élèvent pas non plus au-dessus de la tête. Au moment où l'on retombe à terre les bras sont étendus en avant et les jambes fléchies.

Si l'on examine la trajectoire de la tête pendant la période de suspension, on voit qu'elle est de forme parabolique (la courbe étant d'ailleurs beaucoup plus surbaissée que dans le saut en hauteur). Les hanches décrivent une parabole parallèle et les épaules aussi, il n'y a donc pas cet abaissement des épaules qui caractérise le saut en hauteur.

Comme étant pour ainsi dire intermédiaire entre le saut en hauteur et le saut en largeur, on peut examiner encore la série de sauts à pieds joints d'où résulte une locomotion analogue à celle de certains oiseaux ou encore du kanguroo.

Si l'on examine dans ce cas la courbe des appuis et des levers, et celle des réactions verticales, on voit que les maxima de la courbe des réactions correspondent aux périodes d'appui (comme dans la course): ainsi donc par leur redressement les deux jambes soulèvent le corps, puis elles le laissent retomber, au moment où se fléchissant elles se préparent à agir de nouveau.

Saut sur un pied. — Ces sauts qui peuvent également s'effectuer sur place en hauteur, en largeur, n'offrent rien de particulier à examiner. La seule différence avec les sauts précédents, c'est qu'une des jambes est fléchie fortement sur le bassin et qu'un seul membre par conséquent sert à la propulsion, la fatigue est naturellement bien plus grande dans ce cas.

Lorsque l'on progresse par une série de sauts à cloche-pied et que l'on compare la courbe des foulées et celle des réactions verticales, on voit que les élévations du corps coïncident avec les foulées comme dans une série de sauts à pieds joints.

Dynamique. — Comme toujours, nous examinerons le travail et l'effet produit. Le travail est bien différent dans les diverses espèces de saut; dans les sauts sur place il consiste seulement dans le déplacement en hauteur du tronc, plus les oscillations des membres; dans le saut en hauteur et dans le saut en largeur on a à considérer en outre le travail dépensé pour la propulsion en avant. On n'a pas mesuré ces différents travaux comme pour la marche et pour la course, mais il est évident que plus on saute haut ou loin, plus le travail est considérable, il y a donc ici toujours une relation directe entre le travail et l'effet utile; de sorte que plus on veut obtenir un effet considérable, plus il faut fournir du travail.

La question la plus intéressante au point de vue de la dynamique du saut est celle de la pression au départ, pression qu'on mesure facilement en prenant son point d'appui pour sauter sur un plateau transmettant la pression à un dynamomètre.

On voit alors qu'il y a deux cas bien différents à considérer : 1° le saut se fait sans préparation ; 2° avec préparation, préparation qui consiste en un accroupissement préalable.

Dans le premier cas on voit que la pression qui était d'abord simplement celle du poids de l'individu en expérience, augmente brusquement au moment du départ. Ici l'augmentation de pression constatée à la fin de l'appui dans la marche et dans la course est tout à fait caractéristique, beaucoup plus brusque et beaucoup plus énergique ; elle est due au redressement rapide des membres inférieurs.

Dans le deuxième cas on voit que la pression, égale toujours au début au poids de l'individu, subit une diminution au moment de l'accroupissement lorsque le corps se laisse pour ainsi dire tomber sur lui-même. Cet effet semble paradoxal, car il paraîtrait au contraire tout naturel que la pression augmentât lorsque le centre de gravité descend, mais cette baisse de pression est des plus nettes et indiscutable. Marey l'explique en supposant qu'il y a une partie de la force due à l'action de la pesanteur qui se transforme à ce moment en mouvement ; il a d'ailleurs institué à l'appui de son dire l'expérience suivante :

On fait équilibre dans le plateau d'une balance à un vase plein d'eau, eau à la surface de laquelle flotte une plaque de liège qui porte à la face inférieure un poids qui lui est collé avec de la gomme. L'eau dissolvant petit à petit la gomme, le poids finit par se détacher et il tombe au fond du vase. Au moment où le poids se détache, on voit le deuxième plateau s'abaisser, cet abaissement persiste tant que dure la chute et l'équilibre ne se rétablit que lorsque le poids est tombé au fond du vase. Il semble donc que pendant sa chute, le poids pèse moins sur le plateau qui le supporte. Le mécanisme de la baisse de pression pendant l'accroupissement serait identique. Cette baisse de pression n'est d'ailleurs que temporaire, et au moment du départ on la voit s'accroître considérablement, plus même que dans le saut sans préparation.

Pendant tout le temps de la suspension, la pression est naturellement nulle sur le dynamomètre; au moment de la chute la pression est considérable, d'autant plus considérable que le corps s'est élevé plus haut puisqu'elle a pour expression la masse multipliée par le carré de la vitesse.

Le pression au moment de la chute est toujours plus considérable qu'au moment du départ.

Nous nous bornerons à ces quelques données sur la dynamique du saut; pour l'analyse du travail des différents muscles, nous renvoyons aux mémoires spéciaux, particulièrement au travail de M. Chabry[1].

Ajoutons cependant un mot sur la fatigue rapide produite par cette allure particulière du saut; elle

[1] Chabry. *Mécanisme du saut* (Journal de l'anatomie et de la physiologie, 1883).

n'est pas due seulement à ce que le travail accompli est en général considérable; elle est surtout due à la rapidité avec laquelle s'exécute ce travail. En effet, si l'on monte sur un plan incliné à une hauteur H, on aura effectué le même travail que si l'on s'élève d'un bond à cette même hauteur et néanmoins la fatigue sera plus grande dans le deuxième cas, que dans le premier. La hauteur H maxima, à laquelle on peut s'élever dans le saut, est d'ailleurs parfaitement déterminée. Si P est le poids du corps, T le travail maximum dont les muscles agissant dans le saut sont capables, cette hauteur H sera donnée par l'équation $H = \dfrac{T}{P}$.

Si l'on envisage ce fait établi antérieurement que le travail que peut accomplir un muscle est proportionnel à son poids, on arrive à cette conclusion : que deux êtres de la même force musculaire relative peuvent sauter à la même hauteur quelle que soit leur taille[1] : en effet soient P et P' leurs poids respectifs, p et p' le poids de leurs muscles du saut : on a par hypothèse $\dfrac{p'}{p} = \dfrac{P'}{P}$; mais on a en appelant t' et t les travaux maxima de ces muscles $\dfrac{t'}{t} = \dfrac{p'}{p}$; comme $\dfrac{p'}{p} = \dfrac{P'}{P}$ on a par conséquent $\dfrac{t'}{t} = \dfrac{P'}{P}$; d'où $\dfrac{t'}{P'} = \dfrac{t}{P}$.

---

[1] Chabry, *loc. cit.*

D'autre part nous avons vu que la hauteur maxima atteinte était donnée par l'équation $H = \dfrac{T}{P}$; dans ce cas particulier ce sera $h = \dfrac{t}{p}$; $h' = \dfrac{t'}{p'}$; mais $\dfrac{t}{p} = \dfrac{t'}{p'}$; donc $h = h'$. On arrive ainsi à comprendre — et ce fait, quoique ne nous intéressant pas directement, est utile à noter, — pourquoi des animaux très petits comme les puces, par exemple, exécutent des bonds énormes; ce n'est pas parce qu'ils sont doués d'une force musculaire extrême, mais parce qu'ils sont très légers. Le poids étant très faible une force très faible peut déplacer ce poids aussi haut qu'une force plus considérable déplacerait un poids plus lourd.

Nous terminons ainsi l'étude des données scientifiques ayant trait aux différentes allures de l'homme. Il serait à souhaiter que l'étude cinématique et dynamique des divers mouvements ne se bornât pas à ces quelques données et simplement aux allures, mais que l'on fit une étude scientifique complète de beaucoup d'autres exercices tels que particulièrement la natation, l'équitation, le canotage, mais toutes les recherches ayant trait à ces cas particuliers sont encore à faire et on ne possède guère sur eux que des données empiriques. Nous clorons donc là la première partie de ce livre et passerons à l'étude des

applications pratiques en demandant pardon au lecteur de l'avoir tenu aussi longtemps sur un chapitre
de questions arides, semble-t-il au premier abord.
mais dont la résolution est de la plus grande utilité.
Nous l'avons vu à propos de la marche et de la
course, et nous le verrons encore par la suite, ainsi
qu'on en pourra juger.

LIVRE II

APPLICATIONS PRATIQUES

———

Nous entrons ici à proprement parler dans le vif de
notre sujet. c'est-à-dire l'examen des différents exercices du corps au point de vue de leur utilité diverse,
c'est dire que nous allons rechercher sur quel organe
tel ou tel exercice retentit particulièrement et, en fin
de compte par conséquent, l'exercice dont il faudra
particulièrement faire choix suivant le but qu'on se
propose et les résulats qu'on veut obtenir. Il ne faudrait pas croire, en effet. que tout exercice nous est
indistinctement favorable.

Nous examinerons également dans cette deuxième
partie la mesure dans laquelle un exercice doit être
pratiqué : c'est ici le cas de dire que comme partout
l'excès est un défaut. Une marche de six ou huit
heures. qui fera beaucoup de bien à un homme déjà

rompu à cet exercice, fatiguera et sans utilité celui qui n'a pas l'habitude de la marche.

Dans l'étude que nous ferons des résultats obtenus par un exercice ménagé et approprié, nous n'examinerons pas seulement ce qui a trait au développement de la force et à l'entretien de la santé, nous rechercherons aussi l'influence particulière exercée sur le développement de l'adresse, c'est-à-dire en d'autres termes sur l'éducation des organes qui arrivent à exécuter plus facilement ce qu'on leur demande, non pas seulement parce qu'ils sont en meilleur état, physiquement parlant, mais encore parce qu'ils sont plus exercés. Nous verrons alors que ce développement de l'adresse n'a pas surtout sa cause dans le perfectionnement de l'organe immédiatement nécessaire à l'exécution du mouvement, mais dans l'éducation des centres nerveux qui commandent le mouvement à l'organe, et qui par un véritable phénomène de mémoire envoient aux organes qu'ils sont chargés de commander des ordres précis et parfaitement adaptés au cas considéré. Avant d'aborder l'étude de chaque exercice en particulier, nous allons d'abord établir une classification dans les exercices, qui peuvent, comme nous allons le voir, se grouper en catégories bien distinctes au point de vue, soit de leur nature, soit de leur rôle.

CHAPITRE PREMIER

CLASSIFICATION DES EXERCICES

Exercices faciles. — Exercices de force, de vitesse et de fond.
— Exercices difficiles.

Une classification vraiment physiologique des exercices du corps doit avoir pour base trois éléments principaux : 1° la quantité de travail (ce qui donne la mesure de la fatigue corporelle); 2° la qualité du travail (ce qui donne la mesure de la fatigue cérébrale); 3° le mécanisme du travail (ce qui renseigne sur les organes mis en jeu et la manière dont ils fonctionnent).

Le premier, la quantité de travail, est indispensable à apprécier au point de vue de la fatigue générale et permet de classer les exercices en violents et modérés. Il est évident que plus l'ensemble des muscles quels qu'ils soient aura fourni de travail, plus l'épuisement sera grand, les pertes à réparer considérables, et les déchets nombreux. Or nous avons vu que c'était justement la présence de ces déchets, qui sont pour ainsi dire à l'organisme ce que sont les cendres du foyer à une machine à vapeur, qui occasionnait les phénomènes de fatigue. De plus cette quantité de travail est encore utile à apprécier pour savoir si tel exercice ne surpassera pas les forces de celui auquel on voudrait l'imposer ; de même qu'il serait impossible de faire faire le travail d'une machine de 2 ou 300 chevaux à une machine de 20, un homme doué d'une faible musculature ne pourra entreprendre un exercice qui ne serait qu'un jeu pour celui qui a les muscles bien nourris et bien développés. D'ailleurs dans cette question de quantité de travail, il y a un élément qu'il est souvent indispensable d'introduire, c'est la question de temps. Une machine qui soulève successivement dix fois de suite un poids de 100 kilogrammes à un mètre de hauteur par exemple, accomplit le même travail que celle qui soulève d'un seul coup 1000 kilogrammes à cette même hauteur, elle peut par conséquent, au point de vue absolu, donner la même somme de travail que la première, mais elle ne le peut pas dans le même temps. De la même façon un homme qui fera pendant cinq jours 10 kilomètres par jour accomplira le même travail que celui qui fera 50 kilomètres dans sa journée, ce ne sera pourtant pas un aussi bon marcheur. Nous voyons donc que ce qu'il faut apprécier dans un exercice ce n'est pas la quantité de travail brut, mais la quantité de travail dans l'unité de temps, c'est donc seulement en se basant à la fois sur le travail produit et sur le temps mis à produire ce travail, que l'on pourra classer les exercices, comme nous le disions plus haut, en violents et en modérés.

Le deuxième élément de notre classification est la qualité du travail. Tous les travaux à égalité de dépense musculaire ne sont pas également fatigants : c'est qu'il faut faire intervenir dans tous les exercices un élément que nous avons laissé jusqu'ici de côté, l'élément cérébral. Dans tout travail deux fatigues viennent se superposer, la fatigue corporelle et la fatigue nerveuse. Alors que la première est toujours la même (pour la même personne naturellement et dans des conditions identiques), la deuxième varie avec le genre d'exercices, et c'est elle qui dans un certain nombre d'entre eux devient l'élément prédominant dans la fatigue générale. Ces exercices sont ceux que l'on peut classer sous la dénomination générale d'exercices difficiles, tandis que les exercices faciles sont ceux qui, s'effectuant pour ainsi dire automatiquement, ne laissent qu'une part très faible et pour ainsi dire nulle à la fatigue cérébrale. On conçoit l'immense avantage que présentent ces exercices automatiques, toutes les fois que l'on cherche uniquement dans le travail musculaire un dérivatif aux travaux de l'esprit. Cette fatigue cérébrale qui accompagne un grand nombre d'exercices, nous explique pourquoi ceux qui travaillent généralement de tête s'en éloignent. C'est ainsi que l'on remarque souvent une apathie marquée pour les exercices gymnastiques chez les élèves des classes supérieures. Ce n'est pas parce qu'ils dédaignent ces exercices comme trop enfantins pour eux, c'est parce que le prétendu dérivatif qu'ils y trouveraient par la fatigue musculaire n'existe pas en réalité, et que gymnastique coûterait un effort non seulement à leurs muscles, mais à leurs cerveaux déjà fatigués. La gymnastique avec engins ou agrès, comme l'on dit. est déjà un exercice difficile. L'escrime à un plus haut degré doit encore rentrer dans cette catégorie. Un jeune écolier, sorti de la salle d'étude pour prendre sa leçon d'escrime, ne repose pas en réalité son cerveau : il continue à le fatiguer, aussi sa physionomie n'exprime-t-elle que la fatigue et l'ennui. Il est obligé de prêter une attention extrême aux explications de son maître pour saisir le doigté ou l'à propos d'un mouvement, et cette tension d'esprit représente la plus grande partie de la fatigue générale. Si au contraire on laissait cet enfant en liberté. on le verrait choisir lui-même l'exercice qui lui convient. On le verrait partir en courant. à fond de train. faisant ainsi dix fois plus de travail musculaire que tout à l'heure, il reviendra néanmoins reposé et l'esprit libre, malgré sa chaleur et son essoufflement. Ces quelques exemples montrent bien ce que nous entendons par la qualité du travail et la différence profonde qu'il faut établir au point de vue des résultats entre les exercices automatiques, tels que la marche. la course ou le saut. et les exercices savants, tels que la gymnastique et l'escrime. Ces deux genres d'exercices ont du bon. si les premiers développent la force physique, en laissant au cerveau toute liberté, les seconds développent l'adresse : mais on voit qu'il faut choisir ces exercices suivant le but que l'on se propose, et que si les premiers sont excellents pour reposer d'un travail intellectuel prolongé, les seconds, au contraire, ne valent rien. Ces mêmes exercices qui ne valaient rien dans les dispositions d'esprit précitées deviendront au contraire très précieux et d'une utilité indiscutable si on les aborde la tête reposée.

Reste à examiner le mécanisme du travail effectué. Si l'on doit appliquer l'exercice à un but thérapeutique, c'est ce troisième élément qui devient le plus important à connaître. Ici ce n'est plus le travail produit que l'on recherche, c'est la manière dont il est produit, quelles sont les parties de l'organisme, quels sont les muscles qui entrent en jeu dans cette production. On comprend immédiatement toute l'utilité de la solution de ce problème au point de vue de l'effet que l'on veut obtenir par l'exercice. Nous examinerons plus loin avec détail, quelles sont les principales parties de l'organisme qui fonctionnent dans tel ou tel exercice, quels sont ceux qui développent la poitrine, les bras, les jambes, etc., nous nous contentons ici de signaler l'importance de cet élément de classification.

En se basant simplement sur la quantité de travail et son mécanisme, et en tenant compte également de la durée, qui doit comme nous l'avons vu jouer un rôle considérable, on peut dès l'abord diviser les exercices en trois catégories. Exercices de force, exercices de vitesse, exercices de fond[1]. Il y aurait une quatrième catégorie, basée sur la qualité du travail, et qui comprendrait les exercices difficiles en général. Nous arrivons donc à cette classification.

Fatigue surtout corporelle. 1º Exercices faciles. { Exercices de force. Exercices de vitesse Exercices de fond.

Fatigue surtout cérébrale. 2º Exercices difficiles.

1ᵉ EXERCICES FACILES

Exercices de force. — On désigne sous le nom général d'exercices de force les exercices qui néces-sitent un déploiement considérable de force musculaire dans un temps relativement court. Le fait de soulever un lourd fardeau est le type des exercices de force, et si l'on veut en examiner les effets, le champ d'observation est tout ouvert, dans l'étude des professions manuelles pénibles, telles que celle de portefaix par exemple.

Les exercices de force exigent l'action concomitante et simultanée d'un grand nombre de muscles, et de plus il faut que chacun de ces muscles donne toute la somme d'énergie dont il est capable. Pour cela il faut que leurs points d'insertion, qui doivent être fixes,

---

[1] Division empruntée à Lagrange. *Phys. des exercices du corps.*

soient immobilisés solidement, ce qui nécessite une sorte de contracture générale qui fait du tronc un tout rigide. En somme l'exécution d'un exercice de force demande la répétition réitérée de l'acte physiologique connu sous le nom d'effort, dont nous sommes amenés ainsi tout naturellement à parler.

Quand un homme soulève un lourd fardeau, on voit la respiration se suspendre et les veines se gonfler ; de plus on perçoit très nettement un raidissement général de tout l'organisme, qui semble alors pour ainsi dire d'une seule pièce. Ce raidissement, comme nous l'avons dit, est nécessaire pour que les muscles trouvent sur les leviers osseux un point d'appui suffisant, mais il ne peut se produire qu'à une condition, c'est que le thorax soit immobile lui-même. Or à l'état ordinaire, le thorax est doué de mouvements nécessaires à la respiration : il faut au moment de l'effort que ces mouvements s'arrêtent, d'où cessation de la respiration. Quand on va accomplir un acte musculaire d'une grande puissance, on fait une inspiration profonde, puis la glotte se ferme. Alors les muscles expirateurs se contractent énergiquement, mais naturellement sans effet puisque la glotte est fermée et que par conséquent l'air ne peut pas sortir. Seulement sous l'influence de cette contraction, l'air comprimé dans le poumon, forme un point d'appui solide aux côtes, qui se trouvent par conséquent immobilisées et peuvent former un tout avec la colonne vertébrale, et donner ainsi un point d'appui aussi fixe que possible à tous les muscles du tronc. On ne peut naturellement soutenir longtemps un effort, la respiration étant suspendue par l'immobilisation nécessaire du thorax. On remédie, il est vrai, autant que possible à ce fait, par une inspiration très énergique, qui n'a pas seulement pour but de dilater le thorax au maximum, mais encore de faire une provision d'oxygène aussi ample que possible; mais malgré cette précaution, le besoin de respirer ne tarde pas à se faire sentir, alors les muscles se relâchent, le thorax reprend sa mobilité, et une expiration profonde se produit; cette expulsion d'air brusque se fait généralement avec bruit, et un soupir bruyant marque la fin de l'effort. Tout le monde a certainement remarqué ces troubles respiratoires qui accompagnent les efforts violents. Le nom même de geindres, donné aux garçons boulangers, rappelle cette expulsion bruyante de l'air qui se produit à la fin de l'effort, lorsque la respiration suspendue reprend enfin.

Mais les troubles produits par le phénomène de l'effort sont-ils seulement localisés dans l'appareil respiratoire? Il n'en est rien, et l'appareil circulatoire reçoit aussi un contre-coup. Nous avons dit tout à l'heure que dans l'effort les veines étaient gonflées. C'est qu'en effet, la pression énorme exercée sur les poumons qui ne peuvent se vider par suite de la fermeture du larynx, se répercute sur les divers organes contenus dans la cavité thoracique, et en particulier sur le cœur et les gros vaisseaux, surtout les veines à parois plus compressibles. La veine cave inférieure et la veine cave supérieure étant presque oblitérées par la pression, le sang lancé par les battements du cœur dans les artères s'accumule dans les veines superficielles qui deviennent énormes, comme si elles allaient se rompre : dans les efforts très violents, cela arrive même quelquefois. Le trouble circulatoire n'atteint pas seulement les vaisseaux, et parfois le cœur peut être atteint d'une syncope par suite d'une pression intra-thoracique exagérée. Au point de vue physiologique, tel est donc le tableau de l'effort, raidissement des muscles, stase de l'air dans le poumon, stase du sang dans les vaisseaux superficiels par suite de la compression des gros troncs de retour. La fatigue musculaire, l'asphyxie commençante, la menace d'une syncope cardiaque, voilà donc trois causes, qui ne permettent pas de prolonger l'effort sans danger : il est vrai que, en particulier, le besoin de respirer est si énergique que l'organisme se refuse généralement à un travail qui mettrait ses jours en danger ; quand l'effort est arrivé à son paroxysme, arrive un moment où, coûte que coûte, on s'arrête, et si l'on soutient un lourd fardeau, on le laisse retomber, se préoccupant peu à ce moment de ce qu'il deviendra. Il est fort rare d'ailleurs que les troubles produits par l'effort dans l'organisme soient véritablement pathologiques ; ils restent ordinairement dans des limites purement physiologiques : l'arrêt respiratoire est trop court pour être dangereux, et l'augmentation de la preesion sanguine reste dans des limites normales.

Le travail produit dans l'effort, quoique celui-ci ne puisse être de longue durée, est souvent très considérable, et c'est justement pour cela que tous les exercices qui demandent une grande puissance musculaire ne peuvent s'accomplir que par le mécanisme de l'effort. Nous savons d'ailleurs pourquoi ce travail de l'effort est le plus considérable que l'homme puisse produire : c'est dans ce cas en effet qu'il y a le plus grand nombre de muscles mis à contribution, et nous avons vu en étudiant les propriétés du muscle, que le travail qu'il peut accomplir est proportionnel à son poids.

Les exercices de force, qui par cela même qu'ils nécessitent la production de l'effort, exigent une grande dépense musculaire, ne sont pas, néanmoins, aussi fatigants qu'on pourrait le supposer (étant donné naturellement des organes capables de les supporter : car, nous le savons, tout le monde n'est pas susceptible d'exercices de force) : c'est que, en effet, d'abord ils présentent toutes les conditions voulues pour une prompte réparation des tissus ; ensuite, demandant très peu de travail cérébral, ils n'amènent pas de fatigue nerveuse. Les mouvements produits sont toujours les mêmes, et soutenus : il n'y a donc ni coordination ni répétition fréquente.

La réparation des tissus se fait facilement dans les exercices de force. En effet, pendant les contractions soutenues, le sang reste au contact de la fibre musculaire, et celle-ci profite pour sa nutrition, de son contact prolongé. D'autre part, l'exagération du besoin de respirer produit pendant chaque effort, et qui trouve largement sa satisfaction dans les temps de repos qui séparent nécessairement les effors successifs, enrichit le sang en oxygène. L'appétit se trouve également développé. Les exercices de force favorisent donc les fonctions nutritives, et les gains faits par l'assimilation dépassent les pertes occasionnées par le travail. Les personnes qui se livrent aux exercices de force sont généralement, en conséquence, vigoureuses et d'un certain embonpoint.

Il semble donc, au point de vue hygiénique, qu'il faille recommander spécialement les exercices de force, mais pour que ces exercices soient salutaires, il faut la réunion d'un certain nombre de conditions.

Il faut d'abord que l'organisme soit assez robuste pour pouvoir les supporter. Ces exercices, en effet, sont féconds en accidents de tous genres. Il peut se faire que dans la contraction musculaire poussée à l'excès, la tension de la fibre dépasse sa limite d'élasticité, d'où résulte une rupture du muscle : il peut aussi se faire que cette rupture soit la conséquence du poids qu'il supporte ; or comme, toutes choses égales d'ailleurs, un muscle peut supporter, sans se rompre, des poids proportionnels à sa surface de section (comme cela a lieu pour les simples câbles en mécanique), on conçoit que les personnes à muscles très développés puissent supporter sans accident une charge considérable. Même quand le muscle est assez solide pour supporter sans se rompre la charge ou la traction (nous avons vu que l'on peut ramener l'une à l'autre) qui le sollicitent, d'autres accidents peuvent encore se produire : il peut arriver, en effet, qu'il se produise soit des luxations, soit même des fractures. Les os, sous l'action des forces excessives qui les sollicitent, peuvent sortir de leur cavité articulaire ou même se briser. Il faut donc, pour supporter impunément de fortes tractions, avoir non seulement les muscles, mais aussi les ligaments et les pièces du squelette d'une grande solidité : ce ne sont donc en définitive que les personnes d'une robuste constitution qui peuvent profiter de pareils exercices. De plus, la poussée qui exerce la compression de l'air dans le thorax, sur les viscères abdominaux, peut occasionner des hernies, comme la poussée exercée sur les gros vaisseaux peut déterminer des ruptures par exagération de la pression sanguine ; il faut donc rencontrer dans tout l'organisme une solidité et une intégrité parfaites, sous peine de voir se produire des accidents multiples. Les organes atteints de dégénérescence ne pourraient supporter les violentes poussées de l'effort.

Si l'on veut, par conséquent, profiter des avantages qu'apportent avec eux les exercices de force, sans avoir à en subir les inconvénients, il faut s'y habituer petit à petit par un entraînement méthodique ; il faut, de plus, se nourrir abondamment pour réparer les pertes subies, sans cela, l'amaigrissement surviendrait rapidement, le travail s'exécutant non plus au moyen des substances de réserve, mais de la substance même des organes.

Exercices de vitesse. — Ces exercices sont ceux qui, d'une façon quelconque exigent la répétition fréquente et rapide des mouvements musculaires. On peut trouver dans les exercices de vitesse des types très différents au point de vue de la quantité de travail produit : on trouve des exercices violents, comme la course par exemple, et des exercices modérés, comme par exemple celui d'un pianiste qui fait des gammes ; mais, de même que la division établie précédemment prend pour base principale la quantité de travail, celle-ci s'appuie particulièrement sur le genre de travail produit, sur le mécanisme de ce travail, et sa caractéristique est la multiplication des mouvements. Remarquons d'ailleurs immédiatement, qu'un exercice de vitesse peut demander la même somme de travail qu'un exercice de force, seulement, au lieu de fournir ce travail en bloc pour ainsi dire, et d'un

seul coup, on le produit par la succession et la répétition d'un grand nombre de mouvements, c'est ce
qui fait comprendre qu'une personne incapable d'un
certain exercice de force, pourra accomplir néanmoins
un exercice de vitesse demandant la même somme de
travail ; la durée du travail est changée et cela suffit[1].
Ce que l'on demande à la fibre musculaire, dans un
exercice de vitesse, ce n'est pas une contraction vigou-
reuse et soutenue, c'est une série de contractions, et
de plus, alors que dans un exercice de force ce sont
les mêmes muscles qui restent en action pendant
toute la durée du travail, ici, au contraire, les muscles en activité changent sans cesse ; c'est tantôt l'un
tantôt l'autre qui doit se contracter ; il y a donc un
passage continuel de l'état d'activité à l'état de relâchement et *vice versa*.

Chaque muscle fournissant un faible travail à chacune de ses contractions, mais les répétant très souvent, la somme de travail devient parfois, comme
nous l'avons dit, considérable. Il en résulte que, par
ce procédé, les personnes à muscles faibles, peuvent
bénéficier des effets d'un exercice violent qu'elles ne
sauraient réaliser sous une autre forme.

---

[1] Même avec une durée égale, une personne à muscles faibles pourra
produire la même somme de travail dans ce temps avec un exercice de
vitesse, qu'une personne à muscles puissants avec un exercice de force :
seulement la première fera agir un grand nombre de muscles dont les
effets se sommeront, tandis que la deuxième n'en emploiera qu'un groupe
restreint.

Et de fait, la course qui est un exercice de vitesse est un exercice très violent, et qui produit comme l'on sait assez rapidement l'essoufflement : c'est qu'en effet dans un temps donné, il y a autant d'acide carbonique produit par la contraction de tous les muscles dont cet exercice exige l'activité, qu'il y en aurait eu dans le même temps, par la contraction prolongée d'un groupe restreint de muscles. Cet exercice, à la portée des enfants qui n'attendent pas d'ailleurs qu'on le leur recommande, a donc pour effet de produire un besoin de respirer très actif, et par suite une accumulation d'oxygène dans le sang (l'acide carbonique produit en excès étant éliminé) : cette accumulation d'oxygène, gaz vivifiant par excellence, est un des plus grands bénéfices que l'on puisse obtenir, quand, dans un but d'hygiène, on demande des effets généraux à l'exercice.

Le fait d'activer la respiration, tel est donc un des premiers résultats des exercices de vitesse d'une certaine intensité, et cela sans la fatigue extrême qui résulte de la pratique d'un exercice de force; il en résulte un effet très net et très salutaire, sur le développement de l'ampleur de la poitrine.

Si l'on envisage les exercices de vitesse à un autre point de vue, on s'aperçoit rapidement, que sans pouvoir être classés parmi les exercices difficiles, ils demandent néanmoins une plus grande dépense d'influx nerveux que les exercices de force. Il faut

en effet, pour que des muscles très différents se contractent successivement, que les ordres envoyés par
le cerveau soient multiples, et se succèdent à des
intervalles relativement rapprochés. Il en résulte que
la fatigue qui résulte des exercices de vitesse poussés
un peu loin a un tout autre caractère que celle ressen-
tie après un exercice de force. Un homme qui a soulevé de lourds fardeaux toute la journée a généralement, quand il quitte son travail grand faim et grand
sommeil. Au contraire, après une course prolongée
par exemple, on sent bien un accablement excessif,
mais l'appétit est souvent nul et le besoin de dormir
fait défaut, on est au contraire sous le coup d'une
sorte de surexcitation nerveuse. Le repos qui suit les
exercices de vitesse n'est donc pas aussi réparateur
que celui qui suit les exercices de force. Aussi, alors
que l'on voit d'ordinaire les athlètes et les lutteurs
gros et gras, les coureurs au contraire sont généralement maigres. Au point de vue de la réparation qui
doit suivre tout exercice pour qu'il soit profitable à
la santé, les exercices de force ont donc le pas sur les
exercices de vitesse. mais s'il y a désavantage de ce
côté là. les avantages pour le développement de certaines qualités sont énormes. C'est ainsi que l'agilité
se trouve développée d'une façon toute particulière.
Les muscles les plus variés arrivent à pouvoir se
contracter successivement avec une rapidité qui tient
du prodige. un mouvement commencé peut être

arrêté presque instantanément et remplacé par un autre. Cela tient à deux causes, d'abord à la souplesse des muscles et des articulations, qui est fortement accrue par un exercice journalier, mais aussi et surtout à une diminution dans le temps perdu. Nous avons vu plus haut, que quand on excite un muscle soit directement soit par l'intermédiaire de son nerf à l'aide d'un courant électrique, le muscle ne répond pas immédiatement à l'excitation, mais qu'il s'écoule un certain temps, appelé temps perdu ou période latente entre le moment où le muscle est sollicité, et celui où il répond. Le temps perdu n'existe pas seulement pour les excitations artificielles comme une excitation électrique, il existe aussi dans les cas d'excitations normales et physiologiques, telles qu'un ordre de la volonté. Entre le moment où l'on veut exécuter un mouvement, et celui où il s'exécute en réalité, il s'écoule toujours un certain temps. Ce temps diminue par l'exercice, d'abord parce que l'on sait exactement à quels muscles il faut commander la contraction, et dans quelle mesure, pour accomplir un mouvement donné, et ensuite, parce que les muscles devenus plus excitables répondent plus vite aux ordres venus du cerveau.

Les exercices de vitesse ont donc deux grands avantages : augmentation de la capacité respiratoire, augmentation de l'agilité, de la promptitude à effectuer un mouvement, développement de l'adresse en un mot, indépendamment du développement, de la force qui, nous l'avons vu, est moins considérable que dans les exercices étudiés précédemment.

Mais de même que tout le monde n'est pas capable d'exécuter au premier abord des exercices de force, et qu'il faut, nous l'avons vu, que l'individu présente certaines conditions, de même le premier venu ne peut pas se livrer par exemple à une longue course, s'il n'est pas pour ainsi dire taillé exprès pour cela.

Tout d'abord les personnes massives, sans même être obèses, auquel cas l'impossibilité est encore plus grande, ne peuvent se livrer aux exercices de vitesse. Le poids qu'elles ont à déplacer serait bien trop considérable : aussi les hommes gros ne peuvent-ils courir, et sont-ils essoufflés dès les premiers pas. Une première condition pour pouvoir se livrer sans désavantage et sans fatigue excessive à des exercices aussi salutaires que les exercices de vitesse, est donc qu'on soit débarrassé de tout poids superflu ; de même qu'un train express ne prend que quelques voitures, et encore peu chargées, de même celui qui doit par exemple fournir une longue course doit être débarrassé de ce que l'on pourrait appeler son supplément de bagage. Toute la graisse, qui ne joue aucun rôle dans la contraction. est un poids inutile à porter et qui fatigue sans profit. Un bon coureur doit être. suivant l'expression, tout nerfs et tout muscles. Un entraînement de quelques jours d'ailleurs suffit souvent pour faire maigrir suffisamment des personnes trop chargées de graisse, et c'est là un avantage des exercices de vitesse à ajouter à ceux que nous avons signalés plus haut.

De plus, nous avons vu que la dépense d'influx nerveux, pour ainsi dire nulle dans les exercices de force, prenait déjà une certaine proportion dans les exercices de vitesse. Il en résulte que le caractère ethnique, la race, fait beaucoup, pour l'aptitude plus ou moins grande que l'on a à les effectuer. Les races vives telles que celles du Midi, Français, Italiens, Espagnols, etc., sont plus aptes aux exercices de vitesse, que les races lentes telles que les Anglais, les Allemands, les Hollandais, etc., elles sont pour ainsi déjà tout entraînées.

Un mot encore sur ces exercices. Leurs avantages considérables sautent tellement aux yeux, qu'ils ont été pratiqués et appréciés pour ainsi dire de tout temps, et l'on sait que la course jouissait chez les Romains et les Grecs, d'une faveur peut-être plus grande que la lutte.

Ces exercices forment un grand nombre de muscles : quand ils ne sont pas poussés trop loin, la fatigue nerveuse qui n'intervient que dans l'excès, peut être négligée, aussi ne saurait-on trop les recommander aux enfants. Nous reviendrons d'ailleurs plus loin et avec plus de détail, sur les exercices qui forment toujours leurs jeux favoris, la course, le saut, etc., comme s'ils avaient compris que ce sont là ceux qui leur conviennent par excellence.

Exercices de fond. — On appelle exercices de fond, tous les exercices qui sont prolongés pendant un temps assez long. Le travail qui résultait dans les exercices de force de l'intensité des mouvements, dans les exercices de vitesse de leur multiplicité, dépend ici surtout de leur durée. Remarquons d'ailleurs que les exercices de fond, peuvent être simultanément soit des exercices de force, soit des exercices de vitesse, cela dépend de la vigueur de celui qui se livre à ces exercices, mais généralement et dans la plupart des cas, les exercices de fond sont des exercices non pas violents, comme ceux qui exigent une grande force ou une grande agilité, mais modérés. Une longue marche en pays plat est pour ainsi dire le type des exercices de fond.

Si l'on envisage ces exercices, on s'aperçoit que, étant la répétition d'un grand nombre de mouvements dont chacun n'exige ni force, ni agilité particulières, ils sont au premier abord beaucoup moins fatigants que les autres. Les muscles peuvent se reposer pour ainsi dire dans l'intervalle de deux mouvements consécutifs, ces mouvements n'étant pas trop rapprochés ; de sorte que la fatigue n'apparaît que tardivement. Elle apparaît néanmoins, et nous verrons tout à l'heure pourquoi.

Il est un muscle dans notre organisme qui réalise

continuellement un véritable exercice de fond, c'est notre cœur. On sait que cet organe est animé de pulsations régulières, qui commencent à notre naissance et ne finissent qu'à notre mort, il n'est néanmoins pas fatigué. Cela tient à ce que chacune des contractions soit des oreillettes, soit des ventricules, ou systole, est suivie d'une période de repos, ou diastole. Pendant cette courte phase, le muscle d'ailleurs largement irrigué par le sang, a le temps de se débarrasser de ses déchets et de se reconstituer. Ce qui se passe dans un exercice de fond comme la marche est à peu près analogue, sauf que, l'irrigation des muscles mis en action étant moins parfaite, la reconstitution n'est pas complète, non plus que le balayage et que par conséquent la fatigue finit par se produire.

Les exercices de fond ont l'avantage de ne jamais produire d'essoufflement, ni de troubles circulatoires, ils ont cependant pour effet d'activer et la respiration et la circulation et par suite d'augmenter l'absorption de l'oxygène. Ils activent la respiration, parce que le travail des muscles amène un besoin plus grand d'oxygène, qui pousse à une aération plus complète du poumon ; mais comme le travail dans l'unité de temps n'est jamais excessif, l'acide carbonique ne peut pas s'accumuler dans le sang, et par conséquent l'essoufflement se produire.

On calcule les quantités d'oxygène absorbées

dans l'unité de temps dans différentes circonstances et on a trouvé :

Homme assis	1,18
Homme debout	1,33
4 kilomètres à l'heure	2,76
12 kilomètres à l'heure	7,05

Un homme qui marche bénéficie par conséquent d'un surplus d'oxygène de 1,58 sur l'homme assis, et un homme qui court d'un surplus de 5.91. Ces deux quantités sont comme 1 est à 4 ; en marchant pendant une heure on bénéficie donc d'autant d'oxygène qu'en courant pendant un quart d'heure. Or on marche beaucoup plus facilement, avec moins de fatigue, pendant une heure qu'on ne court pendant un quart d'heure : de plus il ne se produit alors ni essoufflement, ni trouble circulatoire. On voit donc de quels avantages sont susceptibles les exercices de fond. ils peuvent augmenter l'activité respiratoire, sans que l'organisme soit en rien gêné dans son fonctionnement normal : cependant comme les exercices de fond ne demandent jamais ces violentes inspirations. consécutives à l'essoufflement, puisque celui-ci ne se produit pas. inspirations qui ont pour résultat d'amener au maximum l'ampliation du poumon par déplissement des alvéoles. les exercices de fond, n'amènent pas le développement de la poitrine. mais ils ont. comme l'on voit, néanmoins leur utilité, au point de vue pur et simple de la ventilation pulmonaire et de la fixation d'oxygène.

Les exercices de fond n'activent pas seulement la respiration, ils étendent aussi leur influence bienfaisante sur les phénomènes circulatoires. M. Chauveau a montré il y a longtemps que, par le fait seul de la mastication prolongée, la circulation entière était accélérée : l'accélération qui préalablement ne portait que sur le cours du sang contenu dans l'artère se rendant aux muscles destinés à la mastication, s'étend de proche en proche et finit par gagner l'organe central, le cœur, d'où accélération générale dans tout l'arbre circulatoire. Il se produit la même chose dans les exercices de fond. L'accélération faible, qui se manifeste dans les artères se distribuant aux muscles en activité, finit à la longue par gagner toutes les artères, de sorte que non seulement les muscles en action profitent de l'avantage d'une circulation plus active mais encore tout l'organisme.

Il semble donc que les exercices de fond soient des exercices vraiment privilégiés, doués de beaucoup d'avantages et dénués d'inconvénients : il n'en est rien néanmoins.

La fatigue est longue à se manifester dans les exercices de fond, mais elle arrive néanmoins et voici pourquoi : l'acide carbonique produit par l'activité des muscles s'élimine bien au fur et à mesure de sa production, mais il n'y a pas que cet acide qui soit un déchet de l'activité musculaire, il y a aussi des produits azotés[1], des urates, et ceux-ci s'accumulent dans le sang, de sorte qu'à la longue, quand leur proportion est suffisante, on voit apparaître tous les symptômes de la courbature. Il en résulte que tout le monde n'est pas également apte aux exercices de fond : en général, les personnes qui les supportent facilement sont celles chez lesquelles la désassimilation ne se fait pas trop rapidement, c'est-à-dire les personnes d'un âge mûr. Les enfants, très aptes, comme nous l'avons dit, aux exercices de vitesse, et ceci parce que leur respiration est assez active pour combattre avec efficacité l'essoufflement, ne sont pas capables de résister à une longue marche, et ceci parce que leurs tissus se détruisent avec une rapidité effrayante, d'où uricémie très prompte et relativement considérable. Pour pouvoir effectuer des exercices de fond, il faut donc un entraînement comme pour tous les autres : avec cet entraînement, d'ailleurs, on arrive à effectuer comme exercices de fond, des exercices qui sont déjà d'eux-mêmes des exercices de force ou de vitesse. Ainsi, par exemple, on voit des coureurs qui peuvent maintenir leur allure toute une journée, et des alpinistes qui, toute une journée, peuvent se livrer au travail pénible de l'ascension d'une pente escarpée ; cela vient d'abord du perfectionnement de

---

[1] Surtout après un long fonctionnement, ce qui est ici le cas.

E. COUVREUR, Les Exercices du corps. 13

leurs muscles, mais encore et surtout du perfectionnement de leur respiration. Ne s'essoufflant pas dans
la pratique de leur exercice, ils peuvent le maintenir
pendant longtemps, de sorte que les individus dont
on dit en parlant d'eux qu'ils ont du fond sont en
réalité des personnes qui ont du souffle. Nous voyons
par là toute l'importance d'une respiration sagement
conduite, aussi sont-ils précieux les exercices qui
amènent le développement du thorax et favorisent son
ampliation. Nous consacrerons ailleurs pour cette
raison quelques pages à l'étude du développement de
la poitrine.

Si l'on considère les exercices de fond ordinaires,
tels que la marche, qui alors n'exigent pas pour
chaque mouvement une grande dépense de force, et
qui n'exigent pas non plus une grande multiplicité
de mouvements, on voit que ces exercices n'essoufflant pas, n'amenant aucun trouble circulatoire, sont
à recommander spécialement, soit aux personnes
obèses, soit aux personnes qui ont une poitrine déli-
cate ou un cœur ne jouissant pas de toute son intégrité, les phtisiques, par exemple, ou les cardiaques.
Ceux-ci arrivent ainsi au développement de leur
santé et de leurs forces par des moyens qui n'ont
pour eux aucun inconvénient. Nous verrons d'ailleurs
que dans l'étude du développement de la force et de
l'adresse, il faut tenir compte de beaucoup de choses,
âge, sexe, tempérament, etc., et que pour obtenir

les mêmes résultats il ne faut pas toujours employer les mêmes moyens: il y a beaucoup de contre-indications dont il faut tenir compte soigneusement. Le but est unique, les moyens sont multiples. Les données théoriques exposées plus haut et quelques autres encore, que nous serons obligé d'intercaler plus loin sur le mécanisme et les résultats généraux des exercices, peuvent seules permettre de comprendre ces particularités.

2° EXERCICES DIFFICILES

Tous les exercices que nous venons de passer en revue développent particulièrement la force, c'est-à-dire exercent surtout une influence sur la vigueur et la santé générale : certains exercices de vitesse développent bien, comme nous l'avons vu, jusqu'à un certain point l'agilité, mais c'est surtout dans la catégorie que nous examinons maintenant que l'on doit placer les exercices destinés au développement de l'adresse. Les deux grandes catégories que nous avons établies au commencement de ce chapitre se trouvent donc parfaitement justifiées : exercices faciles pour le développement de la force, exercices difficiles pour le développement de l'adresse. Ce n'est pas à dire cependant que les exercices difficiles ne contribuent pas au développement de la vigueur; un grand nombre, au contraire, ne le cèdent en rien au point de vue de ce résultat à ceux que nous avons déjà examinés. mais ce résultat n'est dans ce cas pour ainsi dire qu'accessoire. et ce n'est pas le but réellement poursuivi. Le fait n'en est pas moins patent. Il semblerait donc que les exercices difficiles dussent remporter la palme sur tous les autres, puisque leur effet est double : mais n'oublions pas que la fatigue qu en résulte est double aussi. et que, dans ce cas, la fatigue nerveuse a au moins autant d'importance que la fatigue musculaire. Un des types les plus parfaits de l'exercice difficile. c'est l'escrime ; on peut placer à côté la gymnastique avec engins, tels que. par exemple, les exercices de trapèze volant, etc. Mais il suffit d'examiner d'un peu près le type que nous indiquions tout d'abord pour avoir une idée générale de l'exercice difficile. de la fatigue qu'il peut amener et des résultats qu'il peut produire. Parlons donc seulement de l'escrime. Examinons tout d'abord un commençant : celui ci. quand il prendra ses premières leçons d'escrime, sera sous le coup d'une fatigue musculaire et d'une fatigue cérébrale intenses. En effet. les mouvements qu'exigent les exercices difficiles sont généralement des mouvements auxquels on n'est pas accoutumé. et par conséquent pour lesquels le travail de coordonation. nécessaire à la précision. n'est pas fait. Il en résulte que l'on dépense, pour un mouvement donné. une énergie musculaire souvent considérable. hors de toute proportion avec le travail à effectuer. Voilà pour la fatigue musculaire.

D'autre part, la coordination dans les mouvements n'existant pas, le cerveau est obligé de faire un travail considérable de tâtonnements pour arriver à connaître quels sont les ordres précis qu'il a à envoyer aux muscles pour produire tel mouvement. Ce travail ne se fait pas sans déperditions ; quand le muscle fonctionne, il donne des produits de déchets, de même aussi quand le système nerveux travaille. Tout ce que nous avons dit relativement à l'accélération de la circulation et de la désassimilation pour le muscle en contraction peut être répété pour le cerveau en activité. Même afflux de sang, même destruction des tissus, et de même que la fatigue musculaire résulte de cette sorte de destruction partielle de l'organe et ne disparaît que quand il est régénéré, de même, la fatigue cérébrale, par suite de l'usure même du tissu nerveux, est un des plus prompts résultats de sa longue activité. — Voilà pour la fatigue nerveuse.

Si, au contraire, nous examinons maintenant un homme ayant l'habitude de l'escrime, nous verrons que la fatigue musculaire disparaîtra presque complètement et que la fatigue nerveuse aura beaucoup diminué. L'explication est fort simple. Les mouvements qu'exige l'escrime ne sont pas tellement violents qu'ils amènent par eux-mêmes la fatigue : ils ne l'amenaient tout d'abord que parce qu'on ne savait pas les exécuter, mais maintenant l'éducation des muscles est faite, la coordination des mouvements parfaite, et la dépense de force est réduite au strict nécessaire. Pour ce qui est de la diminution de la fatigue nerveuse, rappelons-nous ce que nous avons dit sur l'automatisme des mouvements ; nous avons vu que beaucoup de mouvements, qui tout d'abord exigeaient l'intervention active de la volonté, lui étaient par la suite complètement étrangers, et que là où l'encéphale était d'abord indispensable, la moelle suffisait ensuite : or, ce qui cause une fatigue nerveuse, c'est particulièrement le travail cérébral, et maintenant il est à peu près absent. On peut même dire qu'il le sera tout à fait, si un homme très fort à l'escrime fait un assaut avec un commençant. Mais placez-le en face d'un adversaire à peu près de sa force et l'on verra la scène changer. Le travail cérébral, nul tout à l'heure, va devenir excessif ; toute la tension de son esprit ne sera pas de trop pour étudier le jeu de son adversaire, profiter de ses fautes et placer un coup longtemps médité, et cette tension d'esprit ne sera pas la seule : on sait avec quelle rapidité il faut placer, en escrime, un dégagement ou un coup droit : il faut par conséquent, que tous les muscles soient prêts à entrer en jeu au moindre signal, sinon malgré toute sa perspicacité on arriverait trop tard, et l'attaque trouverait l'adversaire déjà prêt pour la riposte. Cette tension perpétuelle de tout le système musculaire qui doit être tout prêt d'avance, de façon à ce que la période d'excitation latente soit la moindre possible, ne s'obtient que par une tension cérébrale excessive. Aussi, après un assaut un peu sérieux, verra-t-on le tireur le plus fort épuisé. Il a fait peu de mouvements, et des mouvements bien peu énergiques, mais son cerveau a été continuellement occupé, aussi sa fatigue ne sera-t-elle pas cette lourde fatigue du portefaix harrassé, mais une espèce d'énervement général ; c'est là la fatigue toute particulière que ne connaissent que les personnes restées long-temps en face d'un problème difficile.

Ainsi donc, les exercices difficiles ne sauraient être recommandés habituellement aux hommes d'étude dont le cerveau est déjà suffisamment fatigué, mais ils conviennent fort bien aux cerveaux inoccupés ; si d'ailleurs, on attend que le cerveau soit suffisamment reposé, ces exercices sont très précieux à tous, comme on peut en juger par les résultats

Tout d'abord, ils amènent pour ainsi dire tous les muscles à être comme les soldats bien disciplinés d'une armée bien instruite, ce sont donc les exercices perfectionnant l'adresse au maximum. Tous les muscles sont prêts à obéir au moindre commandement et aussi avec une précision extraordinaire ; il n'y a plus de mouvements inutiles, de tâtonnements incertains, et le résultat le plus immédiat et le plus précieux est que, au bout d'un certain temps et pour obtenir les mêmes effets, l'effort et la dépense sont beaucoup moindres. C'est ainsi que l'on arrive au bout de peu de temps à exécuter sans effort les exercices qui au début paraissaient les plus fatigants. Le trait dominant des exercices difficiles est donc que leur difficulté diminue à mesure qu'on les pratique, et la diminution de la difficulté ne vient pas seulement de ce que les muscles sont rompus au travail qu'on leur fait exécuter, mais encore de ce que l'effort nerveux est bien moins grand pour coordonner des mouvements avec lesquels on se familiarise. L'éducation des mouvements, tel est, en somme, le grand résultat des exercices difficiles, et la conséquence de cette éducation, c'est la facilité plus grande dans l'exécution du travail. Ces exercices ne peuvent être des types d'exercices fortifiants, puisque, au contraire, on apprend avec eux à arriver à un résultat donné, avec le moins de travail possible et dans les meilleures conditions. Mais ils sont néanmoins précieux, puisqu'ils nous permettent d'utiliser tous nos moyens, et d'arriver à des résultats qui semblaient, au premier abord, incompatibles avec une faiblesse musculaire relative. L'homme qui exécute un travail difficile est semblable à ces capitaines expérimentés qui, avec une faible troupe, trouvent moyen de vaincre un ennemi dont les forces sont bien plus considérables.

Comme procédé pour mettre en action et en relief

tout ce que l'organisme peut donner, ces exercices sont donc de la plus haute importance, mais, de même que toute médaille a son revers, par cela même qu'ils économisent les forces, ils ne produisent pas sur toutes les fonctions ces effets généraux que nous avons signalés pour les exercices de force et de vitesse, la respiration, la circulation ne reçoivent pas ces coups de fouet si profitables que nous avons signalés plus haut. Ce bel appétit, ce besoin de sommeil qui font suite aux grandes fatigues corporelles, ne se manifestent pas ici ; un des bénéfices les plus sérieux de l'exercice, qui est de favoriser la nutrition par l'alimentation et d'aider puissamment à la reconstitution des tissus par le sommeil, fait ici défaut. Mais le but, nous l'avons dit, n'est pas le même, et le perfectionnement de l'adresse ne s'obtient pas — cela n'a rien qui puisse nous étonner — par les mêmes moyens que celui de la force.

Nous voyons que les exercices devront être des plus variés si l'on veut augmenter simultanément sa puissance musculaire et son habileté, et que ce n'est pas à un exercice spécial qu'il faut se livrer, mais à toutes sortes d'exercices, en les proportionnant naturellement à ses forces et à son adresse actuelles. C'est seulement dans ces conditions que se fera l'éducation générale de l'organisme et que l'on associera la vigueur et la souplesse.

Avant de passer à l'étude particulière des différents

exercices généralement pratiqués, pour en montrer les résultats les plus immédiats et les bénéfices qu'on en peut retirer, nous croyons utile d'ajouter encore quelques considérations générales, en particulier sur le mécanisme et les résultats généraux des exercices. Ces notions, qui peuvent sembler au premier abord purement théoriques, ne sont pas déplacées ici, car elles ne sont que les applications des considérations que nous avons exposées plus haut sur les modifications apportées dans les organes par leur usage journalier, par suite de leur adaptation aux conditions nouvelles dans lesquelles on les place.

CHAPITRE II

MÉCANISME DES EXERCICES EN GÉNÉRAL

Rôle des différentes parties du corps dans les principaux exercices. — Membres supérieurs. — Membres inférieurs. — Bassin. — Colonne vertébrale.

L'étude du mécanisme des différents exercices devrait être l'objet de l'attention de tous ceux qui s'occupent de gymnastique ; et en particulier quand on veut appliquer l'exercice à la thérapeutique, leur connaissance devrait être regardée comme indispensable. Si, en effet, l'exercice a des effets généraux, comme nous le verrons plus loin, il a également des effets locaux, et ce sont précisément ces effets locaux que, dans ce cas particulier, il importe le plus de connaître. Il n'y a rien d'étonnant que ce soient les organes mis en jeu qui reçoivent les modifications les plus importantes. il faudrait donc connaitre bien exactement dans chaque exercice quels sont les muscles qui travaillent. les articulations qui entrent en jeu, les organes qui sont soumis à la traction, à la pression, etc. Il n'entre pas dans le plan de ce livre d'examiner tous ces détails. d'autant plus que les notions acquises sur ce point sont encore bien imparfaites ; nous nous bornerons donc, comme nous l'annoncions. à de simples généralités plus en rapport. d'une part avec le plan de l'ouvrage qui n'a pas de prétentions thérapeutiques. d'autre part avec l'état actuel de la science.

Ce sont, en général. les membres qui, dans la majorité des exercices, jouent le rôle prépondérant ; ce n'est pas à dire cependant que le tronc ne doive souvent s'y associer. Dans tous les cas où l'effort à produire est un peu énergique. on voit. pour les mouvements qui exigent l'emploi des membres supérieurs, l'épaule s'y associer, et pour ceux qui nécessitent l'usage des membres inférieurs. le bassin prendre sa part. Enfin nous avons vu que dans les efforts très violents. tous les muscles entrent en action et se prêtent un mutuel appui ; l'association de tous les muscles pour la production du travail est d'autant plus complète que l'effort est plus considérable. Supposons, par exemple, qu'il s'agisse de soulever un poids à bras tendu : si le poids est très léger, seuls les muscles du bras et de l'avant-bras entrent en action ; s'il est plus lourd, les muscles de l'épaule interviennent à leur tour, puis ceux du tronc ; enfin, si le poids est très lourd, on voit la personne qui le soulève se camper vigoureusement sur ses jambes, dont les muscles extenseurs, violemment contractés, effectuent de bas en haut une poussée énergique, et permettent ainsi au corps tout entier de participer au travail. Remarquons d'ailleurs que cette contraction, d'une part des extenseurs de la jambe sur la cuisse et de la cuisse sur le bassin, d'autre part de tous les muscles spinaux maintenant la rigidité de la colonne vertébrale, est indispensable pour que le tronc puisse conserver, le bras étant rigide et faisant corps avec lui par la contraction des muscles de l'épaule, la position verticale : il est, en effet, entraîné et sollicité à la flexion par le poids placé au bout du bras et qui exerce une action intense par sa composante verticale. On voit même souvent, dans ces conditions, le corps se pencher en arrière : de la sorte, la composante verticale du poids est diminuée, l'effort à soutenir par les muscles du bras est beaucoup amoindri, et la pression est transmise presque tout entière au tronc. La plus grande partie du travail consiste alors justement à maintenir la rigidité du tronc pour que la pression soit simplement supportée par les articulations. se transmettant successivement à l'articulation scapulo-humérale, coxo-fémorale, fémoro-tibiale et tibio-tarsienne. Nous avons vu, lorsque nous avons étudié la station verticale, quels étaient les muscles nécessaires pour maintenir cette station et combien ils étaient nombreux ; ce sont les mêmes qui travaillent ici, mais plus énergiquement encore, les forces qui sollicitent la flexion étant accrues de tout le poids qu'on supporte : c'est ainsi qu'un exercice qui semble devoir porter son action surtout sur les bras exerce aussi une influence considérable sur les jambes.

Prenons maintenant un autre exemple, tel que le saut : si l'on a à franchir une petite distance, seuls les fléchisseurs et les extenseurs de la jambe entrent en action; si la distance est plus grande. on verra les extenseurs et les fléchisseurs de la cuisse venir prêter leur secours ; enfin, si elle est considérable, les bras eux-mêmes entreront en action. Ils seront lancés violemment en avant, jouant ainsi le rôle d'une espèce de volant qui, par sa pensanteur et sa vitesse acquise, permet, comme l'on sait, une économie dans le travail.

Les mouvements accessoires, le travail indirect sont, comme l'on voit, fréquents dans beaucoup d'exercices ; ils le sont même plus qu'on ne le croit, et si l'on analysait avec soin n'importe quel exercice, on verrait peut-être qu'il n'en est pas un seul qui n'ait que des effets locaux, et qui ne fasse sentir son influence dans des points plus ou moins éloignés, parfois même fort éloignés.

Ceci posé, et sachant, par conséquent que jamais, dans aucun exercice, une région isolée ne travaille, nous allons examiner différentes de ces régions et voir à quels exercices elles prennent la part la plus grande ; on pourra théoriquement, dans ces cas, les regarder comme seules en jeu. Les différentes régions à examiner et qui sont les plus importantes sont les bras (avant-bras et bras proprement dit) : les jambes (cuisse et jambe proprement dite) ; le bassin et la colonne vertébrale.

Le rôle principal dans les différents exercices est généralement dévolu aux membres, bras ou jambes, et le bassin et le tronc n'ont le plus souvent que des rôles accessoires, mais ces rôles accessoires prennent parfois une importance relative considérable, et l'on peut considérer ces régions, du bassin et de la colonne vertébrale, comme ayant une importance prépondérante dans certains exercices.

Les bras jouent un rôle considérable dans la plupart des exercices de gymnastique, par exemple les exercices avec les haltères ou les mils : ce sont eux également qui entrent en action dans la plupart des exercices de suspension ou d'ascension : il en résulte que les bras sont généralement très développés chez les gymnasiarques de profession, ainsi d'ailleurs que les muscles de l'épaule : nous verrons plus tard que si l'on ne tempère pas ces résultats par d'autres exercices appropriés, il en résulte des déformations regrettables. Les bras jouent également un grand rôle dans un genre de sport généralement assez apprécié, le canotage. Le maniement de l'aviron exige des mouvements de flexion et d'extension alternatifs des deux bras, mouvements parfois très énergiques, soit si le canot est pesant, soit si l'on veut le déplacer avec rapidité et lui communiquer une vitesse considérable. Le canotage est donc un excellent exercice pour le développement des bras : il n'a pas, d'ailleurs, les inconvénients de la gymnastique avec engins, et ce n'est pas un exercice qui déforme. C'est qu'il ne nécessite pas l'usage presque exclusif des muscles du bras et de l'épaule, et que, par conséquent, tout en exerçant une action locale énergique, il n'exerce pas uniquement cette action locale. Il ne produit donc pas un développement isolé, et partant monstrueux comme cela se rencontre malheureusement trop souvent chez les gymnastes, qui font presque tous leurs exercices de trapèze, anneaux, barres parallèles, etc. uniquement avec les bras.

Les jambes, par cela même qu'elles sont les organes dévolus à la locomotion, sont les membres les plus usuellement exercés. La marche, la course, le saut sont autant d'exercices pratiqués journellement, et qui mettent en action les muscles des jambes. D'autres exercices plus compliqués et moins usuels, tels que la danse, la boxe française dans laquelle, comme l'on sait. on fait usage du pied, sont encore des moyens de développer la musculature des membres inférieurs. Ce sont ces membres qui présentent, chez l'homme. les plus fortes masses musculaires et c'est une conséquence, comme nous l'avons vu plus haut, de la station bipédale. Il en résulte deux choses : la première, c'est que les jambes peuvent faire beaucoup de travail sans fatigue. et que l'on grimpe, par exemple, beaucoup plus facilement une échelle avec les pieds qu'avec les mains : la seconde. c'est que tous les exercices qui mettent les jambes en action, par suite de l'importance même des muscles dont ils exigent le concours, ont une action générale beaucoup plus marquée que tous les autres. C'est facile à comprendre : il est évident que les effets généraux de l'exercice seront d'autant plus appréciables qu'une somme plus grande de muscles y prendra part : or, on peut arriver à ce résultat par deux moyens : le premier est de mettre en action un grand nombre de muscles d'une faible masse ; le second. quelques muscles seulement. mais d'une grande épaisseur. C'est justement cette deuxième condition qui se trouve réalisée dans les exercices de jambes. Et ce deuxième procédé étant préférable au premier, la fatigue étant moindre dans ces conditions pour des raisons encore peu connues, il en résulte que, toutes les fois qu'on voudra bénéficier des effets d'un exercice un peu énergique, c'est aux exercices de jambes qu'il faudra s'adresser. D'ailleurs, deuxième raison, les exercices de jambes un peu violents ont presque toujours une action indirecte sur le thorax, ils activent considérablement la respiration, amènent de fortes inspirations, et par conséquent favorisent au plus haut point l'ampliation du thorax.

D'ailleurs, on peut répéter à propos de ces exercices, ce que nous disions de ceux qui mettent presque uniquement les bras à contribution : il ne faudrait pas s'y livrer exclusivement sous peine de déformation, et d'un développement hors de toute proportion des membres inférieurs. On remarque souvent une grosseur toute particulière des jambes chez les danseurs de profession. Ce fait nous montre encore une fois, vérifié par l'expérience et par la pratique. ce que nous avions annoncé du développement des organes par l'exercice. De même donc qu'à une personne qui a les bras faibles, on recommandera de faire des haltères, on fortifiera par la marche. la course ou le saut, les membres inférieurs grêles.

Dans les conditions ordinaires, le bassin ne joue généralement que le rôle de pièce de soutien : c'est lui qui est l'intermédiaire entre la colonne vertébrale d'une part et les cuisses d'autre part. Dans les divers déplacements du corps, le bassin suit ces déplacements en s'y associant : mais son rôle n'est réellement actif, apparemment du moins, que dans certaines circonstances toutes particulières : celles qui exigent la flexion du tronc sur le bassin, par exemple. Il se déplace alors très ostensiblement : à part cela, il ne subit que des mouvements sans importance. Les déplacements du bassin, dans sa flexion sur le tronc, sont produits par les muscles de l'abdomen, et comme cette flexion ne se produit guère que dans des exercices de gymnastique, tels que renversement au trapèze ou aux anneaux, le développement de ces muscles ne se rencontre que chez les personnes se livrant à ces exercices. Ce développement a une certaine importance, car alors les viscères sont maintenus solidement, et les hernies sont fort rares : c'est là un des avantages de la gymnastique avec engins qui en présente si peu. Malgré les faibles déplacements que le bassin subit, dans les exercices ordinaires, il ne faut pas croire qu'il ne joue qu'un rôle peu important : sa fixité même, nécessaire dans la station et la locomotion, n'est obtenue qu'au prix de contractions des plus énergiques : il en résulte qu'en réalité tous les exercices de jambes développent non seulement les muscles de la jambe et de la cuisse, mais encore ceux du bassin. Alors même qu'il est immobile, le bassin a donc un rôle et un rôle très grand, dans la plupart des exercices; ce rôle, pour ainsi dire universel, nous allons le retrouver pour la colonne vertébrale.

La colonne vertébrale, en effet, comme le bassin, s'associe par la contraction de ses muscles, à la majorité de nos mouvements. De même que lui, elle peut avoir un rôle soit passif, soit actif. Le rôle passif de la colonne vertébrale peut même présenter deux variétés, suivant que l'immobilité est le résultat de l'activité de muscles s'opposant à son déplacement, ou qu'elle est produite au contraire par le relâchement de tous ces muscles. Les deux cas se présentent, l'un dans la station verticale, l'autre dans la suspension du tronc par les mains; ce ne serait, en réalité, qu'à ce deuxième cas qu'il faudrait réserver le nom de rôle passif, puisque dans le premier les muscles sont en activité, mais on se place au point de vue du résultat acquis qui, dans les deux cas, est l'immobilité. Ce n'est que lorsque la colonne vertébrale modifie ses courbures par la contraction de ses muscles que l'on considère son rôle comme actif.

Dans la station verticale et particulièrement quand on supporte un lourd fardeau soit sur la tête soit avec les bras, le rôle de la colonne vertébrale, comme pièce de soutien, est immense. Par sa rigidité, elle assure la transmission de la pression jusqu'aux articulations coxo-fémorales, mais cette rigidité n'est obtenue que par des contractions des muscles spinaux d'autant plus énergiques que le poids que l'on soutient est plus considérable.

Lorsqu'on est suspendu par les mains, à une barre ou à un trapèze, et qu'on laisse la pesanteur exercer son action naturelle, la colonne vertébrale est immobile comme précédemment, mais alors tous les muscles spinaux au lieu d'être contractés sont relâchés : il en résulte que les courbures naturelles propres à la colonne vertébrale et dont nous avons rappelé l'existence dans notre revue rapide du squelette, tendent à s'effacer. S'il existe des courbures artificielles ou pathologiques, résultant de déformations, celles-ci tendront également à disparaître sous l'influence du poids des membres inférieurs qui, par l'intermédiaire du bassin se transmet au sacrum soumis ainsi à une traction verticale. Il en résulte que, si l'on peut fortifier les muscles spinaux par l'attitude verticale sur les pieds, le corps étant chargé de poids, par l'attitude verticale résultant d'une suspension par les mains, on peut modifier le squelette même de la région spinale et, pour le dire en passant, l'action que l'on peut exercer sur le squelette n'est pas un des moindres avantages de beaucoup d'exercices.

La colonne vertébrale joue un rôle véritablement actif dans beaucoup de cas, en particulier dans le saut.

Dans le saut de pied ferme, c'est-à-dire sans élan, la colonne vertébrale se courbe, puis se détend violemment comme un ressort, et ce n'est qu'à la faveur de cette brusque détente que l'impulsion est suffisante pour franchir l'obstacle. Même dans le saut avec élan, où il y a une vitesse acquise, la colonne vertébrale exécute de mouvements relativement considérables. L'examen de photographies instantanées successives d'un sauteur dans ses différentes attitudes consécutives permet de s'en rendre compte avec la plus grande netteté. C'est ainsi qu'au moment où, dans un saut en hauteur, par exemple, on atteint le point culminant de la trajectoire, la colonne vertébrale est courbée en demi-cercle ; au moment où l'on va retomber, elle est, au contraire, rectiligne. Mais si l'on examine la direction générale du corps du sauteur à ce moment, on voit qu'elle fait un angle très aigu en arrière avec l'horizontale. Si le corps gardait cette position, le sauteur tomberait dans une position tellement oblique, qu'il ne pourrait garder son équilibre ; mais, précisément au moment où il va toucher le sol, un violent coup de rein qui courbe la colonne vertébrale de nouveau ramène en avant le centre de gravité. Beaucoup d'exercices ne peuvent être produits qu'à la faveur de ce coup de rein. Quand on soulève de terre un poids considérable et qu'on veut l'élever à bras tendu au-dessus de sa tête, il faut produire un effort considérable dans la région lombaire pour rétablir la rectitude de la colonne vertébrale, naturellement fléchie par le fait même que l'on s'est baissé. De même, beaucoup de tours de gymnastique exigent une action très active des muscles spinaux, et des courbures et redressements successifs généralement très brusques de la colonne vertébrale, en particulier ces mouvements spéciaux appelés rétablissements.

Enfin, le canotage est un exercice qui a également une action très efficace sur le développement des muscles spinaux. Toutes les fois qu'on lance la rame en arrière, le tronc se courbe et toutes les fois qu'on la ramène en avant, il se redresse. La colonne vertébrale joue encore un rôle important dans l'équitation, et l'assiette des bons cavaliers n'est que le résultat de mouvements de flexion en avant et en arrière, à droite, à gauche, appropriés au déplacement de leurs montures, et qui permet au centre de gravité d'être toujours maintenu dans la base de sustentation.

Nous bornerons à ces quelques exemples l'étude du rôle que jouent les parties les plus importantes du corps dans les exercices les plus ordinaires : ils permettront de comprendre combien il est utile de connaître le mécanisme des exercices, toutes les fois que l'on veut obtenir un effet bien déterminé ; puisque ce sont, naturellement, les organes alors en jeu qui sont modifiés.

CHAPITRE III

RÉSULTATS GÉNÉRAUX DE L'EXERCICE

Effets généraux. — Influence sur la respiration et sur la nutrition.
— Effets de voisinage. - Effets purement locaux. — Avantages. —
Inconvénients.

Nous arrivons ici à la partie véritablement pratique de ces études; car en somme, ce qu'il importe surtout de connaître lorsqu'on veut arriver au développement rationnel de la force et de l'adresse, ce sont les effets de l'exercice, les modifications qu'il amène dans l'organisme. Nous avons déjà examiné plus haut, mais d'une manière toute philosophique, si l'on peut dire, quelles sont les conséquences du jeu forcé des organes ; nous avons passé en revue différents phénomènes d'adaptation, en demandant des exemples à l'anatomie et à la physiologie comparées. Nous allons, maintenant, examiner tout cela d'un peu plus près et d'une façon moins théorique, mais nous verrons que nous n'aurons, en réalité qu'à tirer des conclusions découlant naturellement des principes posés, et que de simples déductions nous donneront la clef des résultats en apparence les plus compliqués.

Si l'on examine à un point de vue général les effets produits par l'exercice, on voit qu'ils sont de deux sortes: effets portant sur l'organisme entier, effets portant sur des organes particuliers : en d'autres termes, effets généraux, effets locaux.

Effets généraux. — On sait que la vie n'est autre chose que la résultante d'un double mouvement perpétuel, comprenant les phénomènes de désassimilation d'une part, d'assimilation d'autre part, et pour que la vie se passe dans les meilleures conditions possibles, il faut que ce double courant soit régularisé et que, d'un côté, les déchets n'encombrent jamais l'organisme, de l'autre, que les organes puissent sans cesse se réparer. Les phénomènes qui président à ces sorties et à ces entrées, si l'on peut employer de telles expressions, sont connus sous le nom général de phénomènes de nutrition. Ce sont les effets de l'exercice sur ces phénomènes que nous allons actuellement examiner. Incidemment, nous verrons aussi les effets de l'exercice sur la calorification qui, comme l'on sait, n'est qu'une conséquence directe des phénomènes de nutrition.

L'exercice a une action évidemment très nette sur la nutrition : il produit en effet les deux ordres de phénomènes signalés tout à l'heure, c'est-à-dire qu'il a des résultats sur les pertes, d'une part, sur les acquisitions, d'autre part.

La désassimilation est augmentée par l'exercice, et ceci grâce à l'intensité plus grande des combustions vitales. Il se produit entre autres, pendant le fonctionnement des organes, une grande quantité d'acide carbonique, comme le prouve l'expérience qui montre le sang veineux d'un muscle en activité, beaucoup plus noir que le sang veineux du même muscle au repos. En nous bornant à l'étude de la fonction respiratoire, nous trouvons donc, d'une part, par suite de l'exercice, une grande consommation d'oxygène.

Mais le rôle de l'exercice, au point de vue de cette fonction (l'une des plus importantes de la nutrition), dans ce qu'elle a de plus intime, se borne-t-il à ces phénomènes de combustion? Non, car si au lieu d'examiner les résultats immédiats de l'exercice, on envisage les résultats consécutifs, on voit que si le sang est plus riche en acide carbonique pendant le travail, il est, au contraire, plus riche en oxygène peu après que le travail a cessé: et cet effet est dû à ce que la respiration étant beaucoup accrue pendant l'exercice, malgré la plus grande consommation, il y a néanmoins une plus-value d'oxygène: de la sorte le résultat final n'est pas une perte, mais une augmentation de ce gaz. L'augmentation de la proportion d'oxygène dans le sang à la suite d'un exercice, outre qu'elle est prouvée par des analyses directes du gaz du sang, faites en recueillant du sang dans une veine, avant et après l'exercice, et en en extrayant les gaz à l'aide de la pompe à mercure, est encore prouvée par un phénomène tout physiologique, connu sous le nom d'apnée. Si l'on pratique de force la respiration artificielle à un animal, en augmentant le nombre et l'amplitude normale de ses inspirations, si l'on vient à cesser brusquement, on voit que l'animal ne reprend pas immédiatement ses mouvements respiratoires spontanés : c'est là ce qu'on appelle l'apnée ou cessation du besoin de respirer. On sait que les centres respiratoires situés dans le bulbe sont fortement influencés par la teneur en oxygène du sang qui vient les baigner : de même que l'acide carbonique exagère leur activité, l'oxygène en excès amène leur repos. Or, après un exercice violent, on voit le nombre des mouvements respiratoires, qui s'était accru dans toute la durée de l'exercice, tomber au-dessous de sa moyenne normale. M. Lagrange rapporte [1] que, dans une ascension qu'il fit dans les Pyrénées, il avait, avant l'ascension, 16 mouvements respiratoires par minute. Ce nombre qui s'éleva à 30 après 20 minutes de montée presque à pic, descendit à 9 après six minutes de repos. Ainsi donc, le résultat final de l'exercice avait été une apnée, une diminution notable du besoin de respirer ; or, comme nous le disions plus haut, et comme l'a montré Richet, l'accumulation de l'oxygène dans le sang produit l'apnée.

Au point de vue donc de l'oxygène, on voit que par l'exercice l'assimilation l'emporte sur la désassimilation, et que malgré les combustions énergiques, le gain est plus grand que la perte. Nous allons retrou-

---

[1] *Physiol. ex. du corps*, p. 262.

ver des résultats analogues pour les matières plastiques, du moins dans certaines conditions, car, s'il y a
des exercices qui engraissent, il y en a aussi qui font
maigrir.

Nous plaçant toujours au double point de vue de
l'assimilation et de la désassimilation, et n'insistant
jamais assez sur ce que ces deux fonctions sont
également indispensables, la vie étant faite de leur
réunion, nous allons voir que l'exercice produit des
effets également salutaires chez ceux qui ne désassi-
milent pas assez et chez ceux qui assimilent trop peu ;
aussi l'exercice est-il également indispensable à tout
le monde, aux gras, comme aux maigres, aux jeunes
comme aux vieux. Tout le monde connaît cette sensation particulière, désignée sous le nom de besoin
d'exercice, particulièrement les personnes seden-
taires que leurs occupations et leur genre de vie for-
cent à rester de longues heures dans une immobilité
relative. Le besoin d'exercice n'est pas spécial à
l'homme, et si l'on examine d'un peu près n'importe
quel animal, on retrouve chez lui tous les signes
caractéristiques de ce besoin de mouvement. Si l'on
maintient longtemps à l'écurie un cheval vigoureux,
celui-ci à peine sorti bondit, caracole et témoigne
par l'exubérance même de ses mouvements. qu'il
satisfait là un véritable besoin. Pourquoi ce besoin
d'exercice, alors que l'animal bien nourri, bien
reposé, semble être dans des conditions de santé

excellentes et n'avoir besoin de rien ? C'est que, quand l'exercice fait défaut, de nombreux matériaux de déchets dont l'expulsion est hâtée par l'impulsion donnée à tous les organes excréteurs(peau, poumons, rein) s'accumulent dans l'organisme et jouent le rôle de ces poussières qui s'accumulent dans les rouages d'une machine au repos et en gênent le fonctionnement ultérieur. Ainsi donc, dans le repos, on ne désassimile pas assez, ou plutôt, plus exactement, les produits de désassimilation restent en stagnation.

L'exercice, en activant la circulation, produit un déblaiement général, fait retentir son action jusque sur les organes excréteurs et opère ainsi dans l'organisme un véritable nettoyage. Ce n'est pas tout : dans le repos, non seulement les déchets s'accumulent, mais il se fait encore des dépôts excessifs de matières de réserve, entre autres de graisse qui, quand ils acquièrent une certaine proportion, sont plus nuisibles qu'utiles. L'exercice brûle ces matières surabondantes et empêche l'encombrement de l'organisme. M. Lagrange, dans son ouvrage sur les exercices du corps [1], montre encore un des rôles bienfaisants de l'exercice : à savoir d'activer les combustions et de les rendre complètes. Pour prendre un exemple, il examine les matières azotées : à l'état normal, elles se transforment par oxydation en urée, substance très soluble et facilement éliminable ; quand

[1] P. 205 et suivante.

les combustions sont incomplètes, par suite d'un apport insuffisant d'oxygène, elles se transforment au contraire en acide urique, et ce produit peu soluble s'élimine mal ; le rein qui est chargé de l'excréter en laisse dans le sang une notable quantité si sa production est excessive : de là, ces accidents uriques, dont l'un des plus fréquents est la goutte et qui se produisent, comme l'on sait, chez les personnes trop sédentaires. L'exercice empêche la production de ces accidents : sous l'influence d'une respiration plus active, l'oxydation des tissus se complète : il se produit là le même phénomène que lorsqu'on active le courant d'air dans une cheminée qui tire mal.

Chez les personnes qui assimilent trop peu, cas diamétralement opposé à celui que nous venons d'examiner, l'exercice n'est pas moins salutaire : de même qu'il favorise la désassimilation quand l'assimilation est excessive, de même, il favorise l'assimilation chez les personnes débilitées. C'est qu'il est le grand régulateur de ces deux fonctions importantes de destruction d'une part, de synthèse d'autre part, dont l'équilibre parfait constitue la vie normale, la vie dans l'état de santé. L'exercice a une action connue de tous sur l'appétit, ce besoin de prendre de la nourriture, qui résulte de la sensation interne des pertes subies. La faim, comme on le dit vulgairement, est le meilleur des cuisiniers, et quand elle est produite sous l'influence de l'exercice, ceux-là mêmes, qui ne mangaient que du bout des dents les mets les plus choisis et les plus délicats. absorbent avec délices une nourriture même commune. Or la cause la plus profonde de l'affaiblissement sans cesse plus marqué des personnes débilitées est la perte de l'appétit, toute chose qui le réveille est par cela même excellente : en effet dans ces conditions, il y a non seulement réparation des pertes subies mais encore gain, car quand on mange bien après un exercice, l'assimilation l'emporte toujours sur la désassimilation. Notons cependant que quand on a affaire à des personnes affaiblies il faut choisir ses exercices : non seulement il ne les faut pas trop énergiques, ce qui ferait plus de mal que de bien, mais encore il les faut d'un genre particulier : un exemple le montrera. Dans son traité de l'obésité, le docteur Worthington, rapporte le cas de deux équipes de chevaux, qui travaillaient à remorquer des bateaux sur une rivière. La première équipe remontait les bateaux contre le courant et allait au pas, la deuxième redescendait les bateaux au trot : les chevaux de la première équipe engraissaient, ceux de la seconde maigrissaient au contraire. S'il y a des exercices qui engraissent il y en a donc, comme nous l'annoncions qui font maigrir, et ce ne sont naturellement pas ceux-là qu'il faut choisir dans les cas où l'on est déjà par trop maigre.

Tels sont en peu de mots les principaux effets généraux de l'exercice, effets sur la respiration, effets sur les fonctions de nutrition. Ceux-là sont les plus importants, car ce sont eux qui agissent sur la totalité de l'organisme, règlent ses profits et ses pertes, et lui permettent de se maintenir dans l'état le plus favorable quand il en jouit, et d'y atteindre quand il ne le possède pas.

On nous dira que ce sont là des effets dont l'étude est particulièrement du domaine de l'hygiène, cela est possible ; mais à notre avis pour que l'organisme puisse se développer physiquement et atteindre pour ainsi dire la perfection par le jeu bien entendu de tous ses organes, la première condition est que ces organes soient en état, et que la santé générale soit satisfaisante. On comprendra alors pourquoi nous n'avons pas craint de consacrer quelques pages à l'examen des effets généraux de l'exercice dans ce livre, malgré son but spécial.

Nous allons maintenant passer en revue quelques-uns des effets locaux de l'exercice, effets plus immédiatement en rapport avec la question que nous étudions.

Effets locaux. — Les effets locaux de l'exercice, sont ceux qui dans un exercice déterminé se font sentir plus particulièrement sur telle région ; parmi ces effets il y en a de bons, il y en a de mauvais, et il nous les faut examiner tous brièvement. Nous pourrons alors recommander tel ou tel exercice en connaissance de cause, et savoir en outre pourquoi un exercice, pratiqué de telle façon est bon, pratiqué d'une autre au contraire mauvais.

Parmi les effets locaux des différents exercices, un des plus importants est l'ampliation du thorax ; nous avons vu d'ailleurs que c'était là aussi un effet général de n'importe quel exercice. En effet, par cela seul que le besoin de respirer est activé et que les inspirations sont plus profondes, toutes les alvéoles pulmonaires sont déplissées et le poumon acquiert ainsi une surface respiratoire beaucoup plus considérable. Mais indépendamment de cet effet indirect, qui est souvent le plus important, il peut y avoir des actions musculaires produisant l'agrandissement de la cage thoracique : certaines attitudes ont même, indépendamment de tout mouvement, une influence favorable sur la dilatation du thorax.

Ainsi, d'après M. Demeny [1], « les attitudes dans lesquelles les omoplates attirées et fixées en arrière par la tonicité et la contraction des muscles rhomboïdes, trapèzes, grands dorsaux, servent de point fixe aux muscles élévateurs des côtes ; ces attitudes dont le type est la position du soldat au port d'armes, le corps droit, le ventre déprimé par l'aspiration des viscères, produisent sur le thorax une dilatation manifeste.

« A plus forte raison, l'abduction modérée des bras en arrière, la rotation des bras en dehors, l'abduction

[1] Demeny, _De l'éducation physique._

horizontale et au plus haut degré l'élévation verticale des bras ainsi que la suspension passive les bras allongés, soulèvent les côtes au maximum, donnent aux articulations des cartilages costaux une mobilité qui permet de grands mouvements respiratoires, et s'opposent à la fixation du thorax en expiration. »

Les résultats de tous les exercices tendant à relever les côtes n'ont rien de surprenant, si l'on se rappelle le mécanisme des mouvements respiratoires. Un mouvement respiratoire se compose de deux temps successifs : inspiration, expiration. L'inspiration n'est autre chose qu'un agrandissement momentané du thorax, agrandissement qui se produit dans trois sens : sens vertical, sens transversal, sens antéro-postérieur. L'agrandissement vertical résulte de l'abaissement du diaphragme ; nous n'avons pas à nous en occuper ici, aucun exercice ne pouvant produire d'effet local sur le diaphragme. Quand à l'agrandissement qui a lieu dans les deux autres sens, il résulte de la rotation des côtes de bas en haut et de dedans en dehors, autour de leur articulation vertébrale. Les côtes, en effet, à l'état de repos, présentent une inclinaison double. Si l'on considère un plan vertical antéro-postérieur, elles sont inclinées sur ce plan ; si on considère un plan vertical transversal, elles sont aussi inclinées sur ce plan. Dans le soulèvement des côtes, ces deux inclinaisons diminuent ; il en résulte forcément un agrandissement du thorax dans les deux sens. Considérons simplement le sens antéro-postérieur, le raisonnement serait le même, ou à peu près, pour l'autre sens. On peut considérer la paroi antérieure et la paroi postérieure du thorax comme deux plans verticaux qui sont réunis l'un à l'autre par une série de lignes obliques de haut en bas, les côtes : supposons que cette série de lignes obliques diminue d'obliquité en se relevant : la perpendiculaire aux deux plans va s'allonger, et les deux plans s'écarter, par le même mécanisme qui écarte deux des côtés d'un parallélogramme articulé, quand on fait mouvoir les articulations.

Voilà pour l'inspiration : l'expiration est simplement passive et consiste dans l'abaissement des côtes et du diaphragme, le poumon revenant sur lui-même par son élasticité.

Lorsque la cage thoracique s'agrandit, la plèvre pulmonaire est obligée de suivre la plèvre costale dans son mouvement (aucun vide n'existant entre les deux feuillets) : la paroi du poumon suit la plèvre pulmonaire et l'air se précipite dans le poumon dilaté.

D'après ce qui précède, on voit que tout exercice, toute attitude qui aura pour effet de relever les côtes, produira un agrandissement du thorax, une sorte d'inspiration permanente.

Seulement ces exercices n'ont pas d'action sur le diaphragme : beaucoup d'attitudes même, qui relèvent les côtes, laissent le ventre déprimé, le diaphragme bombé par conséquent dans la cavité thoracique, de sorte que l'ampliation réelle du thorax est moindre qu'elle ne le paraît. En réalité, le meilleur exercice qui puisse produire le développement maximum de la poitrine, c'est une série de respirations amples et forcées; dans ce cas, non seulement les côtes se relèvent, mais encore le diaphragme s'abaisse, de sorte que c'est dans les trois sens que le thorax augmente ses dimensions. Mais nous avons vu que la course produisait justement ces respirations amples et forcées, il en résulte cette conséquence en apparence paradoxale, que c'est avec des exercices de jambes que l'on arrive le plus sûrement au développement de la poitrine. L'effet indirect de l'exercice sur la respiration est donc, comme nous l'annoncions au début, plus important qu'un effet local portant directement sur le thorax, pour le développement de la poitrine. Ce n'est pas à dire d'ailleurs qu'il faille mépriser les exercices agissant directement sur les côtes, comme par exemple les mouvements d'élévation et d'abduction des bras : ces exercices sur place, qui paraissent insipides à beaucoup d'enfants dans les gymnases, ont une réelle utilité.

Si l'on veut arriver à produire l'ampliation du thorax par des procédés indirects, c'est-à-dire en activant la respiration, il ne faut évidemment pas aller jusqu'à l'essoufflement, car alors la respiration au lieu d'être ample et profonde, est courte et précipitée, on n'a pas par conséquent l'avantage cherché, c'est-à-dire un jeu considérable des côtes, qui finissent par rester fixées dans un état de demi-soulèvement.

Quand on est arrivé à ce résultat, la poitrine, au lieu d'être étroite et rentrée, devient large et bombée, et l'on possède alors des poumons susceptibles de donner une ventilation suffisante à l'organisme, même dans les exercices les plus pénibles et les plus prolongés; car une des conditions que doit remplir tout d'abord un individu qui veut devenir fort et agile, c'est d'avoir un thorax tel qu'il ne soit pas essoufflé au moindre effort: nous venons de voir que l'exercice, soit directement, soit indirectement, produisait ces résultats, et ce n'est pas un de ses moindres bienfaits.

Un grand nombre des effets produits par l'exercice sont pour ainsi dire sur la limite des effets généraux et des effets locaux; tels sont les effets que l'on peut appeler effets de voisinage et qui se produisent dans toute une région, même sur les organes qui ne prennent pas directement part à l'exercice; tels sont aussi les effets de calorification, qui ont leur source dans les muscles en exercice, mais se transmettent à tout l'organisme.

Les effets de voisinage sont surtout dus aux pressions que les muscles en contraction font éprouver aux parties avoisinantes, et en particulier aux veines et aux capillaires; la circulation du sang dans un

membre est beaucoup aidée par l'exercice, non seulement parce qu'il y a un afflux sanguin plus considérable dans un organe qui travaille, mais encore parce
que la pression exercée sur les capillaires et les veines
aide ceux-ci à se vider et empêche la stagnation du
sang dans ces vaisseaux. Un membre œdématié peut
reprendre son volume normal sous l'influence de
l'exercice. Il ne faut pas néanmoins que la pression
exercée par les muscles en contraction sur les vaisseaux périphériques soit trop généralisée, comme cela
a lieu dans l'effort, où tous les muscles sont pour ainsi
dire mis à contribution. Dans ce cas, la pression dans
les gros troncs devient excessive et peut en occasionner la rupture.

Il y a encore d'autres parties molles soumises à la
pression dans certains exercices. La contraction des
muscles abdominaux cause une compression générale
sur toute la masse des viscères ; si cette compression
est modérée elle peut avoir un effet utile en favorisant
la marche des aliments dans le canal intestinal, mais
si elle est trop énergique une anse intestinale peut
venir s'engager dans le canal inguinal ou dans le
canal crural d'où production d'une hernie. Ces effets
malheureux ne se rencontrent guère que dans l'effort.

Les effets de calorification résultent des combustions énergiques qui ont lieu dans les muscles en activité, la température de ces muscles s'élève en effet no-
tablement. Mais comme le sang dans sa course traverse

ces organes, il s'échauffe lui-même au passage et par suite de sa circulation va faire bénéficier tout le corps de cette élévation locale de température; c'est ainsi que tout l'organisme profite du travail d'une de ses parties.

Les effets véritablement locaux de l'exercice sont ceux qui s'exercent sur la région même en activité, et particulièrement sur les muscles et sur les os.

Certains de ces effets sont accidentels, d'autres au contraire sont obligés et inévitables. Parmi les premiers, il faut signaler les lésions, telles que rupture des muscles et même des os, et luxations; ces effets ne nous arrêteront pas longtemps: mais nous les signalons pour montrer que, si l'exercice a ses avantages, il a aussi ses inconvénients, et pour mettre en garde contre ces accidents résultant d'ailleurs la plupart du temps, soit de faux mouvements, soit d'exercices disproportionnés à ses forces.

La rupture d'un muscle peut se produire lorsque la fibre musculaire se contracte avec une énergie qui dépasse sa résistance, ou encore lorsqu'elle est allongée au delà de sa limite d'élasticité: il y a donc des ruptures, actives et des ruptures passives. Ces ruptures, connues vulgairement sous le nom de *coups de fouet*, sont le plus souvent sans grande importance, mais quand elles intéressent tout un muscle, elles peuvent avoir une grande gravité.

La rupture d'un os est relativement peu fréquente,

on en cite cependant des cas. Quant à la luxation, c'est l'accident le plus fréquent provenant de contractions musculaires énergiques et mal coordonnées; l'os étant violemment attiré dans un sens sans être suffisamment maintenu dans l'autre, sort de sa cavité articulaire et, au lieu d'y rentrer, l'effort fini, glisse sur ses bords et passe à côté.

Mais ce sont là, nous le répétons, de purs accidents, qui doivent simplement être signalés. Nous verrons tout à l'heure d'autres inconvénients de l'exercice bien plus importants ceux-là; parce qu'ils se produisent à la longue et sont durables, et qu'il importe d'autant plus de faire remarquer, que c'est souvent alors que l'on poursuit le but très louable de se développer physiquement, qu'on amène leur production par un manque de discernement et faute de connaissances suffisantes. On ne saurait trop le dire, le développement du corps par les exercices physiques doit être l'objet de la plus vive sollicitude; autrement non seulement on n'atteint pas le but proposé, mais encore on obtient les résultats les plus inattendus et les plus déplorables. On n'était que faible, on devient infirme et contrefait.

Sous l'influence du travail, le muscle subit des modifications importantes. Il augmente d'abord de volume, devient plus épais, plus riche en fibres contractiles, mais il change aussi de structure, en ce sens que le tissu graisseux dont il était plus ou moins infiltré, disparaît presque complètement. De plus, dans la région soumise au travail, le tissu cellulaire dans lequel le muscle était pour ainsi dire noyé, diminue considérablement, et le muscle ressort en saillie sous la peau, autant par suite de cette disparition qu'à cause de son accroissement propre. Il résulte de là que lorsque le travail est bien localisé dans une région, cette région spéciale saute immédiatement aux yeux, par les saillies musculaires qu'elle présente. L'accroissement du muscle par l'exercice est dû à ce qu'une circulation plus active y apporte plus de matériaux : pour que ce résultat se produise il ne faut d'ailleurs pas que le travail soit excessif, sans cela le muscle au lieu de grossir diminue. Les matériaux apportés par le sang non seulement alors ne sont pas en excès, mais même ne suffisent plus, et le muscle est obligé de brûler sa propre substance. Il faut qu'il y ait une régulation telle entre le travail et l'afflux sanguin, que les matériaux ne soient pas tous consommés pendant le travail, et qu'il en reste un excès séjournant dans le muscle quand il est en repos. De la sorte la fibre musculaire alors inactive, baignée dans un riche plasma, non seulement peut réparer ses pertes, mais encore y trouver son profit.

Les muscles ne grossissent pas seulement sous l'influence du travail, ils changent aussi de forme, et c'est là un effet fort intéressant, car il permet d'expliquer les déformations consécutives à certains exercices pratiqués avec trop d'assiduité. Un muscle contracté fréquemment, plus fréquemment que son antagoniste, finit par demeurer dans un état de demi-contraction pour ainsi dire, ou plutôt, pour être plus exact il se raccourcit ; à l'état statique ses fibres n'ont plus la même longueur que primitivement. On observe souvent chez les gymnastes ce raccourcissement particulier du biceps : il en résulte qu'à l'état normal l'avant bras est à demi fléchi sur le bras, et que l'extension parfaite de l'avant-bras devient impossible. Dans ce cas particulier, le raccourcissement de la fibre musculaire n'a aucune influence fâcheuse, mais il n'en est pas de même dans tous les cas, particulièrement quand il intéresse les muscles spinaux. On sait que l'on trouve fixés aux vertèbres deux sortes de muscles, des extenseurs de la colonne vertébrale et des fléchisseurs. Si ces derniers ont dans les mouvements exécutés une certaine prépondérance, il en résultera une flexion en avant de la colonne vertébrale et la production de cette déformation particulière connue sous le nom de dos rond. Les gymnastes de profession, qui sont loin d'être des modèles de belles proportions, présentent fréquemment cette déformation caractéristique et cela se conçoit. Dans tous les exercices soit de trapèze, soit de barre fixe, soit d'anneaux, et particulièrement dans le mouvement dit renversement, le corps est obligé de se ramasser le plus possible sur lui même par une flexion forcée de la

colonne vertébrale ; il en est de même dans les rétablissements en avant. il en résulte une sorte de courbure permanente, qui a pour effet une attitude
penchée inévitable, avec bombement exagéré du dos.
Si ce sont les muscles latéraux de la colonne vertébrale qui sont exercés de préférence, il en résulte une
déviation soit à droite, soit à gauche, selon le côté
dont les muscles auront été particulièrement mis en
jeu. ces déviations latérales sont connues sous le nom
de scolioses.

Ces déformations, au début. ne sont pas d'une
extrême gravité parce qu'elles n'intéressent encore
que les muscles, un exercice approprié à la déviation
les fait rapidement disparaître ; mais à la longue elles
deviennent beaucoup plus graves. Nous avons insisté
dans un de nos chapitres préliminaires sur cette véritable plasticité du squelette. qui obéit aux moindres
impulsions qui lui sont communiquées ; grâce à cette
plasticité même. les déformations d'abord purement
musculaires ne tardent pas à gagner les os eux-
mêmes. Sous l'influence de la courbure, la pression
résultant du poids du corps ne s'exerce plus également sur toute la surface du disque vertébral. elle
s'exerce surtout du côté de la concavité de l'arc: grâce
à cette inégalité de pression. le développement de l'os
n'est plus régulier, il est ralenti dans les points où la
pression est maxima. et la surface de la vertèbre au
lieu de rester plane devient oblique. au lieu d'avoir la

forme d'un disque elle prend celle d'une espèce de coin. A ce moment là, la scoliose, l'arcature de la colonne vertébrable devient très difficile à combattre, puisqu'elle a sa source, non plus dans une simple action musculaire, mais dans une déformation de la vertèbre.

Puisque nous sommes ici sur le chapitre des déformations résultant de l'exercice, déformations que nous devons étudier puisqu'elles ne sont dues qu'à un excès dans l'action normale que l'exercice fait subir aux organes sur lesquels il agit, nous allons examiner encore quelques-uns des inconvénients de la gymnastique avec engins et d'autres exercices avec raison fort appréciés, mais qu'il ne faut pas pousser à l'excès, nous voulons parler de l'équitation et de l'escrime. Remarquons d'ailleurs en passant, que l'étude de ces déformations est plus apte que n'importe quelle autre à nous montrer les effets de l'exercice; la pathologie n'est que l'exagération des phénomènes physiologiques, et de même que, pour saisir tous les détails d'une fleur ou d'un insecte, on les considère avec un instrument grossissant, de même, l'exagération des effets dans ces cas particuliers nous permettra de nous en rendre mieux compte dans l'état normal.

Ce qui frappe les yeux quand on examine un gymnaste c'est la disproportion des membres supérieurs et du buste, et des membres inférieurs : alors que les épaules et les bras sont énormes, les jambes sont grêles. de plus la tête est enfoncée dans les épaules, qui sont ramenées en avant et en haut.

La disproportion des membres supérieurs et des membres inférieurs tient justement à ce fait que pour le gymnaste les jambes, si l'on peut dire, sont les bras. Le rôle de soutien du corps qui est dévolu naturellement aux membres inférieurs, il l'attribue à ses membres supérieurs. En effet soit à la barre, soit au trapèze, le poids du sujet est supporté par les épaules, qui doivent alors acquérir un développement tel. qu'elles soient aptes à remplacer le bassin.

Le fait d'avoir la tête dans les épaules est la conséquence même de l'attitude ramassée, exigée, comme nous le faisions remarquer plus haut. par certains mouvements. où l'on doit alléger autant que possible la charge des bras. en même temps que l'on remonte le centre de gravité. Les muscles du cou. fréquemment contractés dans ces exercices. deviennent moins longs et plus trapus. et le cou par cela même devient court et gros : beaucoup de gymnastes ont un véritable cou de taureau.

Quant à la déviation des épaules en avant et en haut. elle résulte particulièrement de l'exercice aux barres parallèles : ces barres étant généralement plus écartées que les deux articulations scapulo-humérales, les épaules sont relevées pendant tout le soutien : de plus. elles sont amenées en avant. par la contraction énergique des pectoraux, dont l'action est nécessaire pour maintenir l'ensemble de l'omoplate, de la clavicule et de l'humérus, dans une fixité suffisante, pour que le corps ait un point d'appui solide au niveau de la ceinture scapulaire.

Nous pouvons voir par ce court exposé que la gymnastique avec engins, si longtemps préconisée, n'a pas précisément que des avantages; mais par l'action énergique que beaucoup de ses mouvements exercent sur certains muscles, on comprend facilement que, pratiquée avec tact et modération, elle puisse avoir des effets excellents.

Au reste, tout exercice qui demande des mouvements un peu localisés est par cela même un exercice qui déforme. L'escrime elle-même, qui a tant d'avantages, non pas tant au point de vue du développement de la force qu'à celui du développement de l'adresse, produit quand on en abuse certaines déformations. Ainsi les tireurs droitiers ont généralement une scoliose à concavité droite, et les tireurs gauchers une scoliose à concavité gauche (ces scolioses ne se produisent, naturellement, que si l'on a commencé les armes assez jeune, sans cela la colonne vertébrale est assez solide pour résister aux déformations produites par cet exercice). De plus l'épaule, du côté où l'on tient le fleuret, subit un abaissement marqué, comme le fait remarquer M. Lagrange, qui contredit ici formellement l'opinion contraire: il s'est assuré par des mensurations de la justesse de son dire. Enfin, la poitrine est aplatie du côté où l'on tient l'épée et bombée de l'autre. Tout ceci est facile à comprendre, si l'on envisage l'attitude d'un tireur soit dans la mise en garde, soit dans l'attaque, soit dans la parade. On voit que dans ces trois cas le corps présente toujours une flexion latérale du côté qui tient l'épée, cette flexion latérale tenant d'ailleurs à ce que le corps se courbe, mais dans une position effacée, pour présenter à l'adversaire la moindre surface. Dans cette flexion, l'épaule est abaissée du côté de la concavité, et les vertèbres subissent une pression maxima également du côté de cette concavité. Une attitude souvent prise tendant à devenir normale, comme nous l'avons fait souvent remarquer, il en résulte qu'avec le temps l'épaule demeure abaissée et la colonne vertébrale fléchie latéralement.

C'est cette flexion qui amène la déviation des côtes, les fait rentrer du côté de la concavité et saillir du côté de la convexité.

Ces déformations mêmes, généralement nuisibles, peuvent avoir un rôle excellent quand il s'agit de traiter des déformations inverses. Pour une scoliose à concavité gauche, l'escrime à la main droite sera un remède excellent, et *vice versa*; mais ce sont là des considérations orthopédiques auxquelles nous ne pouvons nous arrêter longtemps.

L'équitation produit, elle aussi, des déformations que

l'on pourrait appeler professionnelles, mais c'est surtout l'équitation de course qui a de déplorables résultats. L'équitation de promenade ou de manège n'est pas, à beaucoup près, comparable, et comme c'est elle qui constitue à proprement parler un exercice, l'autre étant le fait des jockeys de profession, c'est d'elle surtout qu'il nous faut nous occuper.

La déformation caractéristique de tous les cavaliers quels qu'ils soient, c'est la courbure en dedans des membres inférieurs qui présentent tous deux une concavité interne, il en résulte que les jambes, au lieu de se toucher dans toute leur longueur, comme cela a lieu dans le cas normal, laissent entre elles un espace comparable à celui formé par deux circonférences sécantes. Cette forme concave des deux jambes résulte de ce que le cavalier moule pour ainsi dire ses membres inférieurs sur les flancs de sa bête pour mieux l'envelopper, et elle est d'autant plus prononcée que l'on a commencé l'exercice plus jeune, à une époque où les os étaient plus plastiques et plus malléables.

L'équitation ordinaire ne produit que cette déformation, assez disgracieuse du reste, et qui en particulier rend la démarche presque ridicule. Le tronc reste droit; mais dans l'équitation de course, les épaules sont en outre remontées et le dos arrondi. Ceci résulte de ce que, pour alléger autant que possible l'arrière-main du cheval, on est obligé de se pencher beaucoup en avant.

Ces quelques types de déformations sont suffisants pour nous montrer jusqu'à quel point l'exercice peut modifier les formes, non seulement par son action sur la musculature, mais encore par son influence sur le squelette ; ils sont pour nous des exemples frappants des modifications que l'on peut imprimer par soi-même à son organisme. Nous pouvons de plus tirer de tout ceci un enseignement pour rester dans les limites du perfectionnement, et ne jamais dépasser le but. Comme le fait remarquer judicieusement M. Lagrange : « Un exercice amènera une déformation plus ou moins marquée du corps toutes les fois qu'il aura lieu dans les conditions suivantes :

« 1° Concentration de l'effort musculaire dans une région très localisée, les autres parties du corps ne participant pas au travail ;

« 2° Nécessité de prendre ou de conserver pendant l'exercice une attitude vicieuse qui dévie l'axe du corps ou un quelconque des membres de sa position normale.

« 3° Exécution fréquente et prolongée de mouvements que l'homme ne pratique pas naturellement et auxquels sa conformation n'est pas adaptée.

« Avec ces données, il est facile de se mettre en garde contre les déformations résultant d'un exercice mal compris, et l'on peut voir tout de suite qu'un exercice véritablement salutaire sera celui dans lequel tous les muscles prendront plus ou moins directement part et qui n'exigera de la part de celui qui l'exécute aucune attitude forcée ni contournée. »

Nous bornons là ces considérations sur les effets de l'exercice en général, et nous allons nous placer sur un terrain un peu plus pratique, c'est-à-dire que nous allons examiner maintenant les exercices les plus communément pratiqués, les sports les plus en vigueur, et que nous allons voir quels sont leurs avantages et leurs inconvénients, les bienfaits que l'on en peut retirer comme aussi les mauvais résultats qu'ils peuvent donner. Alors, forts de la théorie et de la pratique, nous pourrons résumer en quelques mots quelles sont les meilleures règles à suivre pour obtenir le développement et le perfectionnement de la force et de l'adresse par une méthode vraiment rationnelle.

CHAPITRE IV

ÉTUDE DES PRINCIPAUX EXERCICES

Exercices actifs. — Exercices mixtes. — Exercices passifs. — Jeux.

Dans notre classification des exercices, nous avons vu qu'au point de vue physiologique, on pouvait les diviser en faciles et difficiles (suivant le plus ou moins de part que prend le cerveau au travail) et que si l'on

E.   COUVREUR, Les Exercices du corps.   16

considère le mode de l'exercice et sa durée, on pouvait envisager trois catégories bien distinctes : exercices de force, exercices de vitesse, exercices de fond. Au point de vue pratique — et c'est à ce point de vue que nous nous plaçons maintenant — il est plus commode d'adopter la classification suivante, qui est celle de M. Leblond [1]. Nous avons, d'une part, les exercices actifs dans lesquels les mouvements sont spontanés, où le corps se meut librement sous l'influence de la volonté ; d'autre part, les exercices passifs, où les mouvements du corps sont produits par une cause étrangère, et enfin les exercices mixtes, dans lesquels le corps est mû à la fois par la volonté et par une cause extérieure. La marche, la course sont des exercices actifs ; le massage, la friction, des exercices passifs ; l'équitation, un exercice mixte.

EXERCICES ACTIFS

Les exercices actifs peuvent se diviser eux-mêmes, suivant qu'ils s'effectuent librement, à l'aide d'appareils fixes, à l'aide d'appareils mobiles, en mouvements libres, mouvements liés, mouvements demi-liés.

1° Mouvements libres. — Le nombre des mouvements libres est très considérable. Toutes les parties de notre organisme sont, en effet, plus ou moins mobiles les unes par rapport aux autres. Ces mouve-

---

[1] Leblond, *la Gymnastique et l'exercice physique*, p. 17.

ments peuvent être simples, c'est-à-dire mettre en jeu seulement une région restreinte, ou, au contraire, complexes, auquel cas un grand nombre de groupes musculaires entrent en jeu pour les accomplir.

Les mouvements simples ne se présentent généralement qu'accidentellement dans la pratique journalière, mais la gymnastique s'en est emparée et a institué avec eux un certain nombre d'exercices sur place dont les plus importants sont les mouvements isolés de la tête, du tronc, des bras et des jambes.

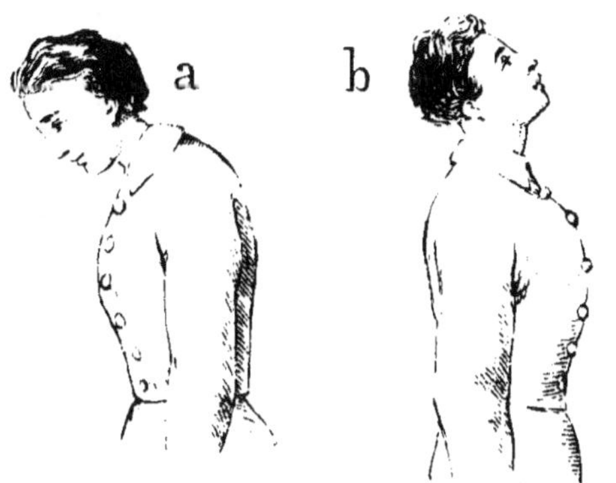

Fig. 41. — Flexion et extension de la tête.

Les mouvements de la tête, peu étendus, peuvent être de trois sortes : flexion et extension en avant et en arrière (fig. 41), inclinaison alternative à droite et à gauche (fig. 43), rotation alternative, également dans les deux sens (fig. 42). Ces mouvements qui intéressent tout l'ensemble de la région cervicale, peuvent servir au développement des muscles du cou et à donner de la souplesse aux articulations des vertèbres cervicales ; leur rôle n'est pas d'ailleurs, d'une importance extrême, et il ne faut pas en abuser, leur fréquente répétition pouvant amener des troubles cérébraux.

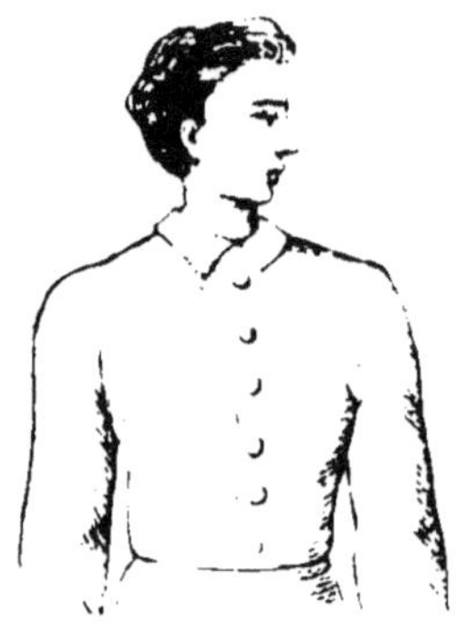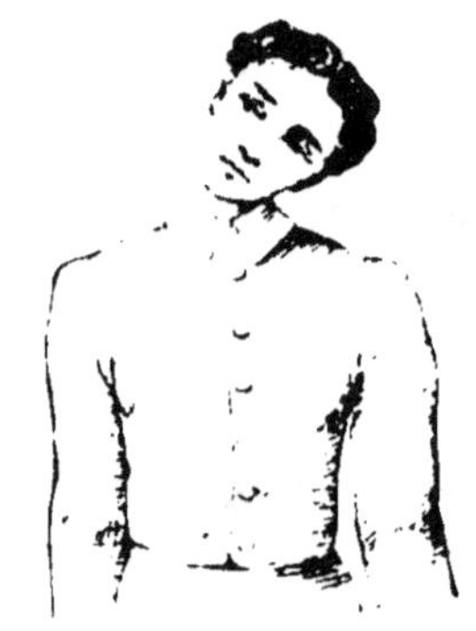

Fig. 42.   Rotation de la tête.   Fig. 43. — Inclinaison de la tête.

Les mouvements du tronc peuvent être également de trois sortes. Le fait même que la colonne vertébrale n'est pas un tout rigide, mais formée par l'empilement des vertèbres, lui permet, sous l'influence des musles spinaux, de se fléchir en avant, sur les côtés, et de présenter des mouvements de rotation. Le tronc peut, par conséquent, osciller d'avant en arrière et *vice versa*, osciller de droite à gauche et de gauche à droite, et enfin se tordre plus ou moins sur lui-même. Les mouvements du tronc assurent la souplesse des articulations vertébrales et fortifient les muscles spinaux ; ils permettent à la taille de conserver toute sa flexibilité.

Les mouvements des bras peuvent intéresser, soit l'avant-bras seulement, soit le bras seulement, soit le

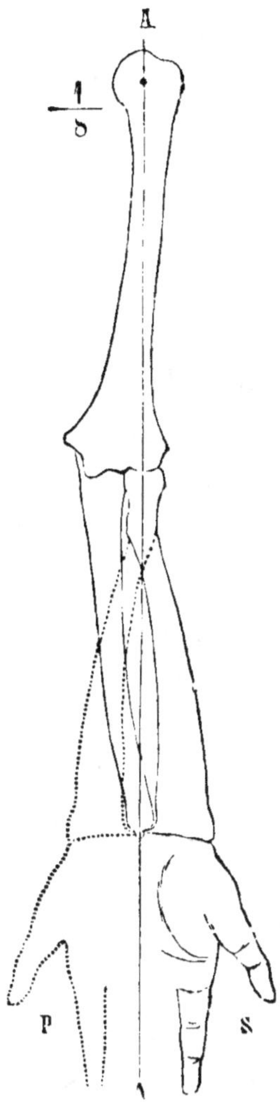

Fig. 44. — Pronation et supination.

membre supérieur tout entier. Les mouvements des avant-bras consistent en flexion et extension, pronation et supination (fig. 44). ceux des bras en mouvements d'abduction et d'adduction, et de rotation. Si l'on combine tous ces mouvements ensemble, on peut exercer un groupe de muscles déjà considérable, de sorte que l'on peut bénéficier ainsi, non seulement des effets locaux, mais encore des effets généraux de l'exercice. Mais l'avantage le plus évident des mouvements des bras est de fortifier les muscles de l'épaule.

Les mouvements des membres inférieurs sont plus ou moins les analogues de ceux des membres supérieurs : ils consistent également en flexion, extension, abduction et rotation (fig. 45 et 46).

On peut combiner ensemble, dans la gymnastique sur place, les mouvements de la tête, du tronc, des bras et des jambes. On arrive ainsi, à exercer simultanément un grand nombre de muscles, et nous avons vu que c'était là une des conditions dans lesquelles il fallait se placer de préférence. Dans ce cas, en effet, il n'y a pas de prédominance du développement d'un groupe musculaire particulier, et tout l'organisme se fortifie également, tout en gardant l'harmonie de ses proportions.

L'exercice sur place a évidemment ses avantages, mais il doit céder le pas à tous les exercices où le corps se déplace et dont nous allons passer en revue un certain nombre.

La marche est certainement celui qui doit tout d'abord attirer notre attention et celui peut-être qui

doit obtenir la préférence. Outre que c'est là un des
exercices les plus familiers à l'homme, puisque c'est
son mode naturel de locomotion, il repose l'esprit fatigué par le travail et contribue pour une large part au
développement des forces et à la conservation de la

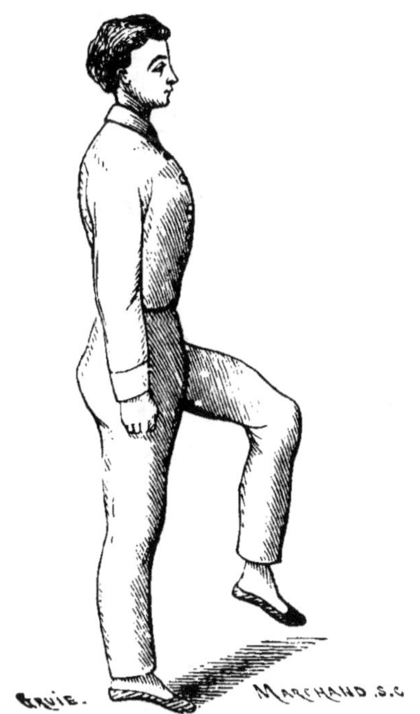

Fig. 45. — Flexion de la cuisse.

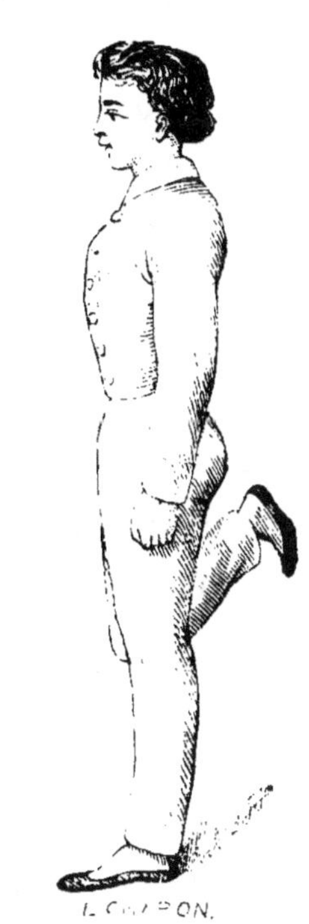

Fig. 46. — Flexion de la jambe.

santé. Nous avons déjà, dans un chapitre précédent,
étudié la marche théoriquement ; nous avons vu quel
était son mécanisme, quel travail elle exigeait. nous
n'avons donc plus à revenir là-dessus, et nous n'avons
plus qu'à nous occuper de ses effets. La marche peut
présenter, dans sa forme, bien des variétés : les pre-

mières. dues à la personne elle-même qui marche, et les autres dues à la nature du terrain. C'est ainsi que la marche, d'une part. peut être lente ou rapide. d'autre part. s'effectuer sur un sol horizontal ou en pente. et, dans ce deuxième cas, soit en montant. soit en descendant, enfin s'effectuer sur un terrain plus ou moins mouvant.

La marche lente est l'allure la plus naturelle quand on a à parcourir un grand espace ; dans ce cas. le travail accompli n'est pas considérable à chaque pas. mais le nombre de pas étant très grand. la somme peut atteindre un chiffre assez élevé. On a ainsi le type d'un exercice de longue haleine et nous avons vu que les avantages de ces exercices étaient de permettre, sans fatigue, un grand travail.

La marche rapide n'est pas. à proprement parler. une allure normale ; elle fatigue assez promptement ; elle a l'avantage inverse de la marche lente. de permettre d'effectuer, dans un temps relativement court. un travail considérable. C'est ainsi que les personnes plus ou moins sédentaires et dont tout l'exercice se borne à aller, par exemple. de chez elles à leur bureau et *vice versa*. pourront néanmoins, si elles font ce trajet d'une allure rapide, faire un exercice réellement profitable et exercer suffisamment leurs muscles.

Quand on marche sur un terrain horizontal. tout le travail consiste dans un déplacement en avant du corps : mais si le terrain est en pente et que l'on remonte cette pente, on aura de plus à élever son corps à chaque pas de toute la distance verticale qui sépare les deux points d'appui consécutifs. Aussi, la marche sur un terrain montant est-elle beaucoup plus pénible que sur un terrain plat, et la fatigue arrive-t-elle beaucoup plus vite. Quand on descend la pente d'un terrain, il semblerait au premier abord que la marche doit être moins pénible que sur un terrain horizontal, puisque la pesanteur contribue pour une part à vous entraîner ; mais il n'en est rien : on est obligé, en effet, à chaque pas, de raidir le jarret pour que la jambe ne fléchisse pas trop sous le poids du corps dont la masse est multipliée par la hauteur de chute. Il en résulte que si sur un terrain qui monte on fatigue rapidement ses fléchisseurs par suite de la nécessité d'élever chaque fois la jambe à un plus haut niveau ; sur un terrain qui descend, ce sont les extenseurs qui travaillent le plus.

Il n'y a pas que la pente du terrain qui influe sur la marche, il y a encore sa nature, et l'on sait qu'on se fatigue beaucoup moins sur une route bien empierrée, que sur un sol plus ou moins mouvant, tel que le sable ou une terre labourée. Ce fait est facile à comprendre : outre qu'il faut déployer une certaine force, pour arracher le pied du sol dans lequel il est plus ou moins enfoncé, nous avons vu que dans la marche ordinaire il y a une certaine vitesse acquise résultant pour ainsi dire du rebondissement sur le sol ; cette vitesse acquise est amortie, détruite à chaque pas par l'affaissement du sol sous les pieds, et on a autant de peine à faire le second pas qu'à faire le premier; il faut redonner sans cesse une impulsion nouvelle, l'élan se trouvant chaque fois brisé par le fait même que le sol cède.

Quelles que soient les conditions dans lesquelles on effectue la marche, c'est toujours un exercice excellent. Non seulement elle exerce les membres inférieurs, qui jouent ici le principal rôle, et par conséquent fortifie leurs muscles, mais encore elle nécessite une foule de mouvements concomitants, en particulier des bras et du tronc, ces mouvements étant amenés sans cesse par la nécessité de la conservation de l'équilibre. Les bras oscillent avec le même rythme que les jambes, se portent en avant toutes les fois que la jambe du même côté se porte en arrière et la colonne vertébrale se fléchit et se relève suivant qu'il est nécessaire d'amener le centre de gravité en avant ou de le reporter en arrière.

Les effets locaux exercés par la marche sont donc déjà fort importants, mais cette importance n'est rien à côté de celle des effets généraux.

Les muscles particulièrement mis en usage dans cet exercice étant les plus gros et les plus puissants de l'organisme, il en résulte une accélération notoire de la circulation et de la respiration. Or, nous avons vu quelle était l'influence bienfaisante de ces effets: fixation d'oxygène d'une part. alimentation plus active des tissus d'autre part. Ce sont là les conditions *sine qua non* du maintien de l'intégrité des organes et de leur développement. L'oxygène, par sa présence, permet l'oxydation complète des substances de déchet qui, devenues solubles, sont entraînées par le sang, puis éliminées par le filtre rénal ; il n'y a donc pas encombrement de l'organisme par ce qu'on pourrait appeler ses cendres. D'autre part. baignés avec abondance par le sang, les organes n'ont, pour ainsi dire. qu'à faire leur choix dans cette source même de la nutrition de tous les tissus. Les résultats aussi ne se font pas attendre. L'obésité disparaît rapidement sous l'influence de marches régulières ; et alors même que l'on n'a pas d'infirmités, on peut vite s'apercevoir que l'on a pris des forces et qu'on possède une bien plus grande résistance à la fatigue. C'est ainsi que beaucoup de jeunes gens qui arrivent au régiment peu accoutumés à la marche, et que les premières étapes fatiguent extrêmement, se montrent propres au bout de peu de temps à effectuer les plus longues routes.

On peut même arriver, par un exercice assidu de la marche, à des résultats touchant au merveilleux. Le colonel Amoros[1] cite l'exemple d'un homme, montagnard des Pyrénées. qui faisait environ 36 lieues en 15 heures, soit 8 à 9 kilomètres à l'heure. Le capitaine

---

[1] Amoros. *Traité d'éducation physique, gymnastique et morale.*

Cochrane pouvait faire dans sa journée une vingtaine de lieues. Il est évident que ce sont là des exceptions, et que tout le monde ne peut pas espérer arriver à ces résultats : mais ces exemples montrent suffisamment l'influence que l'habitude d'un exercice peut avoir sur sa pratique, et si l'on ne peut faire vingt lieues dans sa journée, on pourra, avec l'habitude de la marche, arriver rapidement à faire une quarantaine de kilomètres sans trop de fatigue, alors qu'une marche de huit à dix kilomètres faisait peur. Par ses résultats même, l'influence de la marche sur le développement de la vigueur est donc indéniable : que de gens sont devenus des marcheurs émérites, qui auparavant craignaient la moindre course et prenaient une voiture pour aller à cent pas ! Mais ces résultats n'ont rien qui doive nous étonner et sont la conséquence des principes que nous avons posés sur les effets qu'exerce sa propre activité sur un organe quelconque.

La marche ne fortifie pas seulement considérablement les membres inférieurs, elle a aussi une puissante action sur le développement de la poitrine : nous avons vu que tous les exercices qui amènent le besoin de respirer activement sont dans ce cas, et que les exercices de jambes tiennent la tête dans ce groupe. Or, la marche est le type même des exercices de jambes. Une poitrine pleine et bombée, voilà donc, avec des jambes solides et défiant les kilomètres, un des avantages de la marche : et si l'on réfléchit à tous les agréments des voyages pédestres, l'on s'étonnera qu'elle ne soit pas plus généralement pratiquée, puisqu'elle remplit toutes les conditions désirables.

Ajoutons de plus que la marche est le véritable type des exercices automatiques : le cerveau n'y prend aucune part, et l'on peut causer des choses les plus absorbantes et les plus diverses sans même que son rythme en soit modifié. Or, nous avons insisté déjà sur les avantages précieux des exercices automatiques, qui permettent le développement du corps sans amener la fatigue du cerveau. A ce titre encore, nous voyons que la marche est, pour ainsi dire, le roi des exercices.

Nous trouvons à côté de la marche un autre mode de progression moins fréquent, mais aussi très ordinaire : nous voulons parler de la course (fig. 47).

La course est une allure beaucoup plus vive que la marche, en général, mais nous avons vu que ce n'était pas la seule différence, et qu'outre celle de vitesse il y avait aussi une différence de mécanisme, le corps restant, dans cette allure, suspendu en l'air pendant un certain temps. Quoique n'étant pas un moyen de locomotion aussi ordinaire que la marche, c'est encore néanmoins une allure tout à fait naturelle à l'homme ; si on ne la rencontre qu'accidentellement chez les peuples civilisés, c'est une allure excessivement fréquente chez les sauvages qui, par suite de la nécessité où ils sont, soit d'échapper à leurs ennemis par la fuite, soit de poursuivre leur proie, acquièrent une habitude telle de la course, que leur célérité nous étonne. L'exercice de la course a été très en honneur chez les anciens, particulièrement les Grecs et les Romains. Parmi les exercices des gymnases, c'était un des plus pratiqués, et chez les Grecs surtout, dans les jeux publics, la lutte à la course avait une importance capitale : à tel point que les historiens, datant les événements par olympiades, ne manquaient jamais d'ajouter le nom de l'athlète, qui dans les jeux olympiques avait remporté le prix de la course. Les courses, comme exercices publics, ne se sont conservées que dans bien peu de pays ; il existe cependant en Wurtemberg des courses de femmes qui ont lieu le jour de la Saint-Barthélemy. Il y avait encore au moyen âge des coureurs de profession, qui accompagnaient les carrosses, portaient les dépêches ; ces coureurs se recrutaient parmi les Béarnais, les Biscayens, les Basques surtout, qui ont gardé particulièrement la réputation de bien courir, d'où l'expression proverbiale : « Courir comme un Basque ». Aujourd'hui, il n'y a plus de coureurs, sauf dans certaines localités d'Angleterre, où le carrosse du shérif est flanqué, quand il se rend aux assises, de deux coureurs en costume de jockeys, trottant près des portières dont ils tiennent les boutons [1]. On peut acquérir

1. Depping. Merveilles de la force et de l'adresse.

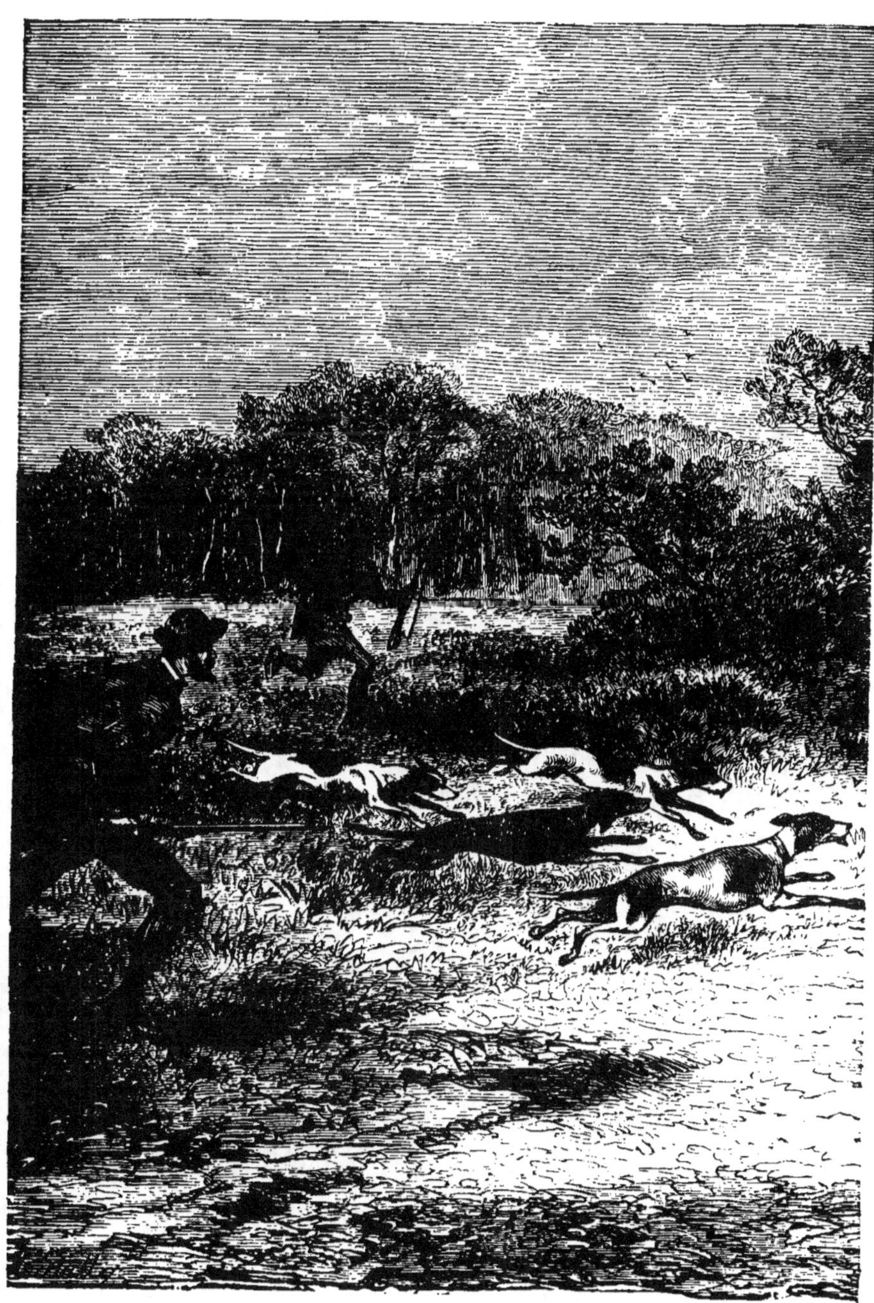

Fig. 47. — La Course.

une vélocité extrême à la course, et la chronique a gardé le nom de plusieurs coureurs célèbres effectuant de très longs trajets avec une rapidité remarquable. Ce sont là évidemment des exceptions, mais sans prétendre devenir un phénomène, il est bon cependant de pouvoir maintenir l'allure de course pendant un certain temps. Outre que c'est, comme nous le verrons, un excellent exercice, sauf des cas spéciaux que nous indiquerons, cela peut avoir aussi son utilité.

Si l'on veut maintenir la course pendant un certain temps, il faut d'abord et avant tout régler sa respiration. C'est là le plus difficile, car généralement sous l'influence de la course la respiration ne tarde pas à devenir courte et oppressée, et l'on est obligé de s'arrêter par suite de l'essoufflement, et aussi souvent d'une douleur particulière, connue sous le nom de point de côté, qui résule de l'engorgement de la rate et qui coupe, comme l'on dit, la respiration. Il faut s'habituer à faire des inspirations amples et le moins fréquentes possible ; dans ces conditions l'essoufflement ne se produit pas, non plus que les stases sanguines résultant de l'engorgement des gros troncs. Pour obtenir ce résultat, il faut laisser le thorax aussi libre que possible, ne pas gêner son ampliation, et on y arrive en fixant les bras au corps à la hauteur des hanches et en rejetant les coudes en arrière, ce qui amène l'écartement des épaules. Si on ne veut pas que la fatigue arrive trop vite, il ne faut pas faire de trop grandes enjambées, nous en avons vu la raison en étudiant la dynamique de la course [1].

La course est un exercice excellent, quand on peut le pratiquer : il a tous les avantages de la marche et même à un plus haut degré. En effet, nous avons vu que le travail d'un pas de course était beaucoup plus considérable que celui d'un pas de marche : il en résulte que les muscles exercés le sont bien plus violemment, et que par suite, les effets locaux d'une part, généraux d'autre part, sont beaucoup plus marqués. La course doit donc être placée au premier rang des exercices, développant d'une part les muscles inférieurs, et d'autre part la poitrine. Outre cette influence sur la musculature des muscles inférieurs et sur la respiration, la course, par l'accélération qu'elle communique au cours du sang, exerce un effet très marqué sur tous les phénomènes de nutrition générale, c'est-à-dire sur l'assimilation d'une part, la désassimilation de l'autre, et cela non seulement dans les organes particulièrement exercés, mais encore dans tous. Il est des cas cependant où l'on est réduit à se priver de ses avantages précieux : dans les cas de maladies soit du poumon, soit du cœur, la course ne saurait être prescrite, à cause justement de l'action énergique qu'elle exerce sur la respiration et sur la circulation. Il est évident également que la course ne

---

[1] Voir plus haut, *Étude théorique des principales allures*.

saurait être un exercice pour les hommes mûrs, pour les vieillards surtout, elle exige trop de souplesse dans les muscles et les articulations. A part ces quelques exceptions, on peut hardiment recommander la course aux enfants et aux jeunes gens, comme un des exercices qui leur sera le plus précieux ; et cette recommandation dans la plupart des cas, il n'est pas même besoin de la faire : dans le plus grand nombre des jeux inventés par les enfants, et auxquels ils se livrent spontanément quand on les abandonne à eux-mêmes, il en est bien peu où la course ne tienne une large part ; pour ne citer qu'un exemple, le jeu des barres est très répandu, et l'on sait qu'il nécessite des poursuites actives, où l'on doit mettre en jeu toute sa célérité.

Une des raisons pour lesquelles la course doit être hautement appréciée comme exercice de développement, c'est que, comme la marche, c'est un mouvement automatique, les centres médullaires entrent seuls en jeu, le cerveau peut pendant ce temps se reposer à son aise.

Sans être à proprement parler une allure, l'homme ne progressant jamais comme le font certains animaux par une série de bonds, le saut est encore un mouvement très naturel et très ordinaire, et que dans la pratique journalière on peut avoir fréquemment à exécuter ; nous ne parlons pas des services très réels qu'il peut rendre parfois dans des cas exceptionnels.

Comme la course, le saut était fort apprécié des

anciens et faisait partie des exercices que l'on enseignait dans les gymnases, dans le but de fortifier les muscles de la région abdominale, des cuisses et des jambes. Certains sauteurs antiques possédaient une agilité vraiment merveilleuse, témoin Phayllus de Crotone qui, si l'on en croit Eustothe, franchissait en largeur un espace de plus de seize mètres. On trouve même, encore aujourd'hui, des sauteurs très remarquables ; il y a des Hindous qui peuvent sauter par dessus un éléphant.

Il y a trois espèces de sauts simples : le saut en hauteur, le saut en largeur et le saut en profondeur ; ces sauts peuvent se combiner entre eux. On a alors : 1° le saut en hauteur et en largeur ; 2° le saut en hauteur et en profondeur ; 3° le saut en largeur et en profondeur ; 4° le saut en hauteur, largeur et profondeur. En tout, par conséquent, sept espèces de sauts.

Le saut en hauteur, ou saut vertical, consiste simplement à bondir en l'air le plus haut possible ; on peut l'effectuer soit par la flexion et l'extension consécutives des jambes seules (fig. 48), soit par la flexion et l'extension de la jambe et de la cuisse (fig. 49). Dans ce deuxième cas, on peut évidemment bondir plus haut, les forces mises en jeu étant beaucoup plus considérables. Cettte espèce de saut a pour effet de développer les membres inférieurs.

Le saut en largeur, ou saut horizontal, consiste à franchir horizontalement un espace quelconque, un

fossé par exemple. Ce saut est le plus souvent précédé
d'une course, en vertu de laquelle la vitesse acquise
est relativement considérable au moment où l'on

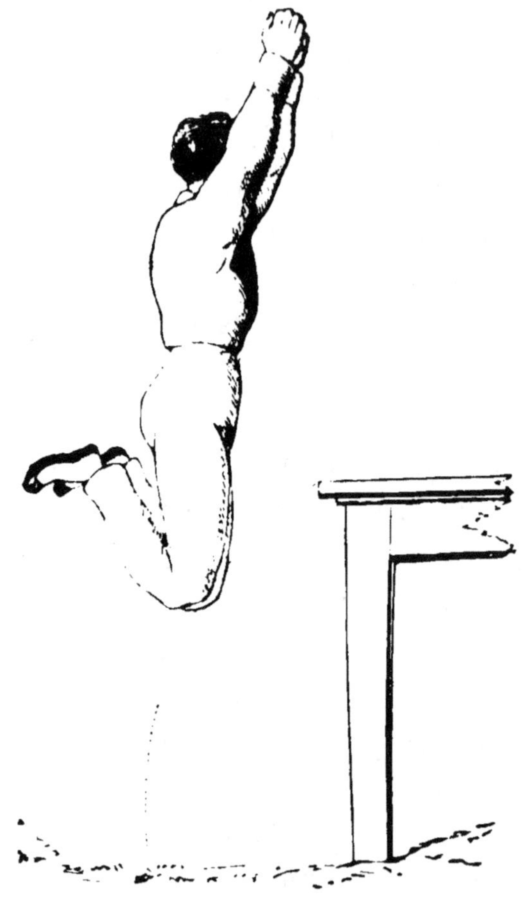

Fig. 48. — Saut en hauteur : flexion des jambes seules.

quitte le sol. Pour accroître encore cette vitesse, au
moment où le corps va quitter la terre, les bras d'abord
vigoureusement portés en arrière, sont lancés brus-

quement en avant (fig. 50). Il résulte de tout cela,
que le saut en largeur, outre qu'il exerce les membres inférieurs, exerce aussi les membres supérieurs ;

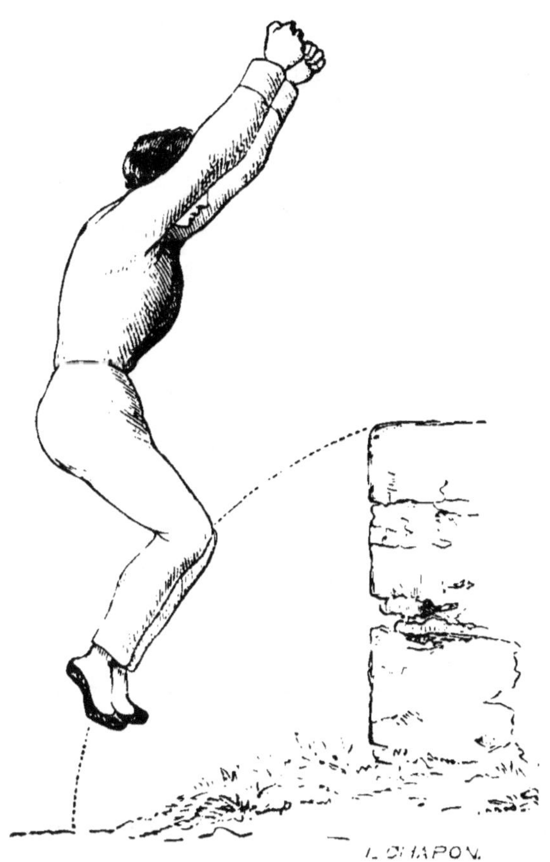

Fig. 49. — Saut en hauteur : flexion des jambes et des cuisses.

de plus, quand il est précédé d'une course, il joint à
ses avantages propres tous ceux de cet exercice.

Le saut en profondeur ne nécessite aucune espèce

d'élan ; il consiste simplement à se laisser tomber d'un point élevé sur un autre point à un moindre niveau (fig. 51). Pour l'exécuter. on fléchit les cuisses sur les jambes et le tronc sur les cuisses. de façon à abaisser le plus possible le centre de gravité

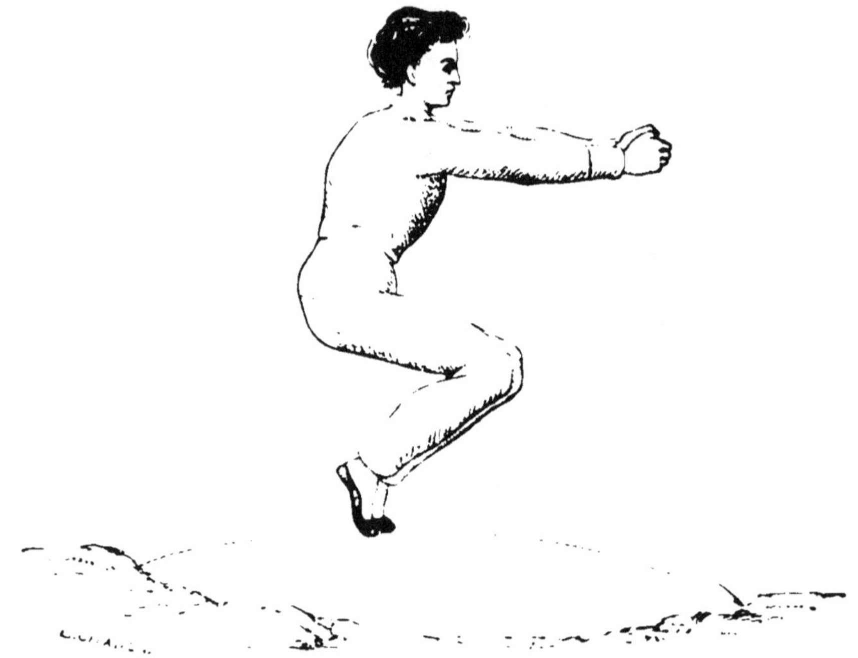

Fig. 50. — Saut en largeur.

et diminuer la hauteur de chute, et pour détacher le le corps, on donne une légère impulsion en avant ; aussitôt le sol quitté, les jambes se redressent et les pieds s'inclinent ; de cette façon. c'est la pointe qui touche la première le sol. A ce moment. sous l'influence du choc. le pied se fléchit. puis la jambe.

puis la cuisse; pour éviter que cette flexion n'aille

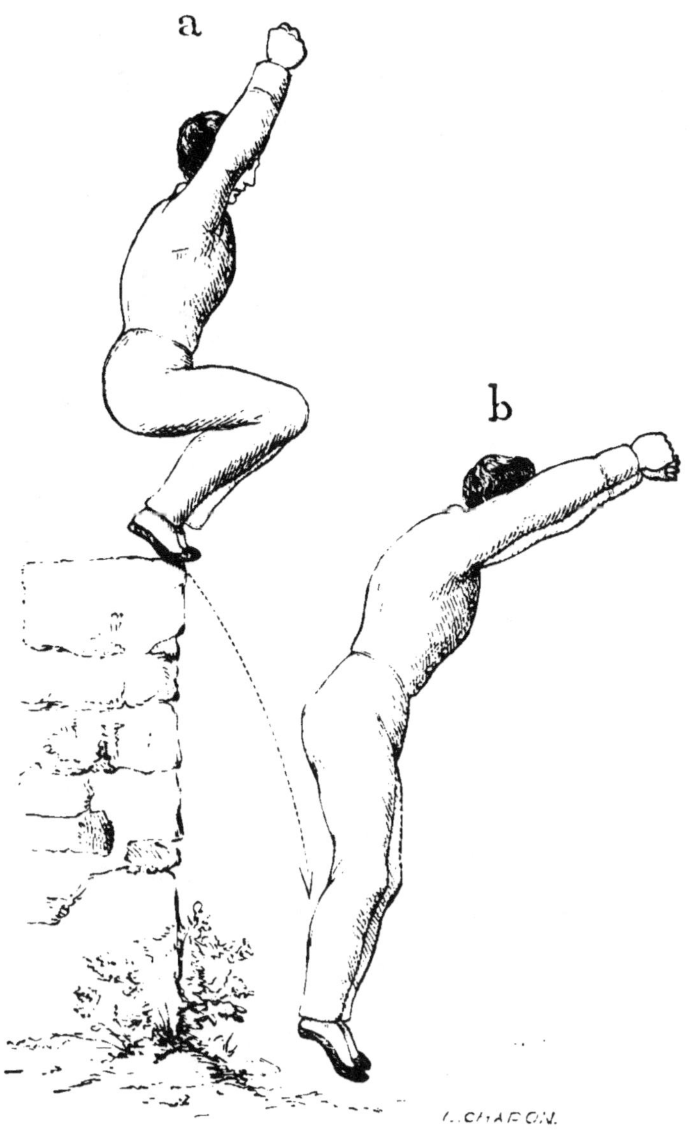

Fig. 51. — Saut en profondeur.

trop loin, il faut lui résister par un effort des extenseurs. C'est là la seule intervention vraiment active des muscles dans le saut en profondeur, dont l'action particulière est, par conséquent, le déloppement des extenseurs de la jambe et de la cuisse.

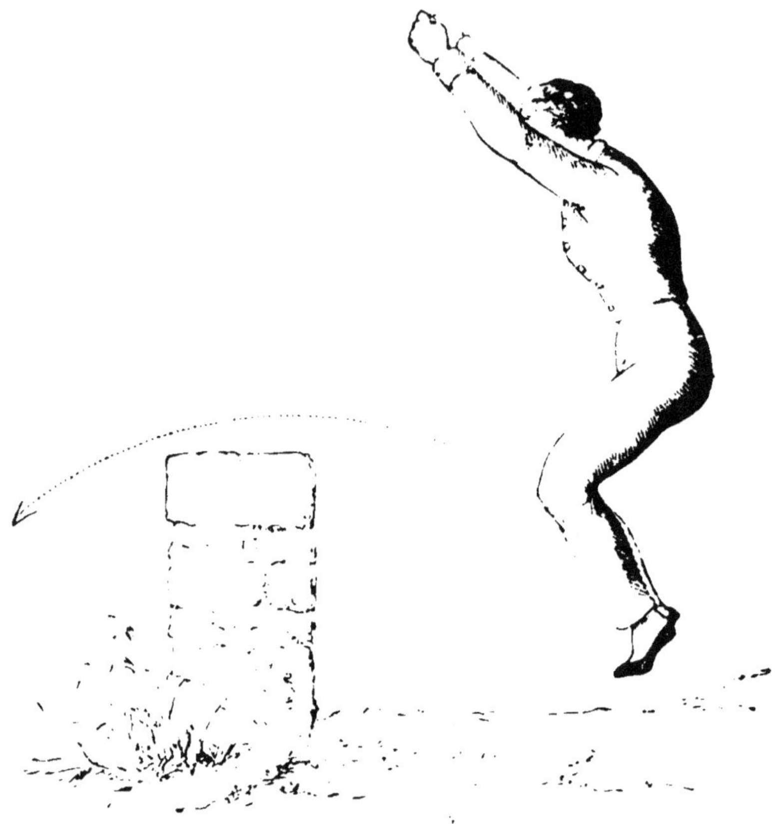

Fig. 52. — Saut mixte en hauteur et en largeur.

Les sauts mixtes (fig. 52) réunissant les caractères des divers sauts simples, il est inutile d'insister sur leur effet. On peut dire, en général, que le saut quel qu'il soit, est un exercice qui met surtout en jeu les muscles des jambes : comme la marche et la course, il développe donc plus particulièrement ces muscles[1]. Le saut peut, par conséquent, avoir une utilité inconstestable lorsqu'on veut augmenter la force et l'agilité de ses membres inférieurs, acquérir à la fois la vigueur et la souplesse nécessaires pour franchir sans effort soit un fossé, soit une barrière ; mais on ne saurait le recommander spécialement. C'est en effet, parfois un exercice dangereux, particulièrement le saut en profondeur où la secousse de la chute peut être telle qu'elle produise des luxations du pied, de la jambe ou de la cuisse, et comme les résultats qu'il donne ne sont pas, en somme, préférables à ceux des deux exercices précités, il est inutile, pour n'avoir pas de meilleurs effets, de courir plus de chances d'accidents ; c'est pourquoi, tout en reconnaissant son utilité, nous sommes d'avis qu'il ne faut pas en abuser et se placer tout au moins dans des conditions où le danger soit le moindre.

La marche, la course et le saut forment à eux trois la série des exercices les plus naturels à l'homme. Les mouvements que nous allons maintenant passer en revue offrent un caractère plus artificiel ; ce sont la danse, la lutte et la natation. La danse est un exercice très ancien ; son caractère fut d'abord presque

---

[1] Dans le saut avec une perche (fig. 53-54) les muscles des bras entrent aussi en action.

exclusivement religieux, mais dans la suite, ce ne fut plus qu'un plaisir. Elle est encore très pratiquée de nos jours et d'un usage très répandu dans toutes les classes de la société ; les personnes les plus graves ne dédaignent pas ce divertissement. Il y a bien des

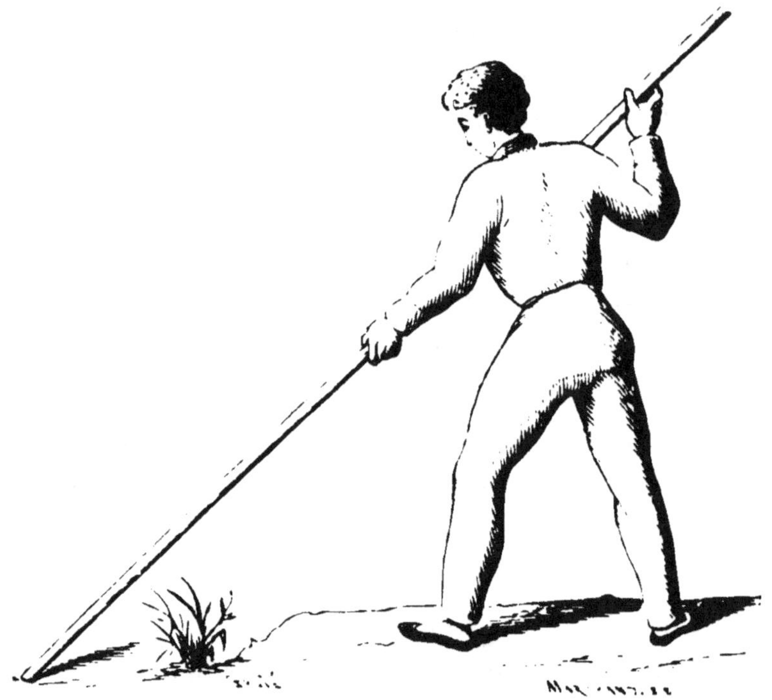

Fig. 55. — Saut avec une perche : premier temps.

variétés de danses, mais le fait à noter, c'est que dans nos danses actuelles, contrairement à celles de l'antiquité, particulièrement cette fameuse danse guerrière connue sous le nom de pyrrhique, seuls les membres inférieurs sont exercés. Il en en résulte que

quand on se livre presque exclusivement à cet exercice, comme les danseuses et les danseurs de profession, les jambes et les cuisses prennent un développe-
pement considérable et qui n'est pas en rapport avec

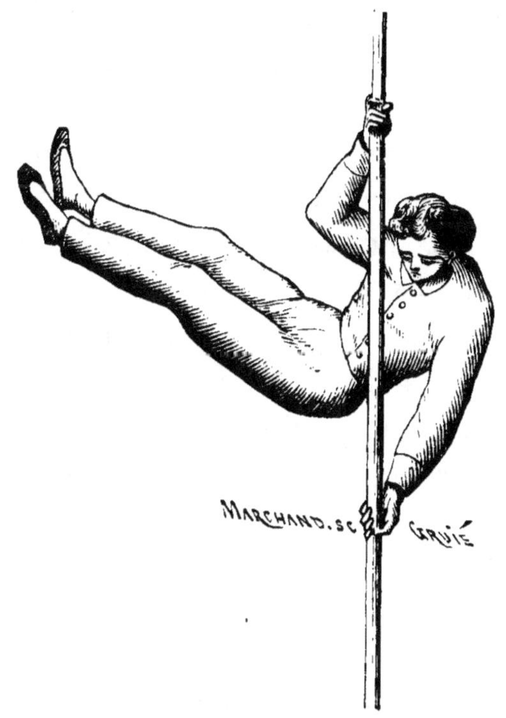

FIG. 54. — Saut avec une perche : deuxième temps.

celui du reste de l'organisme, particulièrement des
membres supérieurs [1]. La danse ne développe pas seulement la vigueur des jambes, elle a aussi un grand
effet sur leur souplesse et sur leur agilité. Si l'on con-

---

1 Nous voyons encore ici un exemple prouvant que, comme on ne
saurait trop le répéter, il ne faut pas être exclusif dans le choix de ses
exercices.

sidère les danseuses d'un corps de ballet, on est vraiment émerveillé de voir la souplesse extraordinaire qu'elles possèdent, et la facilité incroyable avec laquelle elles font exécuter à leurs membres inférieurs les mouvements les plus variés. La plupart des danses un peu savantes, par leur complexité même, sont les plus aptes au développement de l'agilité ; les mouvements rapides et changeants qu'elles nécessitent, la soudaineté, la brusquerie d'extensions et de flexions qu'elles demandent, sont des exercices très efficaces pour habituer à commander rapidement à ses muscles. Or, le caractère dominateur de l'homme agile, c'est justement cette puissance qu'il possède sur tout son appareil moteur et qui lui permet, au moment voulu, sans hésitation et sans retard, de faire suivre le commandement de l'exécution.

La marche, la course même, malgré la rapidité des mouvements qu'elles nécessitent, n'ont pas cette influence de la danse sur la souplesse ; de sorte qu'au point de vue des résultats acquis, la danse doit être évidemment considérée comme un exercice plus profitable. Seulement, alors que la marche et la course sont des exercices automatiques, la danse, et surtout la danse savante, nécessite de la part des centres cérébraux une intervention très active. Il en résulte que si le bénéfice est double, la fatigue est double aussi : en général d'ailleurs, tous les exercices qui ne développent que la force sont peu fatigants pour le système nerveux ; mais ceux qui développent l'adresse, nécessitent, surtout au début, une assez forte tension d'esprit. La danse, principalement quand on apprend à danser, ne saurait donc être considérée comme un délassement aux travaux intellectuels. Le D' Lagrange cite un exemple d'un de ses amis, médecin, qui, apprenant à danser, raconte qu'il n'eut jamais tension d'esprit aussi forte dans les opérations les plus difficiles que dans ses premières leçons de danse. Faut-il en conclure que l'exercice de la danse doit être absolument rejeté par ceux qui se livrent aux travaux de l'esprit ? Nullement ; seulement pour la pratiquer, il faut choisir son heure et n'aborder cet exercice que le cerveau reposé, si on ne veut pas que les bénéfices soient compromis et au delà par un excès de fatigue. Dans ces conditions, la danse est un exercice précieux, car s'il est utile parfois d'être fort, il est non moins utile, dans d'autres occasions. d'être souple et agile. Outre que cette souplesse donne de la prestance à la taille, et débarrasse de ces attitudes raides et guindées parfois si ridicules, ce qui est déjà un avantage, elle permet l'exécution des mouvements les plus rapides et les plus soudains, et tout en ajoutant à leur élégance, augmente encore leur précision.

La danse ne se borne pas à produire des effets locaux ; les mouvements qu'elle nécessite étant souvent, non seulement énergiques. mais précipités, la somme de travail effectué pendant cet exercice, est fréquemment considérable. Or, nous avons vu que toutes les fois que le travail acquérait une certaine intensité, ses effets se faisaient sentir à tout l'organisme. La danse a donc des effets généraux. Ces effets sont les mêmes que ceux de la course, accélération de la respiration et de la circulation : nous n'avons donc pas à insister sur eux, nous savons quels en sont les résultats au point de vue de la nutrition générale.

Ajoutons encore un mot à ce qui concerne cet exercice. Pour qu'il puisse rendre tous les services que nous venons de signaler, fortifie le corps, et développe sa souplesse, il faut qu'il soit exécuté dans des conditions hygiéniques spéciales. La danse, pour être vraiment profitable, devrait être pratiquée le jour et en plein air. Les inconvénients qui résultent de ce fait, que la danse est effectuée (et c'est le cas le plus fréquent chez nous, sauf chez les paysans et les enfants) (fig. 55 et 56) pendant la nuit et dans un salon, sautent immédiatement aux yeux. La journée finie, le corps est généralement fatigué et demande du repos : ce n'est donc pas à ce moment là qu'il faut lui demander un surcroît de travail, et travail souvent énergique, dans les danses rapides et tournoyantes comme la valse; dans ce cas en effet les muscles, loin de se fortifier, se débilitent au contraire. Nous avons insisté sur ce fait, que lorsqu'on demande à l'organisme un travail excessif, il s'use et se brûle lui-même, les réserves n'étant pas suffisantes : l'accélération de la circulation

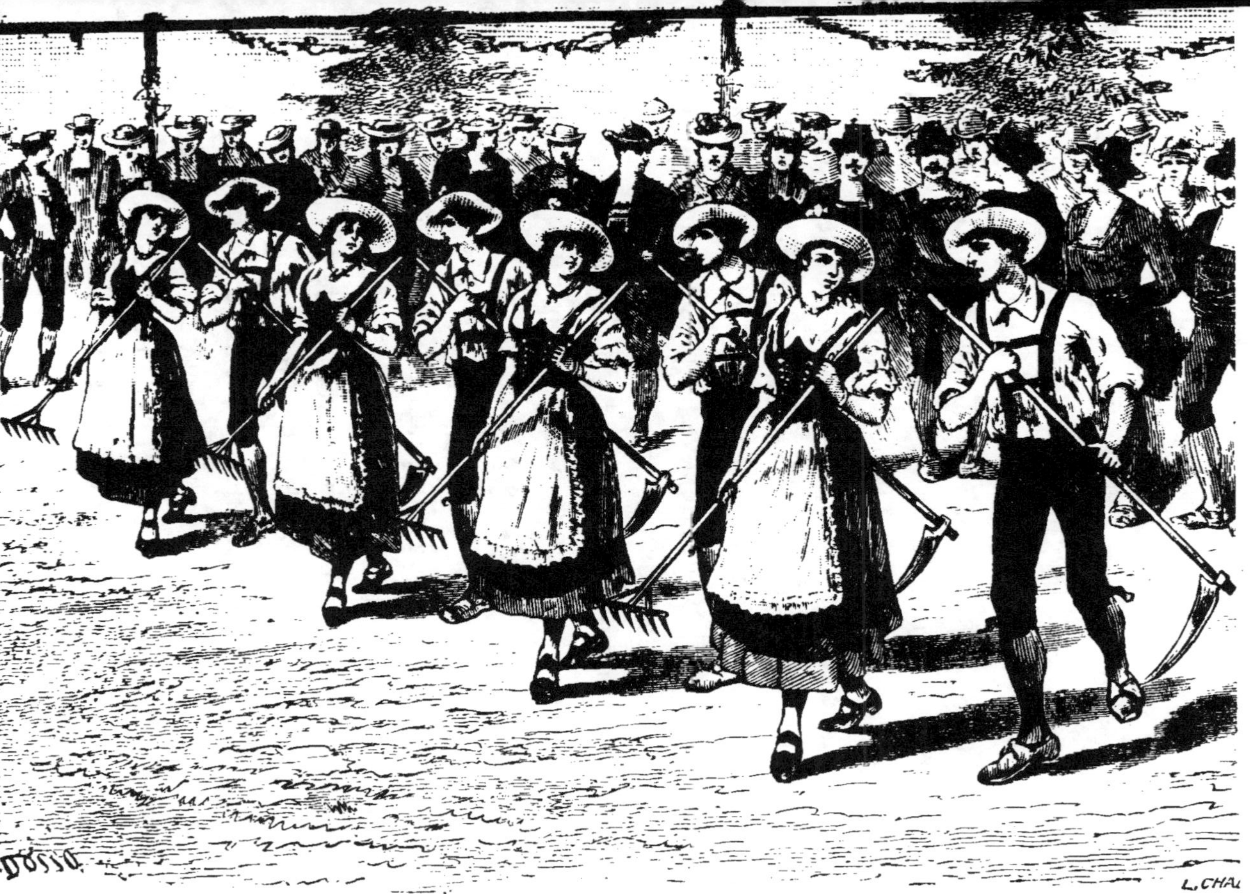

Fig. 55. — Danse champêtre.

dans ce cas, loin d'apporter à l'organe des matériaux en excès dont il profitera, le travail fini, ne fait que hâter les combustions, et la destruction l'emportant sur la synthèse, l'équilibre nécessaire au maintien du bon fonctionnement de l'organe est détruit.

De plus, dans un salon, où de nombreuses personnes sont réunies, où les bougies et les becs de gaz brûlent à profusion, l'air est naturellement plus ou moins vicié. Or l'avantage des profondes inspirations qui sont le résultat des exercices un peu violents, est d'amener dans l'organisme une grande quantité d'oxygène. Si l'air est déjà vicié, plus les inspirations seront amples, plus au contraire l'intoxication par l'acide carbonique sera grande. Loin de retirer un avantage de l'accélération de la respiration, celle-ci faisant pénétrer dans les poumons, au lieu d'un air frais et pur, un air qui a déjà servi, si l'on peut employer cette expression, au lieu de favoriser ainsi l'excrétion de l'acide carbonique, et la fixation de l'oxygène, on accumulera le premier de ces gaz dans le poumon et par suite dans le sang. Mais il n'y a pas que de l'acide carbonique dans l'air d'un salon brillamment éclairé et rempli de monde ; dans ce cas il n'y aurait encore que moitié mal, l'excès d'acide carbonique pouvant s'éliminer lorsque l'on sort à l'air libre ; il y a encore de l'oxyde de carbone qui tue les globules sanguins et amène fatalement l'anémie, il y a encore de nombreux germes, souvent la source

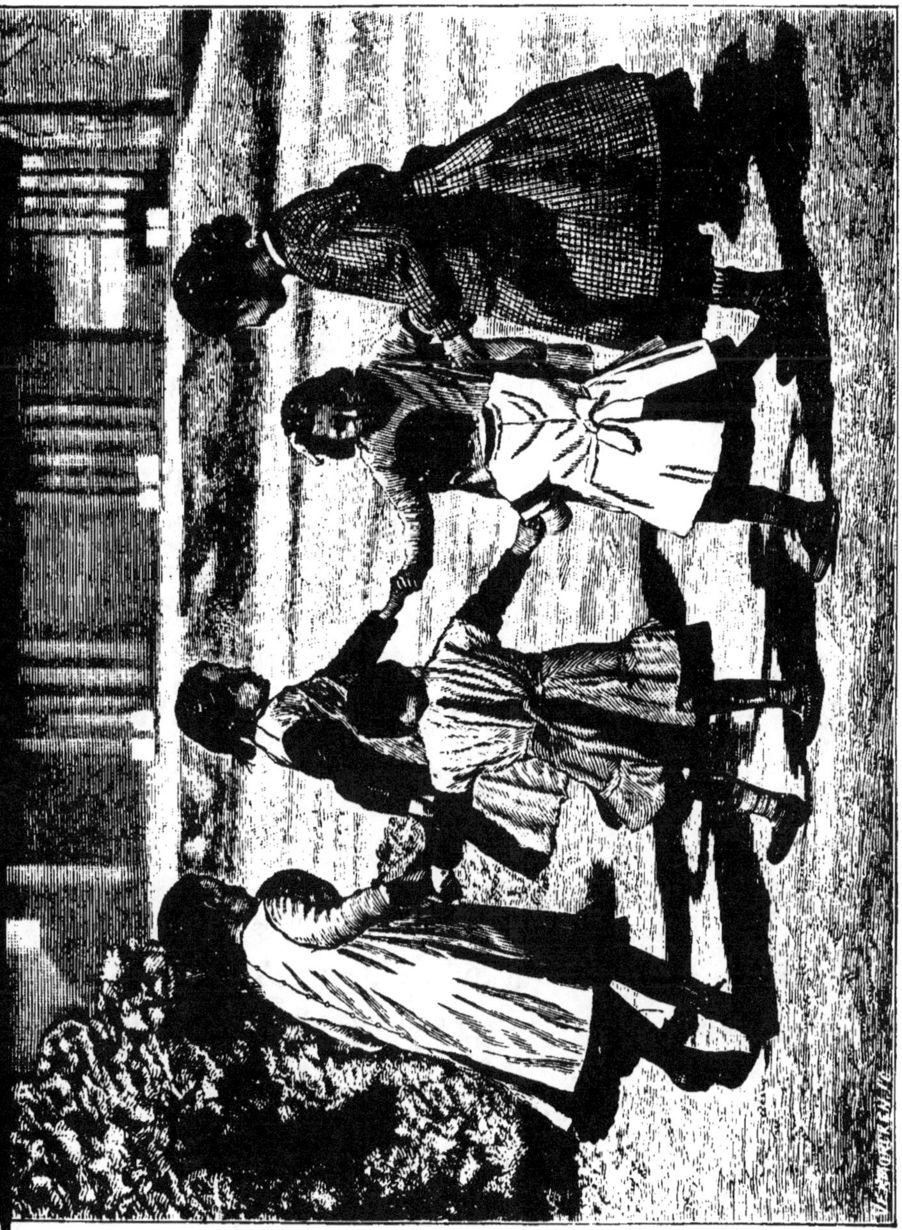

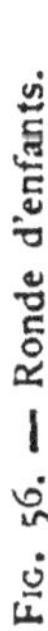

Fig. 56. — Ronde d'enfants.

fatale de nombreuses maladies. Nous n'avons pas à nous appesantir sur ces particularités, nous tenions seulement à les signaler, pour montrer qu'un exercice, excellent en lui-même, peut devenir détestable par suite des circonstances. Le développement des forces et de la santé par l'exercice, peut être influencé par bien des conditions étrangères: comme nous étudions ici les causes de ce développement, nous avons cru utile de faire ces quelques remarques. Il faut en effet se bien persuader de ce fait : c'est que l'organisme vivant dans un milieu ne peut être abstrait de ce milieu, par l'imagination. Toutes les causes qui le modifient, sont d'une part intrinsèques, c'est-à-dire ont leur source en lui-même d'autre part extrinsèques et tiennent au milieu ambiant ; il faut toujours envisager simultanément ces deux ordres de causes, et si l'on veut agir favorablement sur l'organisme, ne pas le placer dans un milieu qui lui soit contraire.

Ces considérations sont assez importantes pour qu'on puisse insister un peu sur elles, et c'est là toute l'excuse des quelques réflexions que nous a suggérées la danse telle qu'elle est généralement pratiquée chez nous. Leur place était d'autant plus marquée ici, que de tous les exercices, c'est à peu près heureusement le seul que l'on pratique dans des conditions aussi défavorables, nous n'aurons donc pas à insister ailleurs sur ces conditions de milieu, et l'occasion se présentait tout naturellement, de les signaler à l'attention du lecteur.

La lutte n'est pas à proprement parler *un* exercice; nous voulons dire par là qu'il y a un grand nombre de variétés de luttes, qui constituent autant d'exercices distincts. Dans les peuples antiques les diverses luttes étaient des exercices de gymnase, et elles se pratiquaient dans les jeux publics: l'athlète qui était victorieux était l'objet des plus grands honneurs. Une première manière de lutter consistait à s'enlacer, se presser réciproquement, en cherchant mutuellement à se faire perdre terre, c'était la lutte debout. Un deuxième mode de lutte vint s'ajouter rapidement à celui-ci, il n'en était d'ailleurs que la conséquence; les deux adversaires tombant fréquemment ensemble sur le sable de l'arène, y continuaient la lutte commencée, la victoire ne consistait plus alors simplement à renverser son adversaire, mais à le maintenir sous soi. Dans ces deux variétés de lutte, on s'empoignait simplement à bras le corps et les coups étaient sévèrement interdits. Dans le pugilat au contraire, l'art consistait à porter des coups à son adversaire, et à éviter les siens : les résultats de cette lutte étaient souvent excessivement graves. Le pancrace était une sorte d'intermédiaire entre la lutte proprement dite et le pugilat, on pouvait également enlacer son adversaire et lui porter des coups. Un mode d'exercice, pouvant se rattacher à la lutte, et très en usage dans les gymnases, était l'*acrochéirisme* ou lutte simplement avec les mains, il fallait le corps restant immobile chercher à s'entre-renverser les poignets (fig. 57).

La lutte est bien dégénérée chez nous de son ancienne splendeur, il est vrai que c'est un exercice rela-

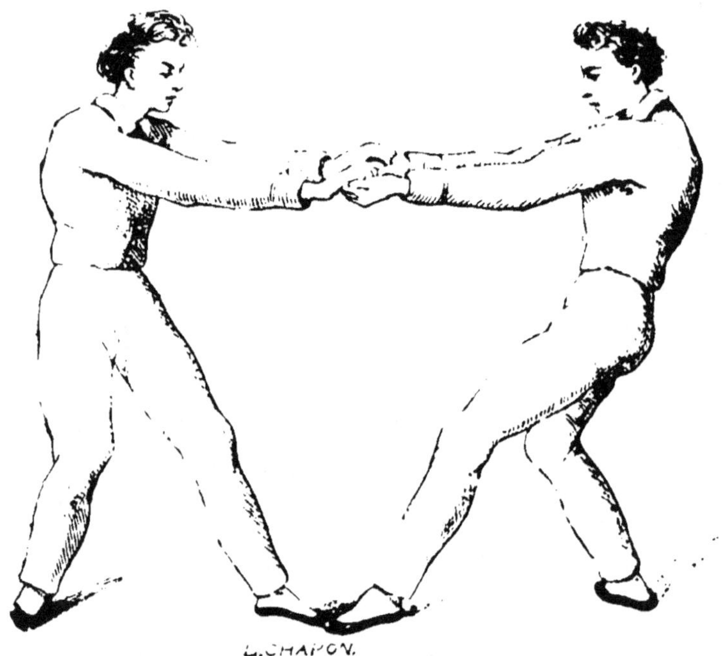

Fig. 57. — Acrochéirisme.

tivement brutal : certains peuples pourtant, aux instincts plus ou moins grossiers, comme les Anglais, ont conservé longtemps la lutte parmi leurs exercices nationaux, et justement dans sa forme la plus brutale, le pugilat, désigné sous le nom de boxe. Dans certains cantons de la Suisse, la lutte a été conservée comme

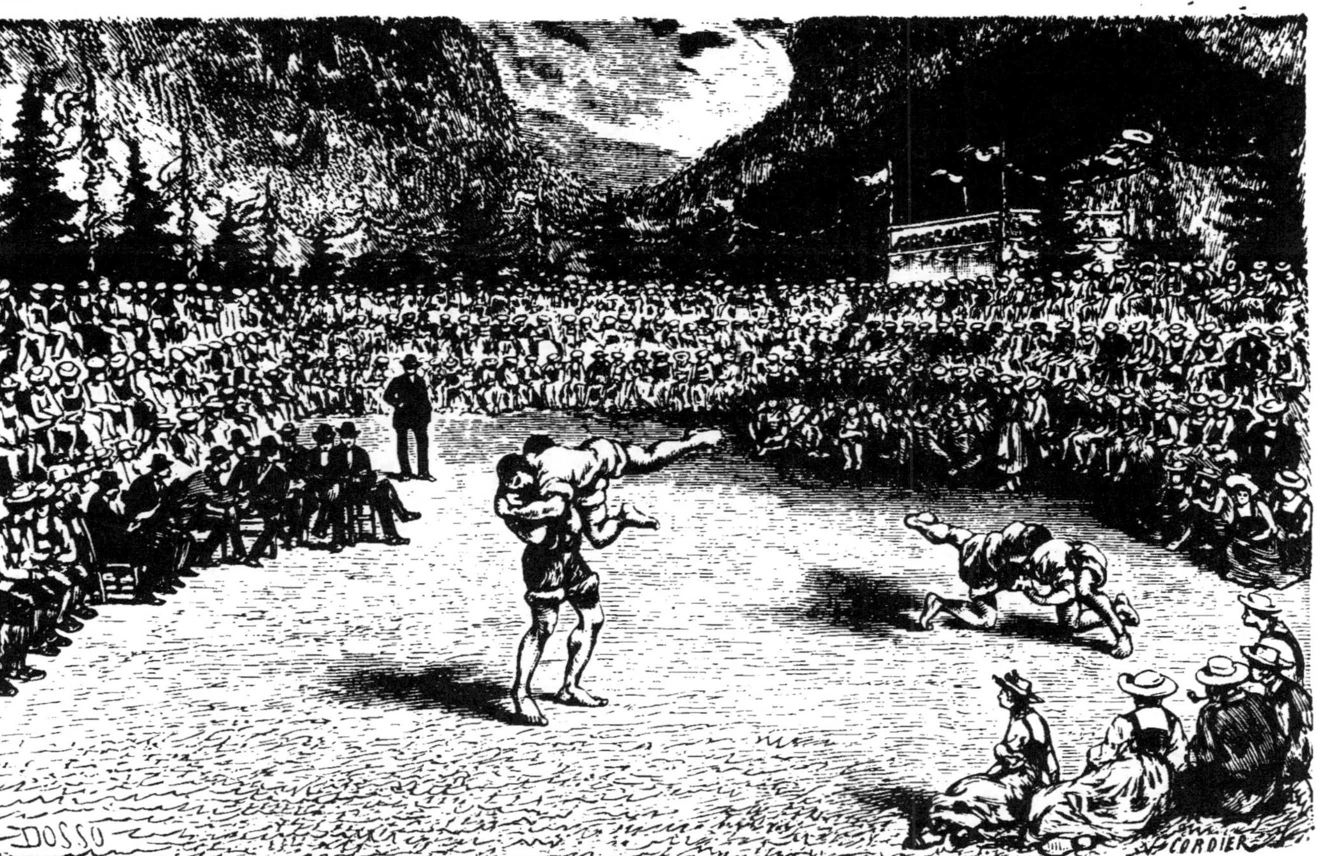

Fig. 58. — Luttes publiques à Interlaken.

distraction hygiénique (fig. 58) et jouit presque de la
même faveur que chez les peuples anciens. En France,
l'on enseigne encore dans certains gymnases ce que
l'on désigne sous le nom de chausson ou boxe française : dans cette lutte le coup de poing et le coup de
pied sont également permis ; elle corrige par l'agilité
et la souplesse qu'elle exige, ce que les personnes de
goût délicat pourraient lui trouver d'un peu grossier.

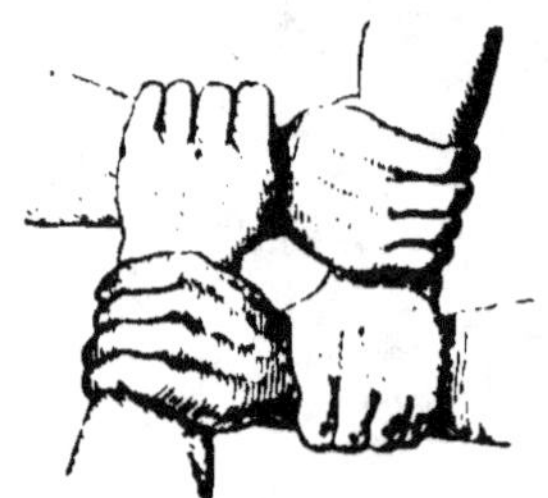

Fig. 59. — Lutte des poignets.

La lutte proprement dite devient d'ailleurs un exercice de moins en moins pratiqué, et on la remplace
généralement dans les gymnases par une série d'exercices qui en sont comme les préliminaires, tels que la
lutte des phalanges, la lutte des poignets, la lutte des
avant-bras, des bras et des épaules, et enfin une lutte
particulière à bras le corps, où il s'agit non plus de
renverser son adversaire, mais de l'embrasser assez
étroitement pour qu'il ne puisse plus se dégager. Ces
exercices dont le caractère est entièrement pacifique
ont tous les avantages de la lutte sans en avoir les
inconvénients (fig. 59 et 60).

La lutte, nécessitant la mise en jeu de tous les
muscles du corps, est un exercice éminemment propre
à le fortifier ; mais il faut naturellement pour que ces
résultats se produisent, que le régime soit en rapport
avec les pertes éprouvées : les dépenses étant excessives, l'alimentation doit être très substantielle.

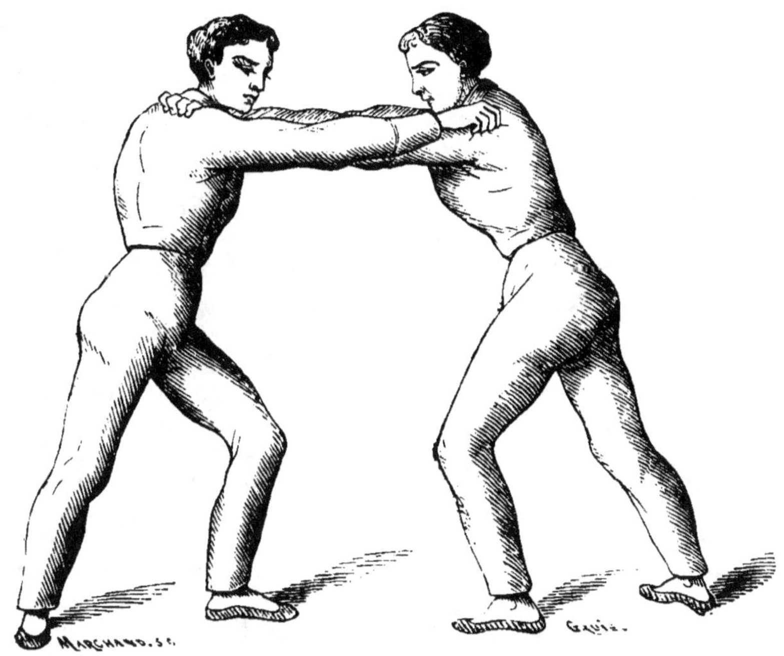

Fig. 60. — Lutte des épaules.

La force n'est pas le seul élément qui favorise le lut-
teur dans ses combats, la souplesse souvent a une importance au moins égale : et dans une lutte entre deux
champions dont l'un est manifestement plus robuste
et plus musclé que l'autre, la victoire appartient
fréquemment au plus agile, c'est dire que la lutte est

également un excellent exercice pour le développement de l'adresse; ce n'est pas tout de porter des
coups, de faire des assauts vigoureux, il faut encore
savoir éviter et parer ceux de son adversaire. Il faut
donc avoir les mouvements sûrs et prompts, et d'une
grande précision, savoir saisir les moments opportuns,
et alors agir avec la rapidité de l'éclair. Les muscles
doivent être ainsi non seulement vigoureux, mais
encore exercés et bien disciplinés, et les articulations
doivent être exemptes de toute raideur. Toutes ces
conditions étant celles que doit remplir un bon lut-
teur, il est évident que l'habitude de la lutte donnera
les avantages ci-dessus à celui qui s'y exerce, à savoir :
augmentation de la force musculaire. coordination
plus grande des mouvements. C'est là une première
série des effets dus à la lutte : il est presque inutile
d'ajouter que, cet exercice étant assez violent, le développement de la poitrine, une nutrition des tissus plus
régulière et plus active seront également des résultats
que l'on devra attendre de sa pratique.

Nous avons placé la natation (fig. 61) parmi les mouvements libres ayant un caractère plus ou moins nettement artificiel : il est évident que cette manière de
voir est juste quand on considère les peuples civilisés.
mais quand il s'agit de peuples sauvages, particulièrement ceux qui habitent soit les côtes, soit les petites îles,
la nage est chez eux un exercice aussi naturel que la
marche ou la course : certains même sont réellement

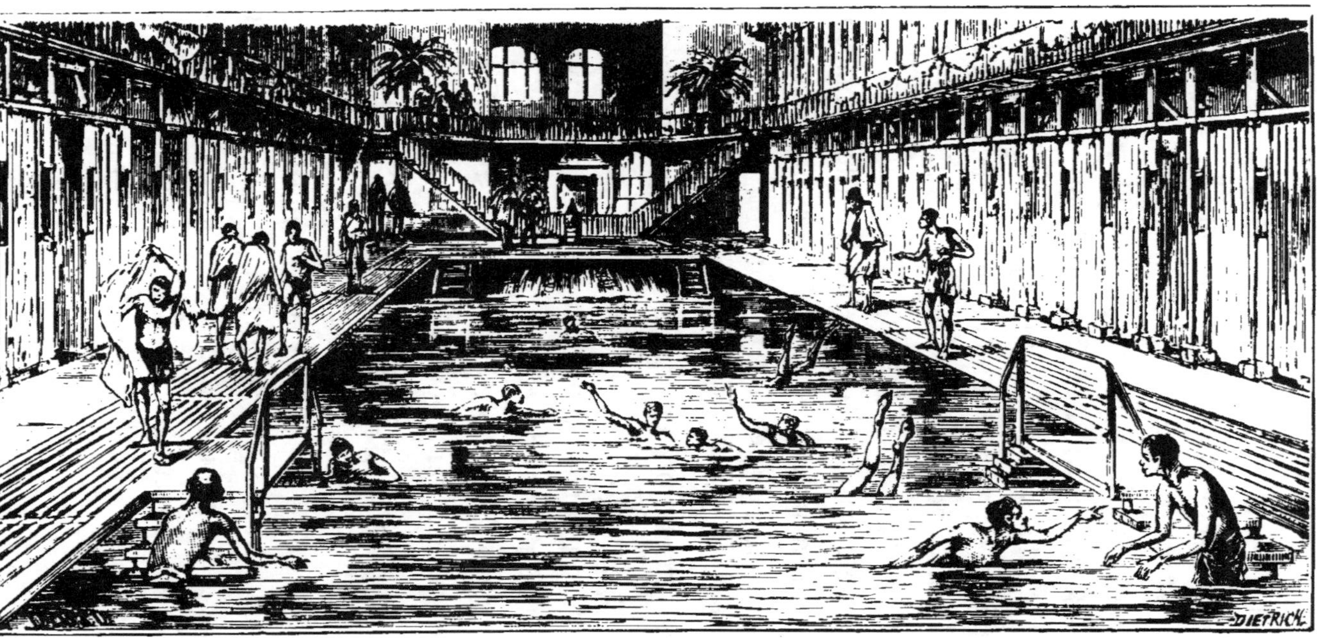

Fig, 61. — La natation.

dans leur élément quand ils sont dans l'eau. « Les Caraïbes, dit Van Couver[1], adroits à tous les exercices du corps, le sont surtout à nager : il semble qu'ils soient nés dans l'eau. Ils nagent comme des poissons : les femmes s'en acquittent comme les hommes. » Certains peuples civilisés fournissent cependant des nageurs très habiles, particulièrement les Anglais, et l'on sait que l'illustre poète Byron était un maître dans l'art et qu'il traversa l'Hellespont à la nage.

La nage comprend non seulement le déplacement dans l'eau, mais encore la station à sa surface. On a alors dans le premier cas la natation en brasse et la natation en coupe, dans le second, la planche.

Dans la natation en brasse, le corps est placé sur le ventre, presque horizontalement, et à fleur d'eau; on effectue pour propulser une série de mouvements qui peuvent se décomposer en quatre temps : 1ᵉʳ *temps :* les membres supérieurs sont fléchis, les mains jointes et ramenées sous le menton; les jambes sont fléchies sous les cuisses, les pieds étant ramenés presque au niveau des fesses. 2ᵉ *temps :* les bras sont portés en avant, les mains restant jointes; les jambes se détendent, les pieds étant maintenus écartés. 3ᵉ *temps :* les mains se séparent, la paume se tourne en bas, et les bras s'écartent en décrivant un demi-cercle, tandis que les jambes sont ramenées l'une

---

[1] Van Couver, *Voyage aux Antilles.*

contre l'autre. *4ᵉ temps :* les bras et les jambes reviennent à leur position initiale.

Pendant tout le temps qu'on nage, on est forcé de maintenir la tête au-dessus de l'eau, par une contraction énergique des muscles de la nuque. C'est là une des causes les plus dominantes de la fatigue, qui ne tarde pas à se faire sentir, et nécessite de fréquents repos.

Dans la natation en coupe, les jambes effectuent les mêmes mouvements que dans la natation en brasse, mais les bras agissent un peu différemment. Au lieu

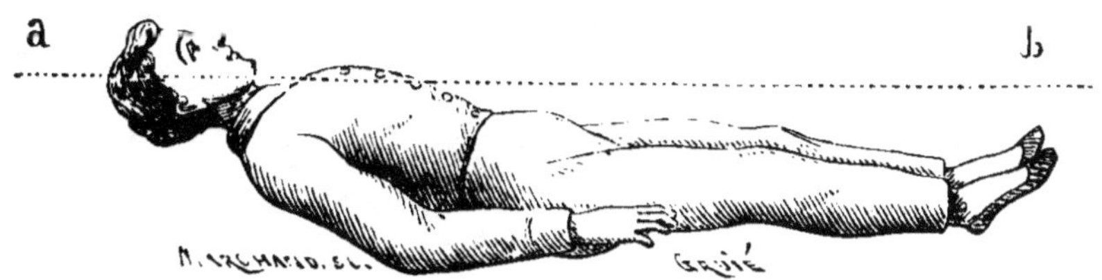

Fig. 62. — La planche.

de décrire chacun un quart de cercle horizontalement, ils décrivent un demi-cercle verticalement et sont alternativement immergés et hors de l'eau. Ce mode de natation, assez rapide, est plus fatigant que le premier et ne peut durer que peu de temps.

La planche (fig. 62) est à la natation ce que la station verticale est à la locomotion terrestre. Comme dans la station, le corps reste immobile, mais il ne faut pas croire que cette immobilité soit passive. De même que pour la station un grand nombre de muscles entrent en jeu pour maintenir le corps dans une position verticale, pour maintenir le corps dans une position rigide et horizontale, il faut des efforts très sérieux. Les reins et les épaules se fatiguent assez rapidement quand on fait la planche.

La natation est un exercice si profitable et en même temps si utile que l'on a imaginé des appareils destinés à vous apprendre à nager (fig. 63).

Au point de vue des effets, la natation doit être rapprochée plus particulièrement de la marche. C'est en effet comme elle un mode de locomotion. Elle ne lui est pas cependant comparable, les bras ayant un rôle beaucoup plus actif, puisqu'ils concourent à la progression. Ce n'est même pas là la seule différence, et il en est encore une, relativement importante, qui tient à la différence de position du corps, horizontal dans le premier cas, vertical dans le second. Il en résulte, au point de vue du rôle de la colonne vertébrale et des muscles spinaux, quelques divergences, de même qu'au point de vue du rôle du bassin. Ces quelques réserves faites, on peut dire que, comme la marche, la natation est un excellent exercice pour le développement des membres inférieurs et qu'en plus d'elle, elle porte son action d'une manière énergique sur les membres supérieurs. Les mouvements des bras effectués pendant la natation ont encore un autre avantage : c'est celui de développer directement la poitrine par l'action qu'ils exercent sur les côtes, qui

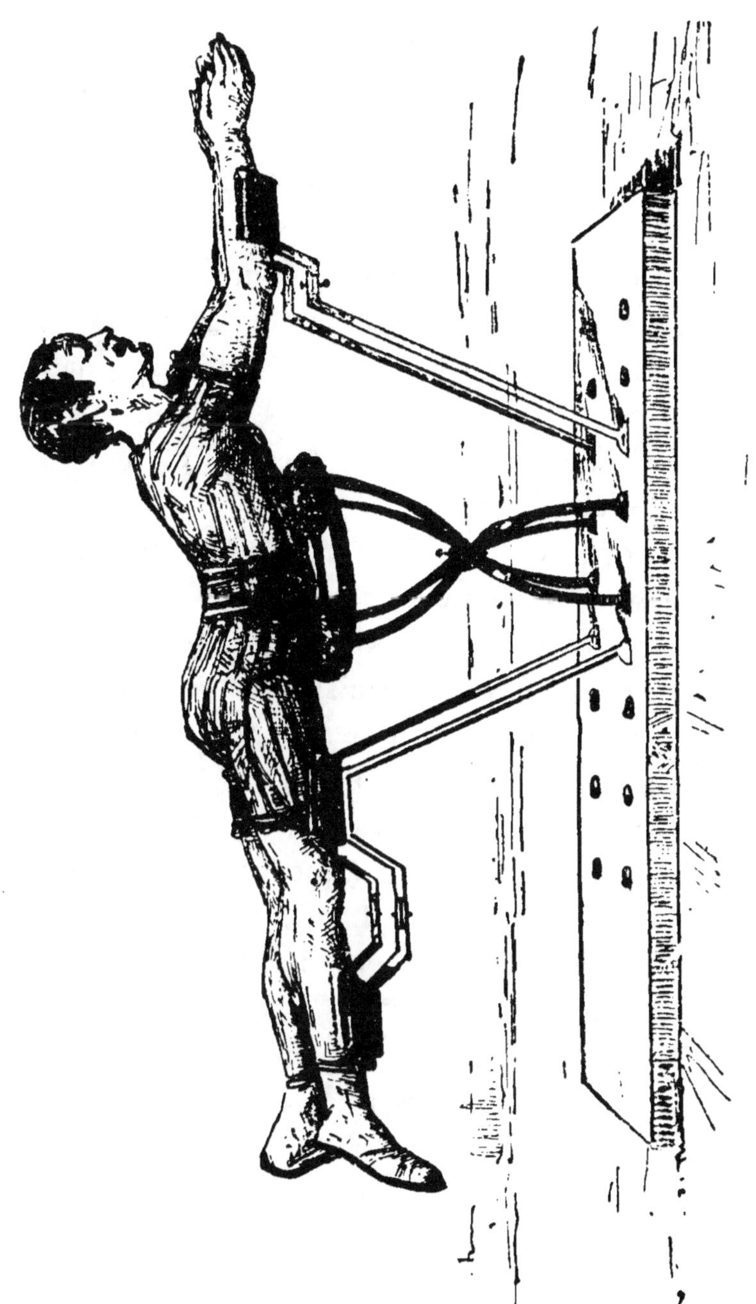

Fig. 63. — Appareil pour apprendre à nager.

sont portées en avant et en haut toutes les fois que les bras sont rejetés en arrière.

Si l'on examinait la natation au point de vue de l'hygiène, il y aurait encore beaucoup de choses à en dire, par cela même que, cet exercice s'effectuant dans un milieu spécial qui est l'eau, il importe de considérer la température de cette eau, et l'état de l'organisme au moment où on s'y plonge. Nous n'entrerons pas dans les détails à ce sujet, nous contentant de signaler ces deux préceptes :

1° Il ne faut pas se livrer à la natation avant que la digestion soit parfaitement accomplie;

2° Des bains à une température inférieure à 20° commencent à être plus nuisibles qu'utiles par suite de la soustraction considérable de calorique qu'ils font éprouver à l'organisme.

Ajoutons pourtant un mot encore sur l'influence des bains sur la santé. Nous avons vu que les phénomènes de désassimilation qui s'accomplissent sans cesse dans l'organisme, nécessitent de la part de celui-ci une excrétion rapide pour qu'il ne soit pas encombré. Or, une des surfaces d'excrétion les plus importantes est la surface cutanée. La peau renferme en effet un grand nombre de petites glandes, en tubes, pelotonnées sur elles-mêmes, les glandes sudoripares, chargées de sécreter la sueur, liquide qui peut entraîner au dehors un certain nombre de déchets et particulièrement l'urée. Ces glandes débouchent à la surface de la peau par de petits orifices, les pores. Ceux-ci pouvant se trouver bouchés, soit par la poussière, soit par la sécrétion sébacée, l'eau a souvent comme effet de déblayer ces orifices, de permettre. par conséquent, à la fonction de s'exercer dans toute son intégrité. Comme nous avons vu qu'il était aussi nécessaire au bon fonctionnement des organes d'être débarrassés de leurs déchets que d'avoir à leur disposition les aliments nécessaires à leur réparation, nous ajoutons, aux avantages procurés par l'exercice de la natation, celui de favoriser la sécrétion sudorale, en maintenant, par le lavage qui en est la conséquence nécessaire, la peau nette et les pores libres.

Tous les mouvements libres que nous venons de passer en revue seraient largement suffisants, surtout si on les combinait entre eux, pour acquérir un corps souple et robuste. Mais pour varier autant que possible les exercices de façon à ne jamais fatiguer par la monotonie, on en a inventé un grand nombre d'autres, pouvant s'effectuer les uns avec l'aide d'appareils fixes, les autres avec l'aide d'appareils mobiles, et qui sont les uns de simples exercices de gymnase, les autres au contraire de véritables jeux et divertissements, ces derniers par suite de l'intérêt même qu'ils présentent doivent être naturellement préférés comme joignant l'utile à l'agréable.

2° Mouvements avec appareils. — Exercices demi-liés. — Ceux-ci sont les exercices qui ont lieu avec

l'aide d'appareils mobiles, les uns portatifs, les autres
non portatifs.

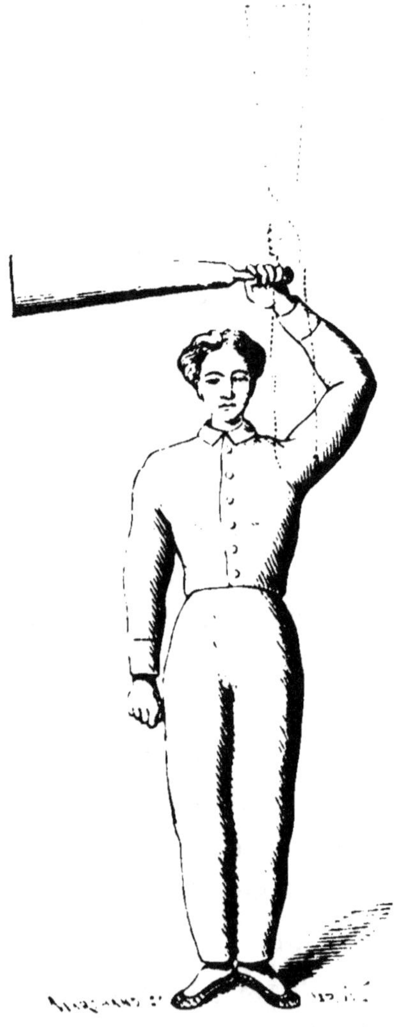

Fig. 64. — Exercice avec le mil

Ceux qui ont lieu avec l'aide d'appareils portatifs
sont, comme nous allons le voir, plus ou moins les

analogues des mouvements libres. C'est ainsi que correspondant à la série des mouvements simples des bras et des jambes, sans appareils, nous retrouvons une série de ces mouvements simples effectués avec l'aide d'appareils particuliers, connus sous le nom de mils et d'haltères. Les mils (fig. 64) sont des massues en bois, que l'on peut rendre plus ou moins lourdes par l'adjonction de masses de plomb, les haltères sont des boules pesantes en plomb ou en fonte, réunies par une barre transversale qui en constitue la poignée.

Tous les exercices de flexion, d'extension, d'adduction, d'abduction et de rotation que l'on peut faire exécuter au bras libre, on peut les faire faire au bras chargé du mil ou de l'haltère. Tous les exercices correspondants de la jambe peuvent s'effectuer en y attachant un poids plus ou moins lourd. L'avantage que l'on retire de cette modification c'est que les membres ont à effectuer dans ces conditions un travail supplémentaire, d'autant plus considérable que le poids est plus lourd. La force dans ces cas-là se trouve développée d'une manière bien plus énergique. En commençant par des poids relativement légers et en les rendant de plus en plus lourds au fur et à mesure que les membres s'y habituent, et n'éprouvent plus d'effort à les soulever, on peut ainsi graduellement rendre les muscles de plus en plus puissants, et ces exercices réguliers sans violence sont vraiment excellents à recommander pour le développement de la force.

Parmi les exercices demi-liés, nous en trouvons encore d'autres qui ont leurs homologues parmi les mouvements libres : par exemple le saut, le patinage, etc. Le saut en effet, peut être aidé par l'adjonction d'appareils auxiliaires, tels que par exemple une perche. On prend à l'aide de cette perche un point d'appui sur le sol, puis en même temps que les jambes fléchies et brusquement redressées projettent le corps en avant, on s'enlève vigoureusement avec les poignets. Le saut avec une perche ne développe donc pas à peu près exclusivement les membres inférieurs comme le saut libre. Les membres supérieurs, qui s'accrochent à la perche, y prennent une large part, il en résulte que cet exercice a des résultats moins exclusifs que le saut ordinaire. Les appareils que l'on peut s'adjoindre pour sauter ne sont pas toujours des adjuvants, au contraire : c'est le cas par exemple du saut avec haltères, les haltères étant soit tenus à la mains, soit accrochés aux jambes. On a alors simplement les résultats du saut ordinaire avec cette seule différence qu'ils sont plus marqués, le travail à effectuer étant plus considérable.

Le patinage consiste à se lancer, soit en glissant (patin à glace) soit en roulant (patin à roulettes), en prenant alternativement son point d'appui sur chacun des deux pieds, sur des surfaces suffisamment unies,

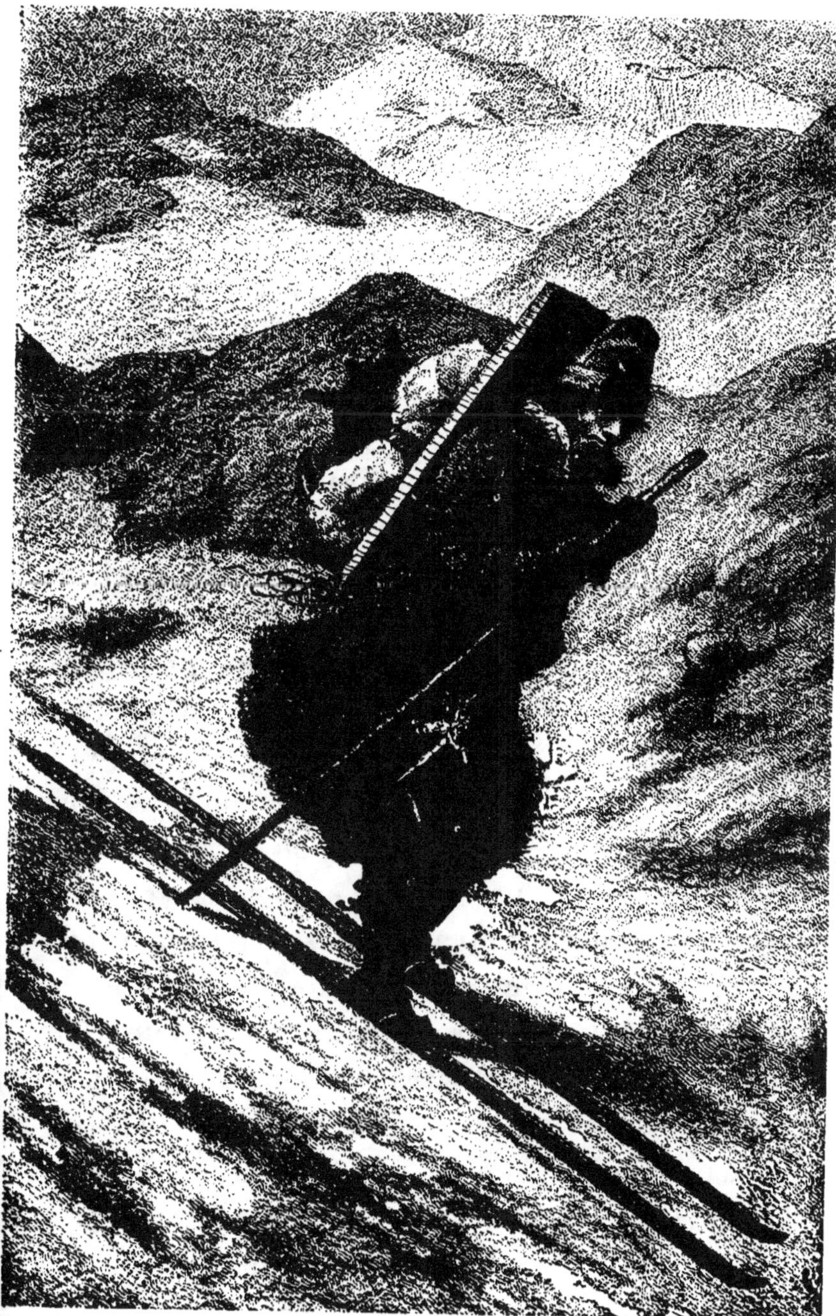

Fig. 65. — Lapon muni de ses patins de neige.

pour que cet exercice soit possible. Au point de vue
de l'espace parcouru et de la vitesse acquise, le patinage est un exercice très remarquable ; au point de
vue des effets, il n'a aucun avantage sur la course par
exemple, qui a même de plus pour elle de pouvoir
s'effectuer en tout temps et en tout lieu. Le patinage
n'est d'ailleurs un exercice utile que dans les régions
assez froides, pour que la glace reste en permanence
pendant une bonne partie de l'année ; dans ces conditions, il devient même indispensable, et c'est le
mode de locomotion employé communément. Les
peuples du Nord ont, comme on le voit (fig. 65), des
patins spéciaux d'une forme particulière. Avec ces
instruments, ils avancent très rapidement et se lancent
sur les pentes les plus escarpées qu'ils descendent
avec une vitesse vertigineuse. Inutile de s'étendre plus
longtemps sur ce mode de locomotion, qui chez nous
n'est jamais qu'une distraction, et qu'on ne peut pratiquer que pendant un laps de temps très restreint.

Nous arrivons maintenant à un exercice qui, tant
à cause des avantages qu'il procure au point de vue
qui nous occupe ici, qu'à cause des raisons d'un ordre
extérieur, a toujours été très en honneur : nous voulons parler de l'escrime (fig. 66). Nous avons eu l'occasion, dans quelques-uns des chapitres qui précèdent, de
nous occuper de cet exercice d'une façon toute particulière, nous nous contenterons de rappeler ici qu'il
a particulièrement pour effet de développer la sou-

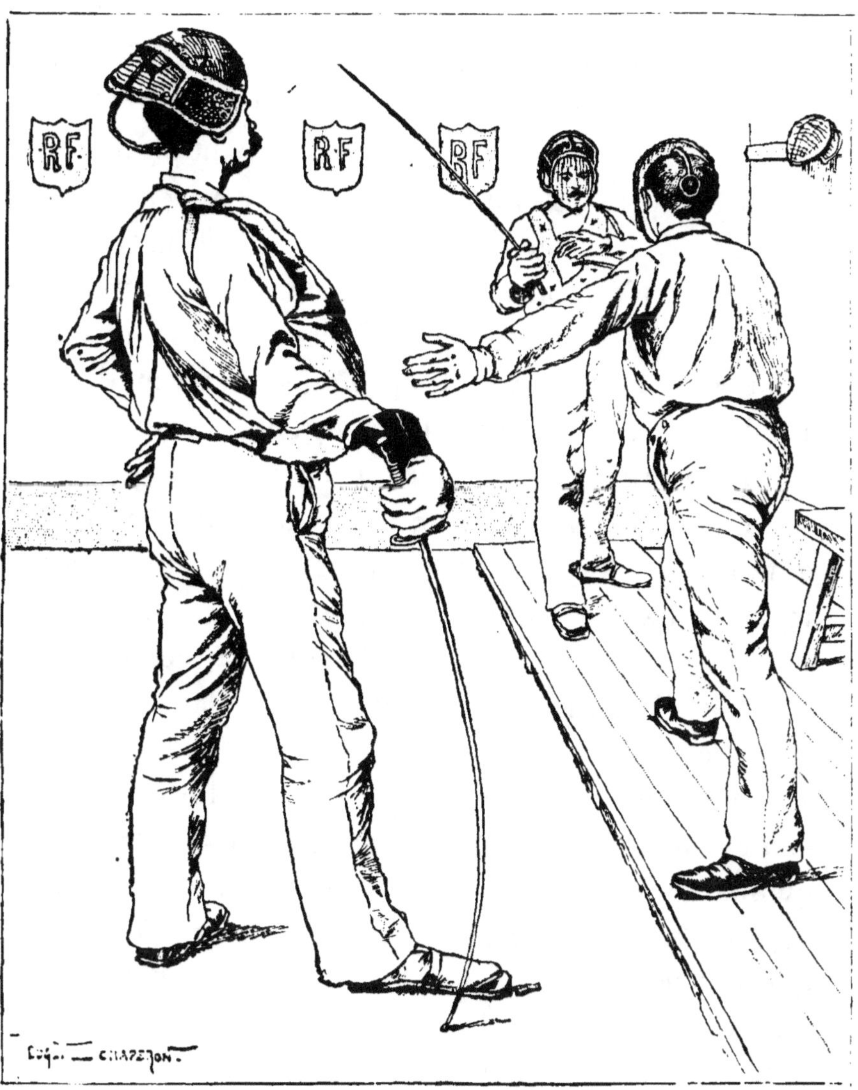

Fig. 66. — L'escrime.

plesse et l'agilité. Parmi les exercices appartenant à ce groupe, il y a encore à signaler les exercices de projection, consistant à lancer plus ou moins loin un objet quelconque. Ceux-ci, très en honneur dans l'antiquité (discoboles), ne sont plus maintenant pratiqués que dans quelques cantons de la Suisse (Appenzell) [1]. On peut y rattacher le maniement de la fronde, qui chez nous n'est plus qu'un jeu, mais qui autrefois avait son utilité en guerre (frondeurs Baléares). Encore maintenant certains peuples primitifs se servent de la fronde pour abattre leur gibier (fig. 67).

Les appareils mobiles qui concourent à l'exécution de certains exercices ne sont pas toujours portatifs comme dans les cas précédents; ce sont souvent des appareils fixés par une de leurs extrémités. La corde lisse, le trapèze, les anneaux, enfin la plupart des engins utilisés en gymnastique, rentrent dans la catégorie de ces appareils, et les exercices pratiqués avec leur aide sont ceux que l'on désigne le plus communément dans leur ensemble sous le nom d'exercices gymnastiques. Nous avons eu déjà l'occasion de nous occuper beaucoup de ces exercices, nous ne pouvons que répéter ici nos conclusions à savoir que, sans qu'on ait à les rejeter absolument, ils sont loin d'avoir tous les bons effets qu'on leur attribuait autrefois. Pratiqués avec modération ils peuvent avoir d'excel-

---

[1] Voir Depping, *Les Merveilles de la force et de l'adresse.*

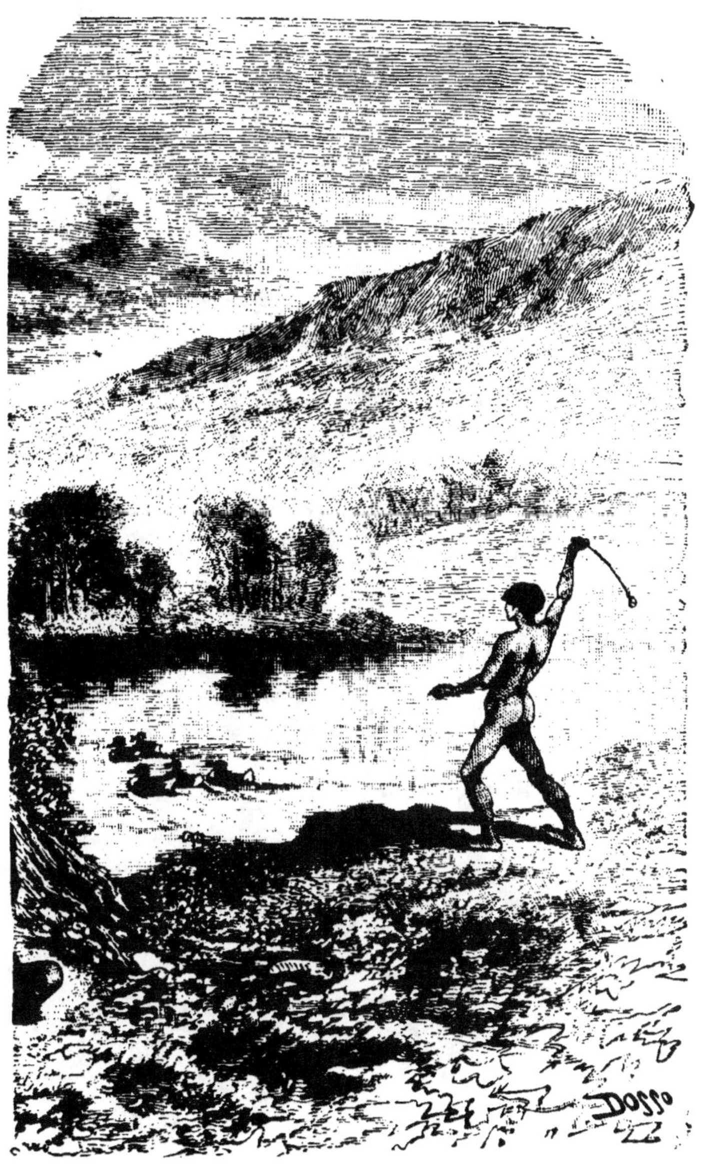

Fig. 67. — Fuégien muni de sa fronde.

lents effets surtout au point de vue de l'agilité, car
beaucoup de tours de trapèze (fig. 68) ou d'anneaux,
qui semblent exiger une force considérable, ne sont

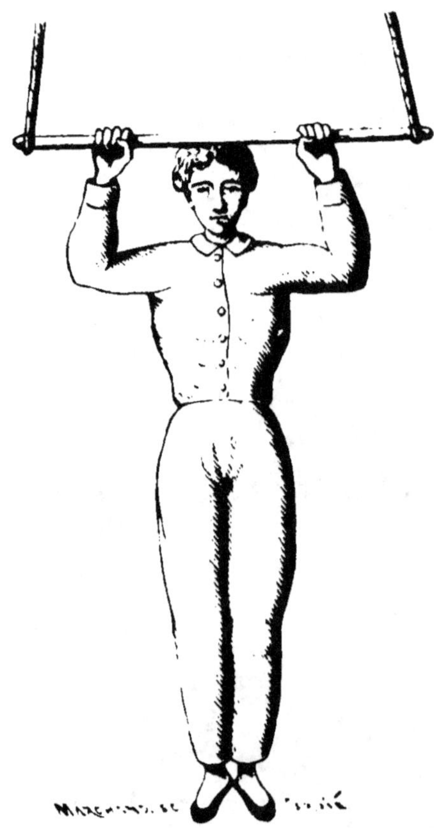

Fig. 68. — Exercice avec le trapèze.

en réalité qu'une affaire de *truc* et demandent plutôt
de l'adresse, c'est-à-dire de l'à-propos dans la contraction : mais on ne doit en user qu'avec réserve. Outre
les déformations qu'ils produisent comme consé-

quence directe, les exercices de gymnase sont parfois
assez dangereux et relativement féconds en accidents ;
il faut donc leur préférer des exercices plus naturels,

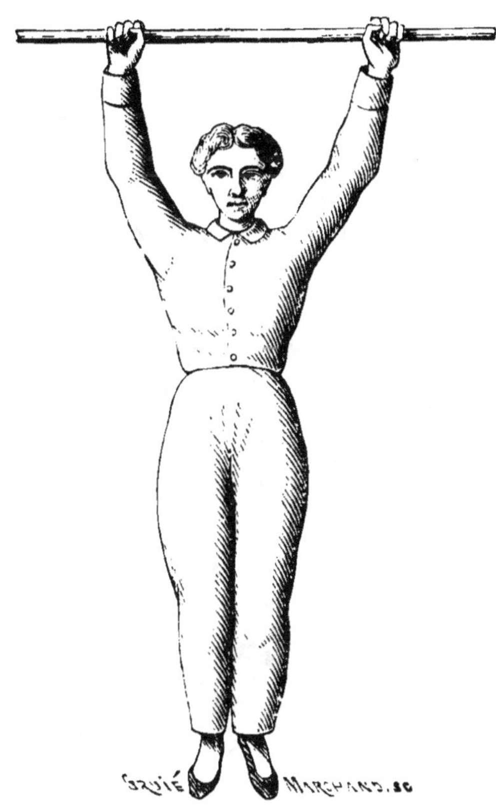

Fig. 69. — Exercice avec la barre fixe.

qui ont tous leurs avantages au point de vue physique
sans en avoir les inconvénients, et qui de plus ne
demandent pas l'attention. l'effort cérébral, que nécessitent la compréhension des indications données par

E. Couvreur, Les Exercices du corps.   20

le professeur de gymnastique en termes souvent trop techniques.

Exercices liés. — Ces exercices s'effectuent avec

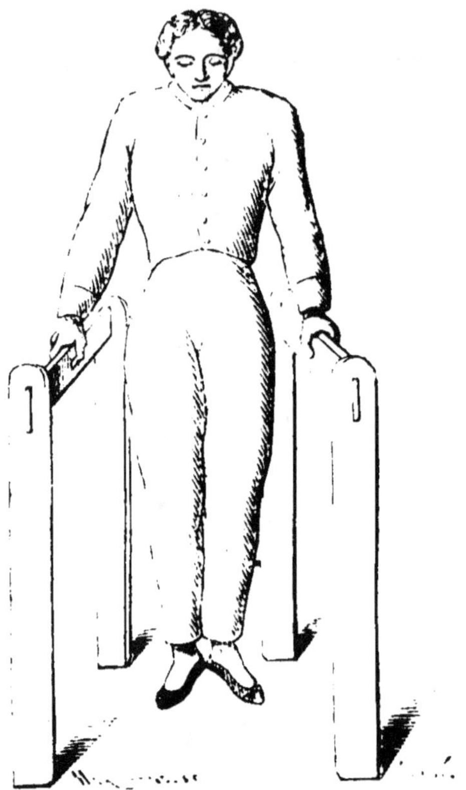

Fig. 70.   Exercice avec les barres parallèles.

l'aide d'appareils fixes : beaucoup, comme les précédents, sont des exercices de gymnase ; nous n'entrerons pas dans leur description détaillée, ne faisant pas ici un traité de gymnastique et examinant les choses à un point de vue plus général. Ces exercices

s'effectuent à l'aide de barres horizontales, perches
verticales, poutre, barres parallèles, échelles, etc.
(fig. 69 et 70). On peut les varier d'une façon excessive ; beaucoup, notons-le en passant, à part quelques-uns peut-être (renversements à la barre fixe,
progression avec les mains sur les barres parallèles),
n'ont pas les inconvénients des exercices de gymnase
demi-liés ; comme eux d'ailleurs, ils exercent la souplesse bien plus que la force et servent surtout au
développement de l'adresse et de l'agilité.

EXERCICES PASSIFS

Parmi les exercices passifs certains, tels que la vecta-
tion ou transport en voiture, la navigation ou transport en bateau, n'ont qu'une influence très minime
sur le développement des forces, leur action est surtout hygiénique par les distractions qu'ils procurent,
le changement d'air, etc., mais ces questions sont
étrangères à notre sujet.

Faisons remarquer pourtant qu'une des conditions
pour qu'un voyage, en voiture par exemple, soit une
occasion de repos et non de fatigue, il importe avant
tout que l'on soit assis commodément. Le dossier
contre lequel on s'appuie doit présenter des courbes
spéciales en harmonie avec les courbures de la colonne vertébrale (fig. 71). La figure 72 représente
un dossier remplissant les conditions voulues. La

figure 73 représente, au contraire, un dossier extré-

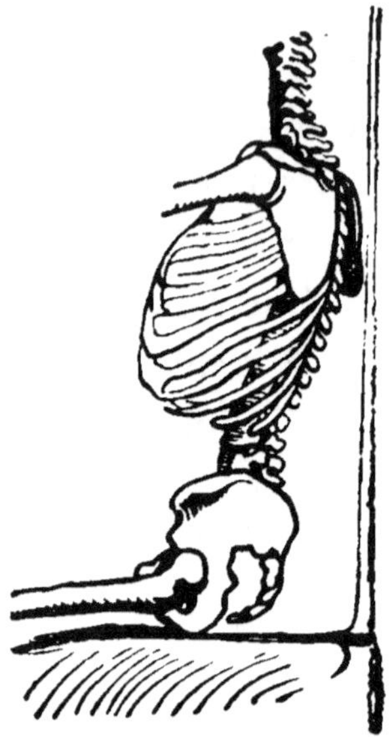

FIG. 71.   Courbure de la colonne vertébrale.

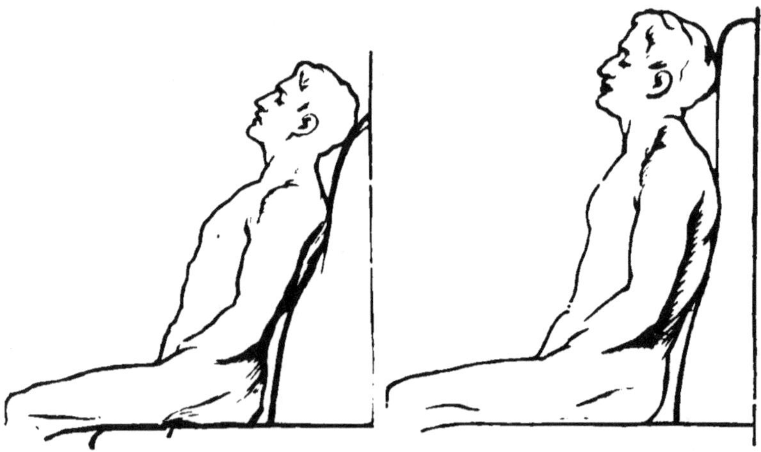

FIG. 72. — Dossier commode.   FIG. 73.   Dossier défectueux.

mement incommode et tel que, malheureusement, il existe dans la plupart des wagons de chemin de fer.

Un voyage un peu long, effectué dans un wagon incommode, n'a plus aucun avantage au point de vue de la santé, et peut même avoir des inconvénients.

D'autres exercices passifs ont une action plus directe sur le corps, sur la musculature et sur l'ossature. Le massage en particulier peut rendre des services très réels. Le massage par pression, qui est le mode de massage le plus employé, consiste à pétrir, malaxer les muscles des différentes régions du corps, à l'aide des doigts, et en même temps à faire jouer dans tous les sens les surfaces articulaires. Le massage par percussion consiste simplement à frapper à l'aide d'un battoir élastique et rembourré, ces mêmes régions. Sous l'influence du massage la fatigue disparaît, et l'on éprouve au bout de quelque temps un bien-être inexprimable. Les membres raidis reprennent leur souplesse, et le jeu de toutes les fonctions semble s'exercer plus librement. On peut considérer dans le massage deux genres d'action tout différents, une action directe et une action indirecte. La première est une action comparable à celle des exercices actifs. En faisant prendre successivement aux différents leviers osseux toutes les positions possibles, il est évident que l'on assouplit les articulations, que l'on facilite le jeu des tendons, absolument comme si ces mouvements, au lieu d'être produits par une main étrangère, l'étaient spontanément sous l'influence de la volonté. Pour ce qui est de l'action indirecte, elle a pour effet, non pas de procurer les avantages de l'exercice, mais d'empêcher certains de ses inconvénients de se produire. Nous disions tout à l'heure que sous l'influence du massage la fatigue disparait, ainsi que la raideur des muscles, et nous avons vu que ces inconvénient apparaissaient après un exercice violent, surtout lorsque c'étaient toujours les mêmes groupes musculaires qui avaient été particulièrement exercés. En les faisant disparaitre, le massage empêche donc la production de certains résultats fâcheux de l'exercice, particulièrement de l'exercice un peu excessif. Comment empêche-t-il cette production ? Nous n'avons pas de peine à le comprendre si nous nous rappelons qu'elle est une des causes prédominantes de la fatigue et de la raideur musculaires. Nous avons vu que cette cause est due à l'accumulation dans le muscle de ses propres déchets. Or le massage, en activant la circulation et en comprimant le muscle, favorise au plus haut point l'élimination, et la cause enlevée, l'effet naturellement disparait. Le massage est donc excellent à pratiquer après un exercice où l'on a un peu dépassé ses forces ; il permet de se livrer, sans crainte d'inconvenients ultérieurs, à des exercices même très fatigants, et favorise par conséquent de ce côté, et indirectement, le développement des forces.

La pression et la malaxation ont d'ailleurs de plus un effet direct sur la nutrition du muscle, de mixtes. L'équitation (fig. 74) est un exercice très généralement pratiqué, et nous avons déjà été amenés à en parler assez longuement Elle développe plus particulièrement les membres inférieurs, ceux-ci étant toujours plus ou moins contractés de manière à embrasser le cheval et augmenter la stabilité de l'équilibre, mais elle a aussi une action très manifeste sur les muscles spinaux : les membres antérieurs eux-mêmes n'étant pas complètement inactifs retirent de cet exercice un certain avantage. L'équitation, qui peut être un exercice excessivement doux lorsque le cheval va au pas, peut devenir un exercice des plus violents quand l'allure de l'animal est précipitée, mais le mode même de cette allure peut avoir une influence. A vitesse égale le trot fatigue beaucoup plus que le galop. Lorsqu'on connaît le mécanisme de ces allures chez le cheval la chose n'est pas du tout surprenante, les secousses éprouvées par le cavalier doivent être beaucoup moindres dans le premier cas que dans le second. A allure précipitée l'équitation comme effets généraux produit les mêmes résultats que la course. c'est-à-dire active très sensiblement la respiration et la circulation, en même temps les excrétions sont favorisées par une transpiration abondante.

Le canotage (fig. 75), qui est déjà assez répandu chez nous, l'est plus en Angleterre : on ne saurait trop conseiller de le pratiquer. car c'est à tous les points de vue un excellent exercice. Il développe beaucoup la poitrine par suite des mouvents alternatifs d'adduction et d'abduction qu'il nécessite, il fortifie les bras et exerce enfin une action sur les muscles du tronc particulièrement ceux de la région lombaire. Les membres inférieurs eux-mêmes ne restent pas inactifs. C'est même à tort que l'on considère surtout le canotage comme un exercice de bras destiné particulièrement à faire grossir les biceps. Lorsqu'on a ramé longtemps, surtout lorsqu'on ne s'est pas depuis longtemps livré à cet exercice, c'est surtout dans les reins et dans les cuisses que l'on sent la courbature, parce que ce sont ces régions qui ont surtout travaillé. Le canotage exerçant suffisamment tous les muscles ne déforme pas, il a encore l'avantage d'être un exercice presque automatique ; et si l'on songe enfin que sur un fleuve, une rivière ou un lac on se trouve généralement placé dans d'excellentes conditions hygiéniques au point de vue de la pureté de l'air que l'on respire, on comprendra qu'on ne puisse trop le recommander.

On peut ranger, encore dans les exercices mixtes, la gymnastique suédoise qui donne, paraît-il, d'excellents résultats. Nous n'en dirons que quelques mots, puis nous jetterons un coup d'œil rapide sur les différents jeux qu'on ne saurait faire rentrer dans une classification des exercices, et qui ont assez d'importance au point de vue qui nous occupe pour que nous y consacrions quelques lignes.

La gymnastique suédoise, inventée par Ling, con-

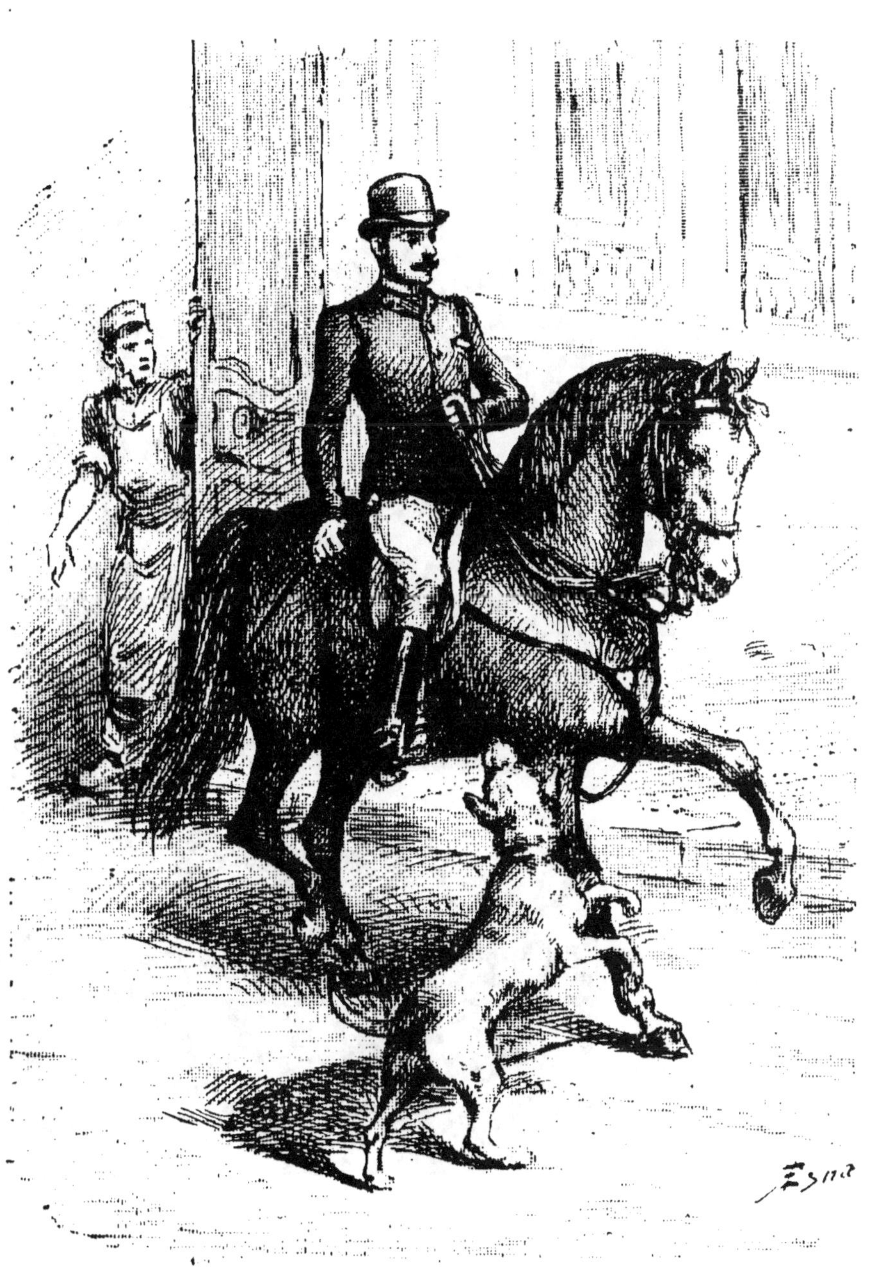

Fig. 74. — L'équitation.

J. B. Baillière et fils

Fig. 75.

LYON, IMP. PITRAT AINÉ.

Canotage.

sorte qu'elles ont leur utilité même quand celui-ci n'est pas fatigué ; dans ce deuxième cas l'effet utile est même plus positif, puisque c'est l'assimilation que l'on hâte, et que par conséquent on exerce une action puissante sur le développement de l'organe, non content de le débarrasser de ses déchets.

On pourrait placer à côté du massage, parmi les exercices passifs, la galvanisation. On ramène par ce procédé l'excitabilité du nerf et du muscle quand elle est perdue, on l'accroît quand elle existe ; ses effets sont donc manifestes. Elle a aussi une action particulière sur la nutrition du muscle, on ne saurait le nier. Des membres, devenus excessivement rabougris par suite de paralysies entraînant des dégénérescences musculaires, ont été ramenés par ce procédé à leur grosseur et à leur volume normaux. L'action étant si évidente à l'état pathologique, on ne saurait refuser à ce procédé une influence sur le muscle normal. Mais l'emploi de la galvanisation est une méthode trop particulière pour que nous nous arrêtions longtemps sur ce sujet.

EXERCICES MIXTES

Dans les exercices mixtes le corps est mû à la fois par la volonté propre et par des causes extérieures. L'équitation, le canotage sont des types d'exercices siste en une série d'exercices où le professeur s'oppose, en totalité ou en partie, à des mouvements que l'élève cherche à exécuter. On peut exercer ainsi successivement des groupes de muscles antagonistes, et cela en exigeant un travail plus ou moins intense, suivant la résistance opposée. Ce mode de gymnastique, très en honneur dans certains pays, a de très bons effets, mais appartient plutôt à l'orthopédie, soit au redressement de parties déviées, qu'au développement normal d'un corps normal lui-même, ce qui est le but des exercices ordinaires.

Jeux. — Beaucoup de jeux pratiqués soit par les enfants, soit par les adolescents sont de véritables exercices, et dans la série presque innombrable qu'ils présentent, on peut trouver toute une catégorie d'exercices modérés, d'exercices violents, développant plutôt les bras, développant plutôt les jambes, bref produisant les effets les plus variés, et cela d'une façon plus ou moins intense. Un de leurs immenses avantages, c'est d'être spontanés, de n'être pas imposés, et par conséquent d'amuser en même temps qu'ils fortifient. Parmi ces jeux, les uns présentent un certain caractère de brutalité, comme le *foot-ball* en Angleterre, ou peuvent être plus ou moins dangereux, comme le *cricket* dans ce même pays ; ce ne sont pas naturellement ceux que nous recommanderons, mais beaucoup de nos jeux nationaux (pour le dire en passant, on a loué peut-être d'une manière un peu excessive dans certains ouvrages les jeux étrangers au détriment des nôtres), comme la paume, les barres. etc.. sans présenter aucun danger sérieux, sont néanmoins assez animés pour être regardés comme des exercices violents. Ces jeux ont l'avantage de ne pas faire travailler exclusivement certains membres au détriment des autres, et de développer par conséquent. tout le corps d'une manière à peu près homogène. A côté de ces exercices, qui sont plutôt du fait des garçons. nous trouvons des jeux plus modérés, que les jeunes filles peuvent parfaitement pratiquer, dont elles ne se trouveront pas mal, au contraire, et dont elles retireront plus d'avantages que des exercices compliqués de gymnase. qu'on impose parfois aux jeunes personnes un peu faibles. De ce nombre sont le cerceau, le saut à la corde, la danse, le croquet, le lawn-tennis (fig. 76) et tant d'autres qu'on ne saurait nommer, tant leur diversité est grande.

Beaucoup de jeux demandent également de la vigueur et de la souplesse. exigent non seulement de l'énergie. mais de l'à-propos dans les mouvements, et sont par conséquent également aptes au développement de la force et de l'adresse: il y a bien peu d'exercices proprement dits qui soient dans le même cas. les uns étant plus spécialement appropriés à un but et les autres à un autre. C'est là encore un avantage à considérer.

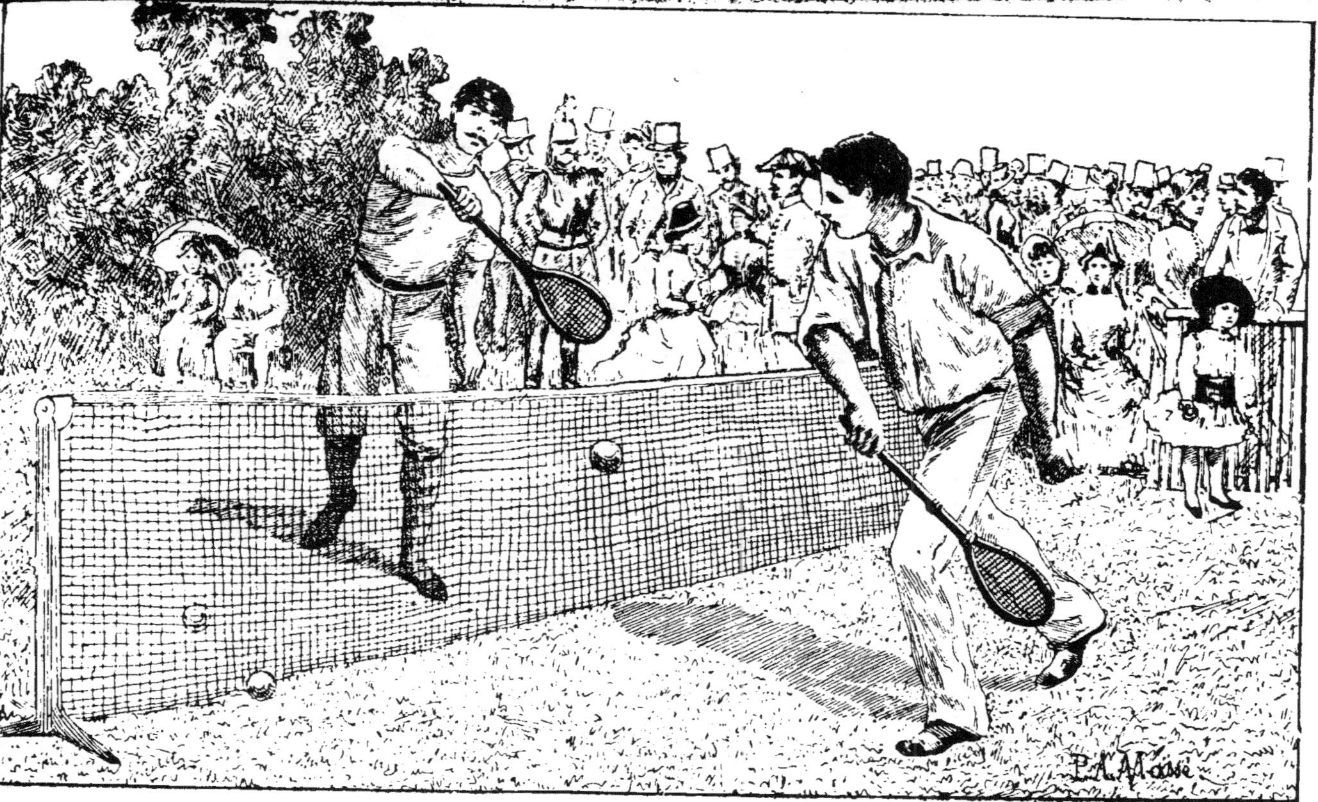

Fig. 76. — Le lawn-tennis.

CHAPITRE V

HYGIÈNE DES EXERCICES DU CORPS

Influence de la personne. — Age. — Sexe. — Tempéraments et professions. — Influence du milieu. — Principales règles devant régir la pratique des exercices.

Nous avons vu dans le commencement de cet ouvrage comment l'exercice pouvait modifier les organes. Nous nous sommes ensuite servi de ces données pour montrer comment tel exercice pouvait plus particulièrement produire tel effet; mais dans une étude scientifique des exercices physiques, ces notions ne suffisent pas. Nous avons déjà dit que, quand on envisageait les effets d'un exercice quelconque, il fallait toujours tenir compte : 1° de l'exercice lui-même; 2° de la personne qui pratique cet exercice; 3° des conditions de milieu. Le moment est venu de nous étendre un peu plus sur ce sujet. Nous avons vu jusqu'ici quels étaient les effets d'un exercice quelconque pris en lui-même. nous pouvons faire remarquer à présent que bien des conditions doivent entrer en ligne de compte pour faire choix d'un exercice particulier. Il faut considérer, en effet, l'état actuel, l'âge, le sexe. le tempérament, la profession, l'état antérieur, autant de choses qui dépendent de la personne et du milieu et qui doivent amener des modifications souvent considérables dans le choix à faire : de sorte qu'il y a toute une série d'exercices plus particulièrement appropriés, à tel âge, tel sexe, etc., et cela indépendamment de la valeur absolue, si on peut dire, de l'exercice choisi. On ne peut donc pas dire, en réalité, que tel exercice est bon en lui-même; il est bon pour telle personne, il serait mauvais pour telle autre. C'est ainsi que nous avons déjà remarqué que ni les exercices de force, ni les exercices de fond ne sauraient convenir aux enfants. Dans l'étude que nous allons faire maintenant, nous ne nous contenterons pas de dire qu'un exercice est bon dans des conditions déterminées, mais nous dirons encore pourquoi, car c'est justement à ce pourquoi que répond la science, et nous établissons ici des bases rationnelles et, par conséquent, scientifiques du choix que l'on peut faire. Il faut remarquer, d'ailleurs, que l'empirisme avait déjà résolu la question, mais il vaut toujours mieux connaître la raison pour laquelle on fait une chose que de la faire parce que tout le monde aigt ainsi.

Age. — On peut considérer, au point de vue de l'âge chez l'homme, sept périodes successives : 1° la première enfance. qui s'étend depuis la naissance jusqu'à sept ans; 2° la seconde enfance, qui s'étend jusqu'à la puberté; 3° l'adolescence; 4° la jeunesse; 5° l'âge viril: 6° l'âge mûr; 7° la vieillesse.

Les exercices propres à la première enfance se réduisent pour ainsi dire à rien dans les premiers temps de la vie : l'enfant alors apprend simplement à marcher et à se servir de ses membres. En général il faut prendre de grandes précautions pendant cette période, et se garder surtout de faire marcher l'enfant trop tôt ; ses membres ne sont pas assez solides pour supporter le poids du tronc et de la tête, et le squelette étant encore flexible, il en résulterait des déviations des membres inférieurs, soit en dedans, soit en dehors, et les jambes deviendraient arquées ou cagneuses. Il ne faut pas non plus faire marcher l'enfant en le soutenant à l'aide de lisières : outre qu'on comprime ainsi le thorax, qu'on relève les épaules et que l'on gêne par conséquent le libre développement de l'enfant, on l'habitue aussi à être constamment aidé, et il lui faut un temps très long pour arriver à marcher seul. Il faut simplement guider les premiers pas de l'enfant en le soutenant avec les mains.

Aussitôt que la marche lui est devenue familière, l'enfant ne demande plus qu'à marcher, courir, sauter : il faut se garder de s'opposer à ce besoin de mouvement et de le forcer à être bien sage. On arrêterait ainsi le développement des membres auquel ces premiers exercices spontanés sont indispensables. Malheureusement dans les villes on agit souvent ainsi : on trouve l'enfant tapageur et insupportable et on le force à se tenir tranquille sous peine d'être grondé ou puni; on doit s'élever sévèrement contre ces habitudes, dont la conséquence naturelle est l'étiolement des pauvres petits êtres soumis à ce régime. Tout organe qui ne travaille pas s'atrophie, avons-nous dit : cela est surtout vrai au début du développement. Ces exercices naturels sont suffisants aux enfants qui naissent bien conformés. Pour les autres, une gymnastique spéciale doit être appliquée à les redresser pendant qu'il en est encore temps, mais ces exercices étant du domaine de l'orthopédie, nous les passerons sous silence.

Quand arrive la seconde enfance, l'enfant n'est plus abandonné presque exclusivement à ses jeux ; il faut commencer à lui donner une certaine instruction, mais c'est justement pour cela et parce que la fatigue cérébrale qui en résulte commence à se manifester, qu'il faut plus que jamais employer comme palliatif les différents exercices du corps. L'enfant le comprend d'ailleurs bien lui-même, et aussitôt qu'il est libre, que ses leçons sont apprises et ses devoirs faits, il s'empresse de se livrer à ses jeux favoris, et ne pense plus qu'à courir et à sauter. Ces exercices spontanés sont encore les meilleurs. Il y a des enfants cependant, qui, doués d'une certaine inertie, au lieu de profiter des avantages que leur procurent les récréations, restent assis, immobiles, réfractaires à tout mouvement. A ceux-là, il faut imposer la gymnastique, gymnastique élémentaire d'ailleurs, et avec une grande mesure. car sans cela les pertes de l'organisme ne seraient plus en rapport avec la nutrition des tissus, et loin de se fortifier l'enfant s'affaiblirait.

A mesure que l'adolescence arrive, les études deviennent de plus en plus sérieuses, le besoin d'exercice conséquemment devient de plus en plus marqué. Le corps a déjà pris un certain développement, les organes ont acquis un degré supérieur de résistance, aussi beaucoup d'exercices dont leur faiblesse éloignait les enfants sont-ils désormais facilement praticables. A ce moment, le caractère devenant un peu plus sérieux, les amusements des enfants paraissent puérils, mais il ne manque pas d'exercices tous pourvus d'un attrait particulier, et au milieu desquels on n'a qu'à faire un choix. La natation, l'escrime, la chasse, le canotage, joignent à l'utilité l'attrait du plaisir, et les adolescents s'y livrent facilement. Les courses à pied dans la campagne sont encore tout indiquées à cet âge, où la résistance à la fatigue permet déjà de faire des étapes d'une certaine longueur. Rien de plus fortifiant que ces marches, rien de plus intéressant non plus, et ceux qui en ont pris l'habitude en font bientôt leur exercice favori.

Les exercices à recommander aux jeunes hommes sont à peu près les mêmes que ceux qui conviennent à l'adolescent, la seule différence est que le corps étant plus robuste ils peuvent être continués pendant plus longtemps sans fatigue, et par conséquent être d'autant plus efficaces. C'est pendant la jeunesse que ceux qui ont fait choix d'une profession libérale ont à fournir la plus grande somme de travail cérébral. Il en résulte souvent une sorte d'apathie, de répugnance à l'exercice. Il faut vaincre cette répugnance et se contraindre, sous peine de voir la santé décliner peu à peu, le corps devenir faible et délicat, toutes les fonctions organiques étant déprimées au profit des fonctions du cerveau.

Dans l'âge viril, le corps qui a acquis son maximum de force et de développement, commence peu à peu à décroître : jusque-là les assimilations l'emportaient sur les désassimilations, l'équilibre maintenant se fait entre les gains et les pertes, et peu à peu même ces dernières finissent par l'emporter. Les exercices qui conviennent à cet âge, doivent être relativement modérés : tels sont par exemple la chasse, l'équitation, la natation, l'escrime. Il ne faut plus espérer à cet âge accroître sa force et sa souplesse tout au plus peut-on songer à la maintenir, mais l'effet de l'exercice sera de retarder autant que possible le moment de la déchéance physique.

L'âge mûr, puis la vieillesse arrivent peu à peu. Dans cette période, les pertes l'emportent visiblement sur les gains, et l'organisme se détériore manifestement. Tous les organes, quelques soins que l'on ait pris de les maintenir en bon état, commencent à dégénérer. Le système nerveux est moins excitable, la fibre musculaire moins contractile, le squelette devient de plus en plus fragile, la circulation se ralentit, la capacité pulmonaire diminue. Dans ces conditions, il est évident que les exercices ne peuvent être bien violents, mais en les appropriant aux forces, on peut retarder l'apparition des maladies et infirmités de toutes sortes qui viennent assaillir le vieillard. L'équitation au pas, la marche modérée, le jardinage, sont autant d'exercices qui, sans fatiguer, permettent de faciliter le jeu des fonctions, et de reculer le moment de la dégénérescence complète des organes.

Sexe. — A égalité d'âges, il ne faut pas croire que les mêmes exercices conviennent indifféremment à un garçon ou à une fille. Dans le sexe féminin, les os sont moins gros et moins solides, les muscles moins puissants, et en général la résistance à la fatigue beaucoup moindre : les exercices qui conviennent à la femme, d'après sa structure même, sont donc des exercices moins violents que ceux que peut aborder l'homme. Mais il n'en faut pas conclure que la femme n'a pas besoin d'exercice. Au moment de la puberté particulièrement, un exercice bien entendu a la plus favorable influence sur les maladies qui viennent fréquemment assaillir à cette époque les jeunes filles; de plus dans ces conditions la menstruation s'établit plus tard, et par conséquent à un moment où le corps étant plus formé présente plus de résistance à l'affai-blissement qui accompagne d'ordinaire l'apparition des premières règles. La chlorose, l'anémie si fréquentes chez les jeunes filles le seraient beaucoup moins, si les exercices physiques leur étaient généralement imposés. Ces exercices sont d'ailleurs les plus modérés, la marche, l'équitation, la natation, le billard, etc. Grâce à leur influence fortifiante, la jeune fille devenue jeune femme sera en état de supporter les pénibles épreuves de la maternité.

Il ne faut pas croire, malgré ce que nous disions au début de ce chapitre, que les exercices violents soient absolument incompatibles avec la constitution physique de la femme. L'exemple des femmes de la campagne courbées toute la journée sur le plus rude labeur serait là pour démentir cette assertion. Mais c'est là justement que l'on peut s'assurer de la façon la plus évidente, de l'empreinte indélébile que laisse à l'organisme un travail âpre et assidu. Sous l'influence de ses pénibles travaux, la femme de la campagne perd peu à peu le caractère féminin, ses os grossissent, ses muscles durcissent et prennent du volume, la mollesse et la rondeur des contours font place à des formes anguleuses ; bref, par tous les caractères extérieurs, on croirait plutôt avoir affaire à un homme qu'à une femme. Ce n'est pas là le but que l'on doit se proposer, en conseillant à une jeune fille l'exercice : il s'agit de la fortifier, non de la déformer, et de lui ôter la plupart des caractères de son sexe : c'est pour cela que nous répétons que les exercices violents ne sont pas le propre de la femme, et que le sexe doit par conséquent avoir une grande influence dans le choix des moyens propres à assurer la conservation de la santé, par le jeu régulier des organes.

Tempéraments et professions. — On considère chez l'homme quatre principaux tempéraments : 1° Le tempérament nerveux, caractérisé par un corps maigre et sec, un système musculaire peu développé, une physionomie mobile, une sensibilité exaltée, une intelligence souvent très vive ; 2° le tempérament sanguin, où l'on trouve comme marques distinctives, un certain embonpoint, un teint coloré, un cou court, et qui est généralement accompagné de pléthore, c'est-à-dire d'une augmentation considérable de la masse du sang ; 3° le tempérament bilieux, marqué par la teinte jaunâtre de la peau, l'accentuation des traits, la noirceur des yeux et des cheveux ; 4° le tempérament lymphatique caractérisé par la mollesse des chairs, la décoloration des muqueuses, la blancheur de la peau, et qui est accompagné le plus fréquemment d'anémie, c'est-à-dire d'une diminution considérable de la proportion des globules rouges dans le sang.

Tous les exercices ne conviennent pas également à ces quatre tempéraments. Pour ce qui est des personnes douées d'un tempérament nerveux, les exercices qui leur conviennent particulièrement sont des exercices actifs, et même relativement violents, tels que les longues marches, courses. mouvements variés avec haltères ; il faut, en effet, substituer dans la plus large mesure possible l'activité musculaire à l'activité nerveuse, pour rétablir l'équilibre des fonctions organiques et permettre au cerveau de se reposer.

Dans le cas d'un tempérament sanguin, les exercices qui conviennent le mieux sont les exercices de force et de fond ; les exercices de vitesse amènent trop rapidement l'essoufflement, et pourraient produire, par suite de la tension qui existe déjà dans l'appareil circulatoire, des ruptures de vaisseaux et particulièrement une attaque d'apoplexie. Dans ce cas particulier, l'exercice peut, sans inconvénient, être poussé jusqu'à la fatigue ; un de ses heureux effets, est d'amener une transpiration abondante qui diminue la pléthore.

Les personnes à tempérament bilieux n'ont pas un aussi vif besoin d'exercice que les précédentes ; toutes les fonctions nutritives s'accomplissent déjà chez elles très activement ; il est donc inutile de les exciter. Les exercices les plus convenables sont plutôt les exercices passifs ou mixtes ; il faut surtout éliminer tous les exercices violents.

L'atonie complète de tous les organes est généralement le lot des personnes douées d'un tempérament lymphatique ; il faut donc en réveiller l'activité, et cela par les exercices qui ont sur l'organisme les effets généraux les plus marqués, et demandent le concours, pour ainsi dire généralisé, de tout le système musculaire. La chasse, la course, la natation, sont indiquées dans cette occurrence. L'exercice doit d'ailleurs, au début, être pratiqué modérément, la faiblesse de tout l'organisme amenant rapidement la fatigue. Ce n'est que peu à peu et par une gradation intelligente qu'on pourra arriver aux exercices violents.

Les influences des professions sur le choix des exercices sont à peu près les mêmes que celles des tempéraments, par cela même que généralement les personnes d'une même profession présentent des tempéraments analogues. C'est ainsi que les hommes de lettres, savants, artistes, sont généralement d'un tempérament nerveux ; les hommes de bureau, généralement pléthoriques.

A part des professions tout à fait spéciales qui amènent des déformations par suite de l'attitude habituelle qu'elles exigent, comme celle de tailleur, de couturière, par exemple, déformations qui sont du ressort des orthopédistes et dont nous n'avons par conséquent pas à nous occuper, on ne peut pas dire que le genre de profession donne des indications bien utiles pour le choix des exercices à adopter.

Notons pourtant en passant que les professions

sédentaires (fig. 77) sont celles qui exigent le plus impérieusement la pratique de l'exercice. Faisons enfin remarquer que certaines professions manuelles, sont de véritables exercices.

Milieu. — Nous venons de passer en revue la plupart des causes modificatrices, inhérentes à la personne même, il nous reste encore à nous occuper de l'influence du milieu. La vie étant un conflit entre les forces intrinsèques de l'organisme et les forces extrinsèques du milieu ambiant, la considération de ce deuxième ordre de forces est au moins aussi importante que celle du premier. Les climats, les saisons, l'altitude, etc., sont autant de causes qui modifient les conditions dans lesquelles l'exercice doit être pris. Les peuples qui vivent sous de basses latitudes, soumis ordinairement à une température élevée, ont généralement les fonctions digestives plus ou moins ralenties, de même que les fonctions circulatoire et respiratoire. Il en résulte une propension considérable à l'oisiveté. Cette cause n'est pas la seule, et la faiblesse musculaire, assez générale chez les peuples méridionaux, tient encore à d'autres raisons, particulièrement la surexcitabilité du système nerveux. Il faut encore faire entrer en ligne de compte les abus vénériens qui sont une des conséquences de l'activité considérable de la sécrétion spermatique qui, à l'inverse de toutes les autres, augmente sous l'influence de la chaleur ; l'âge de la puberté est d'ailleurs

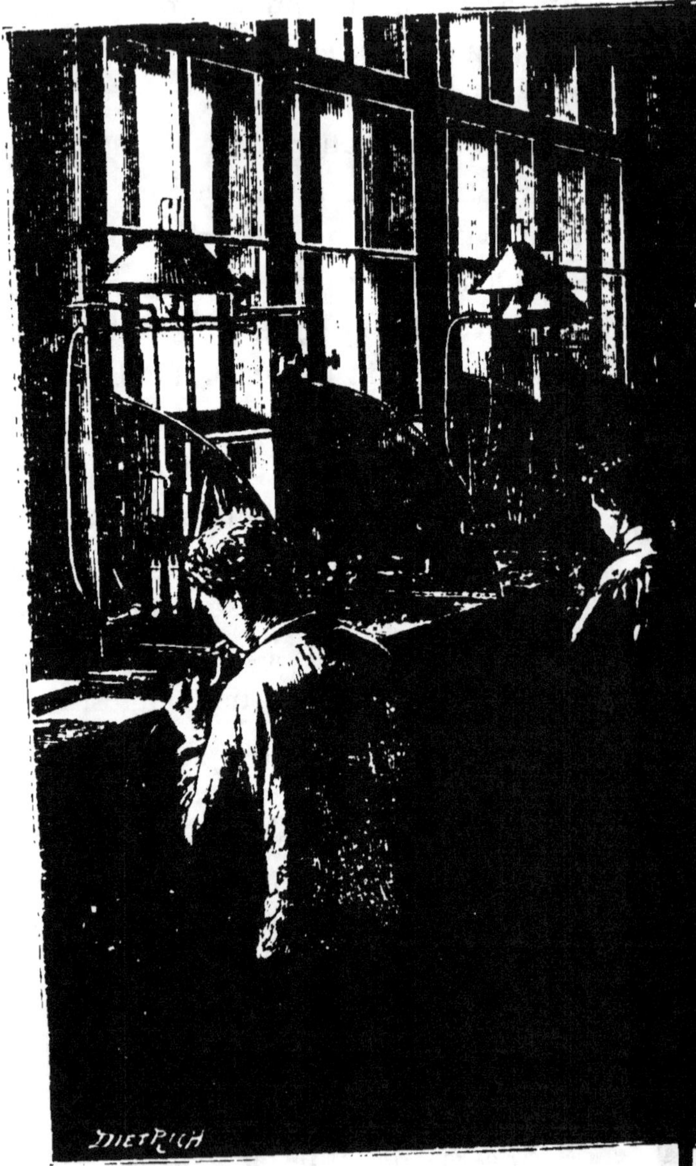

J. B. Baillière et fils   Fig. 77. — P

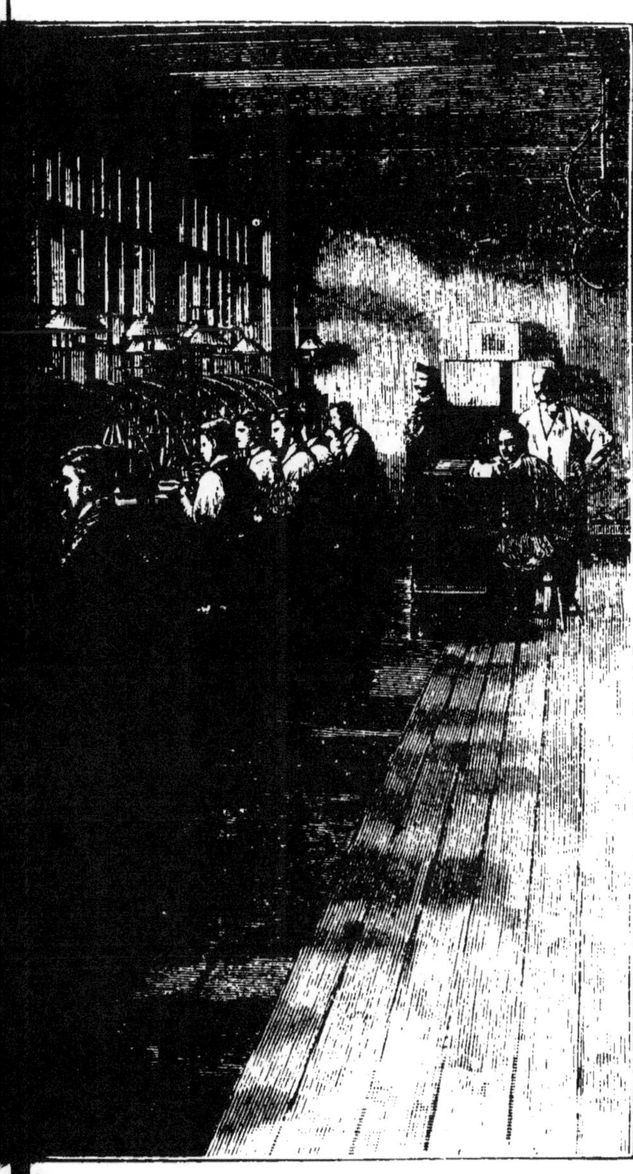

Pédentaire.

Lyon. Imp. Pitrat ainé.

très avancé pour les deux sexes dans les climats chauds[1].

Doit-on se laisser aller à cette tendance au *far niente*, si caractéristique chez les peuples du Midi : il n'en est rien, et l'exercice, loin de nuire, ne peut être, dans ces cas particuliers, que fort salutaire. La preuve nous en est donnée par certains peuples, tels que les Arabes qui, excessivement actifs, réalisent dans leurs exercices des sommes de travail considérables et ne s'en portent pas plus mal. Leur constitution s'est pliée à ce déploiement d'activité, et malgré leur maigreur excessive, ce sont des hommes très vigoureux.

Les exercices actifs ne sont donc pas incompatibles avec un climat chaud, seulement quand on se livre à ces exercices, il faut éviter l'action directe du soleil ; ce n'est donc pas le milieu de la journée qu'il faut choisir, mais le matin ou le soir. Dans nos garnisons africaines, les soldats supportent parfaitement les durs travaux de la caserne et des exercices, et même les marches, mais cela tient à ce que les heures sont choisies : le milieu de la journée est exclusivement consacré au repos.

Dans les pays où le froid règne avec une certaine intensité, la nécessité des exercices actifs et même violents, s'impose d'elle-même aux habitants. Il faut

---

[1] Voir Leblond, *la Gymnastique et les exercices physiques*.

absolument réagir par un moyen quelconque à l'envahissement du froid ; or, nous avons vu que l'exercice est une source de chaleur très considérable ; le fonctionnement des muscles, comme celui de tous les organes, suractivant les combustions internes qui sont les sources incontestées de la chaleur animale. Pour que la température centrale ne descende pas au-delà des limites compatibles avec la vie, il faut de toute nécessité, la périphérie étant exposée à un rayonnement continuel d'autant plus intense que la température est plus basse, qu'on produise sans cesse de la chaleur nouvelle. et en quantité d'autant plus grande que le froid est plus vif. L'inaction étant un véritable danger. les exercices de toutes sortes sont forcément pratiqués par les habitants des régions hyperboréennes ; ce n'est pas pour eux un luxe destiné au perfectionnement de l'organisme. c'est une véritable nécessité.

Quand un homme, habitué à vivre au niveau de la mer ou à une faible altitude, se trouve brusquement porté à une très grande hauteur, comme c'est le cas, par exemple. dans une ascension aérostatique. des troubles particuliers se manifestent, la respiration devient pénible, des éblouissements se produisent. Lorsque. au lieu d'être élevé passivement, on s'élève soi-même. comme c'est le cas quand on gravit une montagne, les troubles sont plus marqués encore ; la fatigue se produit au moindre travail musculaire.

et l'on ne peut faire quelques pas sans être en proie au vertige, aux tintements d'oreilles, en même temps qu'une lassitude invincible vous accable. L'ensemble de ces accidents, désigné sous le nom de mal des montagnes, est bien connu de ceux qui se livrent pour la première fois à des ascensions sur des cimes un peu élevées. L'essoufflement rapide qui accompagne, aux grandes altitudes, le moindre effort, semble autoriser à croire que les exercices sont, dans ces conditions, peu praticables, mais il n'en est rien. Si l'on s'habitue à vivre dans les lieux élevés, la constitution se modifie profondément, plus ou moins rapidement sous l'influence même du milieu, la capacité pulmonaire augmente, la circulation se régularise et l'on ne ressent bientôt plus les troubles dyspnéiques. En effet, non seulement les montagnards sont susceptibles de déployer la plus grande activité dans le rude labeur que nécessite l'ascension des hautes cimes, mais encore certains peuples vivent en parfaite santé à des altitudes que nous sommes habitués à considérer comme excessives. Certaines villes, dans la Cordilière des Andes, sont situées à 4.000 mètres d'altitude, et leurs habitants sont aussi vigoureux et résistent aussi bien à la fatigue que ceux des plaines.

Il résulte de tout ce que nous venons de voir que, quelles que soient la latitude et l'altitude à laquelle on se trouve placé, les exercices du corps ne sont jamais incompatibles avec ces conditions. Sous l'influence durable du milieu ambiant, l'organisme se modifie en effet de telle sorte, qu'il se plie à toutes les conditions nouvelles d'existence, et se trouve par conséquent, toujours en état de fonctionner normalement. Les bienfaits de l'exercice sont donc toujours les mêmes, à condition, toutefois, que l'on tienne compte des variations individuelles sur lesquelles nous avons insisté.

Pour être absolument complet dans cette question de l'hygiène des exercices du corps, hygiène qu'il faut observer strictement, si l'on veut obtenir de bons résultats, nous aurions encore bien des considérations à exposer.

C'est ainsi, par exemple, qu'il y a des moments plus particulièrement convenables pour se livrer à l'exercice : d'autres moments, au contraire, où cette pratique serait dangereuse. En particulier, après le repas, il ne serait pas prudent de s'adonner à un exercice actif, la digestion pourrait être troublée très sérieusement, et les conséquences les plus graves pourraient en résulter. Mais il ne faudrait pas en conclure que tout exercice est nuisible après les repas. Au contraire, un exercice modéré favorise la digestion, rend l'absorption plus facile et plus complète.

Le temps le plus convenable pour se livrer aux exercices actifs, c'est avant le repas ; c'est donc ce moment qu'il convient de choisir pour le consacrer à la pratique de l'exercice le plus en rapport avec sa constitution. Dans ces conditions, en effet, l'appétit se trouve singulièrement développé, et il y a exagération de l'activité des fonctions digestives. Mais ce n'est pas immédiatement après l'exercice qu'il faut prendre sa nourriture : il faut attendre un peu pour que la stimulation déterminée dans toute l'économie ait eu le temps de se calmer : cette stimulation paralyse en effet, jusqu'à un certain point, d'après un grand nombre de médecins, les fonctions stomacales, et ce n'est qu'ensuite que celles-ci sont exagérées.

Un moment qui convient aussi merveilleusement pour se livrer aux exercices du corps, c'est un peu avant de se mettre au lit. Ce moment est particulièrement convenable aux savants et aux gens de lettres. La fatigue qui succède aux exercices amène, en effet, un sommeil réparateur, généralement exempt de rêves, et qui permet par conséquent au cerveau de se reposer aussi complètement que possible.

Il y aurait encore d'autres considérations relatives aux précautions hygiéniques à prendre après les exercices, aux vêtements qui sont les mieux appropriés, etc. (nous renvoyons pour ces détails à l'ouvrage de M. Leblond[1]), ainsi que pour les règles à suivre dans le choix du lieu, dans le cas particulier où les exercices sont faits sur place.

---

[1] Leblond. la Gymnastique et les exercices physiques.

Nous ne pouvons mieux faire d'ailleurs, pour résumer ces quelques préceptes hygiéniques, que d'emprunter à M. Leblond ses conclusions[1].

1° Les exercices violents ou excessifs sont nuisibles à la santé. L'expérience enseigne que la plupart de ceux qui abusent de leurs forces sont enlevés à la fleur de l'âge ou du moins ne parviennent pas à un âge avancé.

2° Les exercices musculaires conviennent à tous les âges, les plus doux aux enfants et aux vieillards, les plus énergiques aux adolescents et aux hommes faits.

3° Les exercices modérés sont favorables au développement des organes chez la femme.

4° Le tempérament nerveux et le tempérament sanguin sont, de tous les tempéraments, ceux qui exigent le plus l'emploi des exercices musculaires actifs, tandis que les exercices mixtes et passifs sont ceux qui conviennent davantage au tempérament bilieux.

5° Les exercices doivent être en rapport avec la force et les habitudes antérieures de l'individu.

6° Les diverses positions sociales réclament à différents degrés l'emploi des exercices du corps. Il est évident en effet que ceux qui, par leur profession, sont astreints à un rude labeur, font par cela même de l'exercice.

---

1 Leblond, *op. cit.*, p. 399 et 412.

7° Les exercices doivent être moins énergiques dans les saisons chaudes et sous les climats chauds que pendant les saisons froides et sous des climats froids.

8° Les exercices très actifs ne doivent être pris qu'avant les repas ou au moins trois heures après, lorsque la digestion a fini de s'accomplir; ils doivent être quittés environ une demi-heure avant de prendre la nourriture.

9° Il faut, pendant la durée des exercices actifs, faire usage de vêtements amples laissant le corps libre de toute entrave. Les vêtements doivent être bons conducteurs de la chaleur, sauf celui qui est placé immédiatement sur la peau. On doit les quitter quand ils sont humides de sueur.

10° On ne doit jamais passer brusquement de l'état de repos absolu à celui d'activité, ni de l'état actif à l'état de repos. Il est nécessaire de ménager les transitions et de procéder conformément aux principes de la nature.

11° Autant que possible, les exercices du corps doivent être pris en plein air, le sol étant constitué par de la terre battue.

CHAPITRE VI

CONCLUSIONS GÉNÉRALES

Points à élucider. — Résultats obtenus. — Difficulté du choix d'un
exercice. — Importance des notions théoriques.

Nous bornons ici cette étude rapide des principales connaissances indispensables à la pratique rationnelle des exercices et également nécessaires pour en comprendre les effets ; le sujet est d'ailleurs bien loin d'être épuisé. Nous avons laissé de côté nombre de considérations qui sont plus spécialement du domaine de l'orthopédie, de la thérapeutique et de l'hygiène, et, en outre, dans les sujets mêmes qui sont traités, il existe de nombreuses lacunes. C'est que beaucoup de points restent encore à élucider qui sont relatifs à la physiologie des exercices, et que la lumière n'étant pas faite sur ces points que la science n'a pas encore approfondis, ni même parfois abordés, toute indication relative à ces sujets serait au moins prématurée. En tout cas des principes certains ne peuvent être posés dans ces conditions.

Néanmoins, malgré ces lacunes, nous avons vu qu'on est déjà arrivé à un certain nombre de résultats, et que l'on possède quelques connaissances certaines, qui sont autant de repères pour guider sur une route que l'on parcourait autrefois, on peut le dire, complètement à l'aveuglette. Ces connaissances ont permis de déraciner nombre de préjugés dont quelques-uns étaient véritablement nuisibles et qui prouvent que la science, sans viser immédiatement à des résultats pratiques, trouve toujours son application.

Nous allons résumer brièvement, en manière de conclusion, ces quelques résultats acquis et les conséquences qui en découlent.

Le fait principal à retenir pour la compréhension des effets que l'exercice peut avoir sur l'organisme, c'est la connexion étroite qui relie l'organe et la fonction. Nous avons vu qu'en réalité c'est la fonction qui fait l'organe, et que les exemples ne manquaient pas pour appuyer cette assertion. Les organes, les appareils, l'organisme entier sont d'une plasticité vraiment remarquable, et on peut les pétrir pour ainsi dire à son gré ; c'est ainsi, par exemple, que les effets obtenus dans les élevages sont vraiment prodigieux et que l'on est arrivé à créer de véritables races.

Dans la vie ordinaire, les exemples abondent pour prouver cette influence manifeste du fonctionnement de l'organe sur son développement ; les membres du côté droit sont plus développés que ceux du côté gauche, parce qu'on s'en sert davantage (et, entre parenthèses, on devrait bien s'exercer à se servir également des membres des deux côtés), les forgerons ont des bras très musculeux ; les danseurs, les muscles des jambes très développés, etc. Nous ne faisons que rappeler ces particularités sur lesquelles nous nous sommes étendus longuement dans un précédent chapitre.

Cet effet du fonctionnement fréquent sur le développement de l'organe est d'ailleurs tout naturel et bien simple à expliquer. On sait que la nutrition des tissus se fait par l'intermédiaire de la circulation qui apporte à chaque organe ce dont il a besoin. Or, dans un organe qui fonctionne, l'afflux du sang est toujours beaucoup augmenté. Les preuves de cette assertion sont innombrables et ont été faites, on peut le dire, pour tous les organes. Claude Bernard a vu que lors de l'excitation de la corde du tympan, qui amène la sécrétion de la glande sous-maxillaire, cette glande devenait turgescente et que sa vascularisation augmentait beaucoup. Chauveau a montré que pendant la mastication, la circulation s'accélérait dans le muscle masséter : enfin on a trouvé que le cerveau, pâle et exsangue pendant le sommeil, c'est-à-dire pendant son repos, avait pendant la veille ses capillaires gorgés de sang. La vascularisation dans ce dernier organe est même, on peut le dire, absolument proportionnelle au travail qui s'y fait. Mosso a montré, à l'aide de son pléthismographe, que la lecture d'un article scientifique, la résolution d'un problème ardu, amenaient une recrudescence de l'afflux du sang dans les centres encéphaliques. Il n'y a donc rien de surprenant, dans ces conditions, la nutrition dépendant de la circulation et la circulation s'accélérant avec le travail, que le fonctionnement d'un organe amène son développement consécutif.

Mais, nous l'avons dit, tous les organes sont plus ou moins sous la dépendance les uns des autres : la circulation d'une part, le système nerveux d'autre part, les relient tous entre eux et les rendent plus ou moins solidaires. Il en résulte que le fonctionnement d'un organe, même isolé, retentit plus ou moins sur les autres, et qu'à côté des effets locaux de l'exercice qui sont les plus palpables, il y a des effets généraux qui, pour être moins marqués, n'en sont pas moins d'une importance au moins égale. En première ligne, il faut placer les effets sur les grandes fonctions de nutrition : digestion, respiration, circulation, sécrétion, et ne pas oublier non plus les modifications de la calorification. C'est seulement la connaissance de ces effets généraux qui permettra de comprendre les plus grands bienfaits de l'exercice, dont le rôle n'est pas seulement de perfectionner tel ou tel organe, mais encore d'agir sur l'état général de l'individu, en d'autres termes, sur sa santé.

Le développement de la force, le perfectionnement de l'adresse, sont certes de beaux résultats, qui à eux seuls suffisent à justifier la pratique des exercices du corps, car l'utilité de l'une ou de l'autre de ces qualités ne fait de doute pour personne ; mais ce ne sont pas là des fins en soi, et le but véritablement poursuivi, c'est la régulation de toutes les fonctions de l'organisme, de telle sorte que sa marche soit aussi parfaite que possible. C'est en effet seulement dans ces conditions que, par une équilibration de toutes les forces de l'individu, la perfection sera atteinte dans les limites du possible, tant au point de vue physique qu'au point de vue moral.

Quels sont les exercices du corps qui conviennent le mieux ? On ne peut pas répondre d'une manière absolue à cette question ; il y a trop de causes modificatrices, causes que nous avons passées en revue dans notre chapitre : Hygiène des exercices du corps. Mais dans ces conclusions générales, nous devons envisager la question à un point de vue général également. D'ailleurs, les âges où les exercices du corps sont les plus indispensables sont l'enfance, l'adolescence et la jeunesse, époque où les organes présentent la plus grande plasticité et où, par conséquent, on peut agir sur eux avec le plus de fruit. C'est donc surtout en nous plaçant au point de vue de cette catégorie d'individus que nous répondrons à la question énoncée plus haut.

Les exercices du corps qui sont les plus convenables et qu'on doit préférer à tous sont les exercices automatiques, et cela pour deux raisons. La première, c'est que ces exercices ne fatiguent nullement le cerveau : la deuxième, c'est qu'on évite ainsi de donner une forme pédagogique et dogmatique à ce qui, en réalité, doit être un amusement et un délassement. Un enfant à qui on dira d'aller prendre sa leçon de gymnastique sera aussi ennuyé, aussi rechigné que si on l'envoyait en classe, et se livrera aux exercices qu'on lui fera faire avec une mauvaise grâce manifeste en comptant les minutes pour savoir si la corvée est bientôt finie. Emmenez au contraire cet enfant faire une promenade avec vous, ou bien laissez-le jouer avec ses camarades, mais en le laissant choisir son jeu et sans exercer sur lui aucune pression, il trouvera que le temps de la récréation a passé bien vite, car il se sera amusé, et soyez sûr qu'en outre il a retiré plus d'avantages de ces exercices spontanés que de ceux auxquels on le contraignait.

Les promenades, les jeux, la chasse, le canotage, voilà autant d'exercices excellents, et qui feront plus de bien à nos jeunes générations que tous les exercices des gymnases. Les promenades et les jeux doivent surtout être recommandés spécialement, car ces exercices sont à la portée de tous, des riches comme des pauvres. De plus, dans les lycées, dans les collèges où beaucoup d'enfants sont par nécessité internes, ce sont les seuls qui soient vraiment pratiques, parce que ce sont les seuls qui pris pendant les récréations n'amènent ni fatigue ni ennuis. Et il ne faut pas croire que ces exercices ne sont pas suffisants : beaucoup nécessitent suffisamment de vigueur et de souplesse pour être réellement profitables. C'est d'ailleurs une erreur que de penser que, plus un exercice est compliqué, meilleur il est, c'est tout le contraire qu'on doit professer.

Si l'exercice est excellent, il n'en est pas de même de l'excès d'exercice. On ne doit jamais outrepasser ses forces, et la fatigue commençante et encore supportable doit marquer la limite de l'effort que l'on peut exercer sans inconvénients et même avec profit ; en dépassant ces bornes on courrait le risque, ou d'avoir un résultat nul, ou, qui pis est, d'avoir un mauvais résultat. Il faut donc se garder d'écouter ceux qui sont pour l'exercice quand même, qui disent que non seulement on ne se fatigue jamais trop, mais encore qu'on ne se fatigue jamais assez. Ceux-là sont des ignorants qui ne savent pas que l'organisme, comme toutes les machines, s'use par la marche, et qu'à une certaine limite, l'usure atteint un degré tel que le mal fait est presque irréparable. Nous avons vu qu'un muscle fonctionnant longtemps et à outrance en arrivait à se brûler lui-même, ce n'est donc pas au perfectionnement de l'organe auquel on arrive, dans ces cas-là, mais à sa dégénérescence.

Il faut d'ailleurs se mettre en garde contre certains esprits qui voient dans les exercices du corps la panacée universelle, et qui en arrivent à des exagéra-

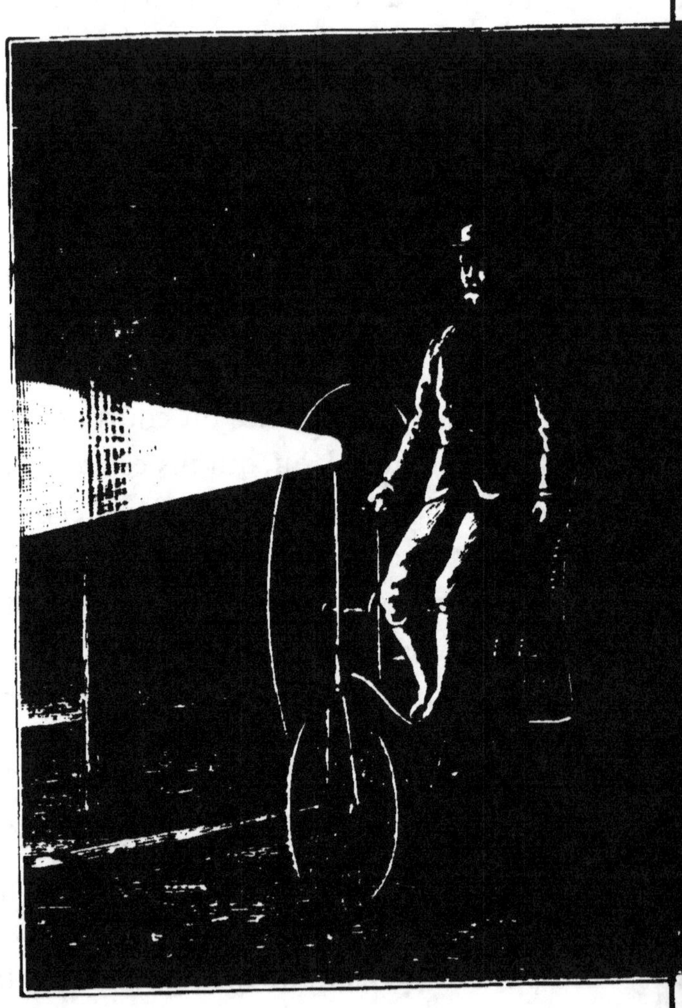

J.-B. BAILLIÈRE ET FILS.

FIG. 79

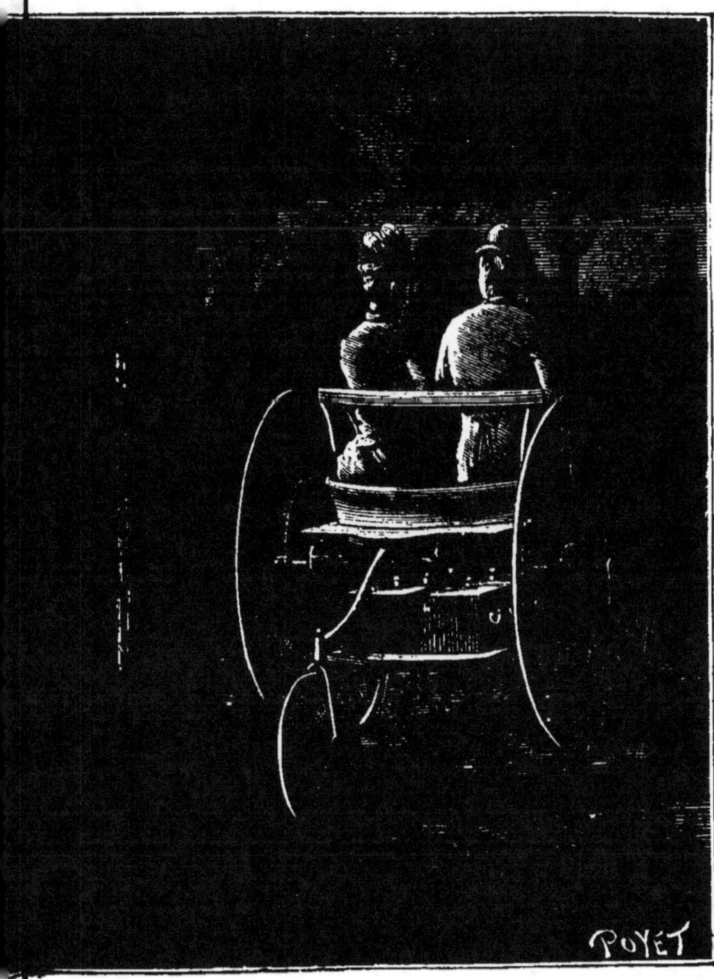

Le tricycle.

tions regrettables. Je me rappelle avoir lu dans un article qui faisait l'apologie du bicycle, une phrase singulière. L'auteur, parlant d'un officier de la campagne de 1870, qui ne savait pas où se jetait une rivière, ajoute ces mots : « Celui-là certainement n'était jamais allé en bicycle ». Sans dénigrer cet instrument, qui néanmoins offre beaucoup de désavantages, désavantages moindres dans le tricycle (fig. 78), je crois que l'on peut savoir la géographie sans l'avoir pratiqué. Il faut aussi bien nous rappeler une chose, c'est que l'homme est un être intelligent, et que, s'il cultive ses forces physiques, ce n'est pas simplement pour le plaisir d'arriver à la force brutale. En ce sens, les résultats obtenus seraient bien insuffisants, car combien d'animaux alors l'emporteraient sur lui; c'est aussi et surtout pour que dans ce corps sain se développe une saine intelligence, et s'il faut attacher tant de prix à la santé et à la vigueur, c'est que ce sont là des conditions qui facilitent singulièrement le travail cérébral et le rendent plus fécond.

Ces quelques restrictions faites, et envisageant comme on le voit les résultats des exercices physiques à un point de vue plus élevé qu'on n'a coutume de le faire d'ordinaire, nous ne pouvons mieux faire que de répéter ce qui ressort clairement d'ailleurs de toutes les études auxquelles nous nous sommes livrés, des observations que nous avons faites, et des conclusions que nous avons tirées, ce que nous disions au début même de ce livre dans sa préface, à savoir que les exercices du corps sont excessivement précieux, qu'ils conviennent non seulement à l'enfance, mais encore à la jeunesse et même à l'âge mûr et qu'on aurait grand tort de les négliger : ce serait se priver d'abord de distractions souvent fort agréables par elles-mêmes, et ensuite des résultats non moins heureux qu'on en peut retirer.

Nous laissons à des plumes plus autorisées le soin de prêcher la jeunesse, de lui faire ressortir avec plus d'habileté que nous ne saurions le faire nous-mêmes, combien le fait de négliger complètement l'éducation physique est préjudiciable. Nous laissons encore aux éducateurs la tâche autrement lourde et difficile de diriger le développement physique des enfants, de les amener spontanément et d'eux-mêmes au libre choix des exercices qui leur sont le plus profitables, en d'autres termes de faire pénétrer peu à peu dans les goûts des jeunes générations celui des exercices du corps.

Déjà les progrès dans cette voie sont considérables, nos jeunes gens ont compris que pour soutenir au dehors l'honneur de notre pays, il fallait des hommes vigoureux, et de tous côtés se forment des sociétés ayant pour but le développement physique de la jeunesse. Déjà nous n'avons plus que peu à envier à l'Angleterre, ce pays qu'on a regardé comme celui où l'éducation physique était la plus parfaite et la plus féconde, et qui, pour le dire en passant, présente autant de travers à éviter que d'exemples à imiter.

Pour nous, pour rester dans le cadre que nous nous sommes tracé, nous bornerons là cette étude. Nous croyons n'avoir pas fait une œuvre complètement inutile, en insistant sur ce que cette question de l'éducation physique a de réellement scientifique, en montrant le mécanisme du développement des organes, en expliquant en un mot les résultats acquis par la pratique des exercices du corps. Notre but sera suffisamment atteint si nous avons pu convaincre le lecteur de la complexité de toutes les questions qui se rattachent à la pratique de l'exercice rationnel, et le décider par conséquent à ne pas remettre au premier venu le soin de mener à bien le développement physique de ses enfants. Sans l'appui de la science, l'exercice si fécond en bons résultats dans des mains expérimentées pourrait devenir aussi nuisible qu'il était utile.

FIN

TABLE DES FIGURES

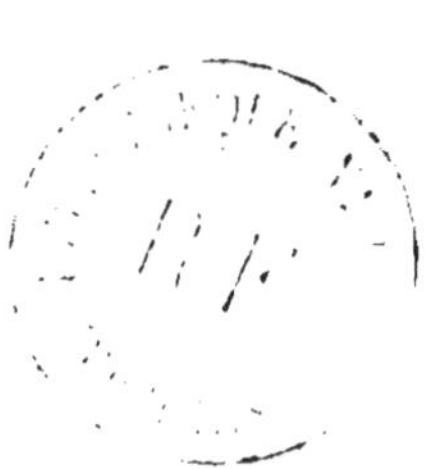

FIN DE LA TABLE DES FIGURES

TABLE DES MATIERES

FIN DE LA TABLE DES MATIÈRES

LYON — IMPRIMERIE PITRAT AÎNÉ, RUE GENTIL, 4.